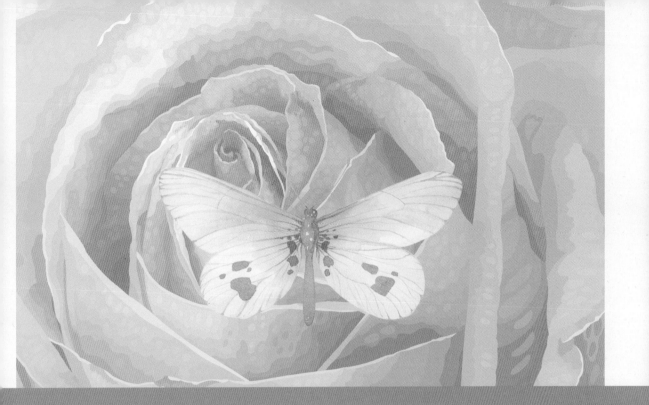

INTRODUCTION TO NURSING

간호학개론

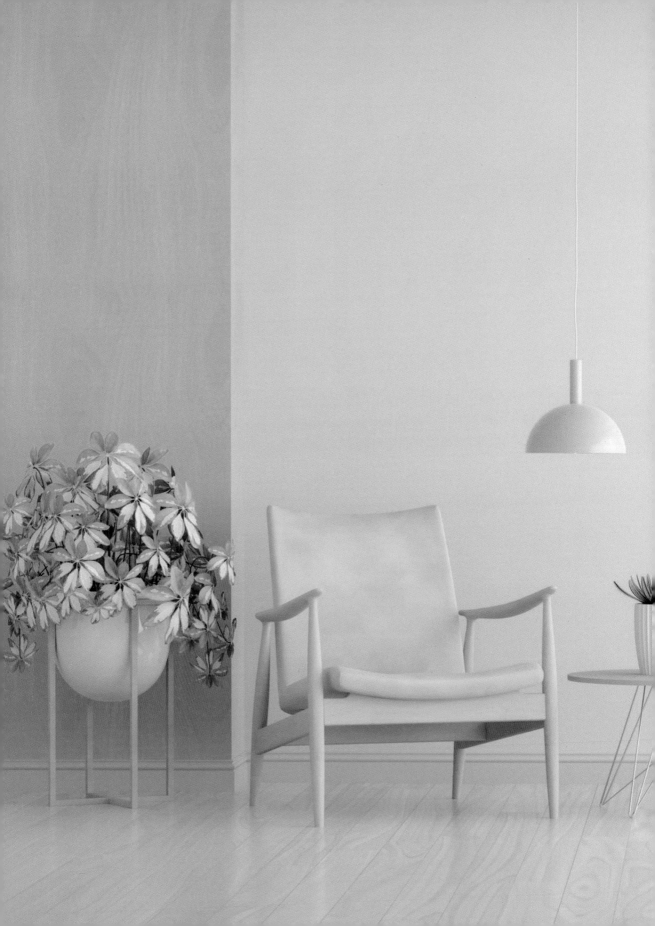

저자 소개

총괄 대표저자 **김성진**(마산대학교)

대표저자   **고가연**(강릉영동대학교)

      박경임(전남과학대학교)

편집저자   **강소희**(백석문화대학교)

      이정란(우송정보대학교)

집필진   **강민아**(계명문화대학교)

      김성의(남서울대학교)

      김숙희(남서울대학교)

      김중경(김천대학교)

      서은주(배재대학교)

      이미순(영산대학교)

      이소영(광주대학교)

      이영신(극동대학교)

      이은원(두원공과대학교)

      이현순(창원문성대학교)

      황혜정(호산대학교)

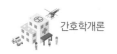

 Preface

    간호학 개론의 집필은 전문직 간호의 첫걸음을 내딛는 학생들에게 실질적이고 유용한 지침서를 제공하고자 하는 소망에서 시작되었습니다. 그래서 학생들이 간호사로서의 자부심을 다지고, 간호의 본질과 방향성을 재확인할 수 있도록 하는 데 주안점을 두었습니다.

    오늘날 21세기는 고도화된 과학 기술과 정보화로 급변하는 시대입니다. 국가와 사회, 개인의 인식과 문화가 빠르게 공유되면서도 차별화가 뚜렷해지고 있습니다. 풍요와 편리함 속에서도 정서적 외로움이 증가하고 있는 현대 사회에서는 의학 기술의 발전과 치료 접근 방식의 세분화로 인해 간호의 역할이 더욱 다양해지고 있습니다. 간호사들은 이러한 변화에 적응하고, 환자의 신체적, 정서적, 사회적 요구를 충족시키기 위해 지속적으로 노력해야 합니다.

    교육 환경 또한 변화하고 있습니다. 상위의 학위 취득과 간호 지식 축적의 기회가 확대되고 있으며, 정부의 인식 변화로 다양한 전문 간호사 제도가 법적으로 정착되고 있습니다. 그럼에도 불구하고 간호의 본질은 여전히 두려움, 외로움, 질병의 공포를 느끼는 사람들을 따뜻하게 돌보는 데에 있습니다. 간호학은 인간의 본질을 이해하고, 학문적 기초 위에 대중이 기대하는 건강 관련 실무 역량을 갖추며, 조직의 효과성을 증가시키기 위해 지속적으로 노력하고 있습니다. 또한 간호에 대한 사회적 요구를 반영하여 간호 전문직의 위상과 발전을 위해 건전한 역사

의식, 생명 윤리 의식, 전문직관이 더욱 강화되고 있습니다. 그렇기 때문에 학생들은 간호의 다각적인 측면을 이해하고, 사회적 책임을 다하는 전문 간호사로 성장해 나가야 합니다.

이 책은 총 다섯 장으로 구성되어 있습니다. 첫 번째 장에서는 간호의 본질에 대해 탐구했으며, 두 번째 장에서는 간호 전문직의 개념과 보건 의료 체계에 대해 살펴보았습니다. 세 번째 장에서는 간호 철학과 응용 가능한 다양한 사조들을 고찰했고, 네 번째 장에서는 간호의 역사적 발전 과정을 통해 현재에 이르기까지의 변화를 조명했습니다. 마지막 다섯 번째 장에서는 간호 윤리의 개념과 간호사가 직면할 수 있는 윤리적 문제들을 살펴보았습니다.

이 책이 나오기까지 많은 시간과 수고로 참여해주신 집필진 교수님들과 편집위원 교수님들께 진심으로 감사드립니다. 그리고 모든 과정에서 아낌없는 지원을 해주신 한올출판사 임순재 사장님과 임직원들께도 깊은 감사의 마음을 전합니다. 이 책이 간호학을 배우는 모든 이에게 영감을 주기를 바라며, 전문직 간호의 미래를 함께 고민하는 사람들에게 소중한 밑거름이 되기를 바랍니다.

2025년 1월
총괄 대표저자 김성진

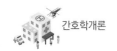
간호학개론

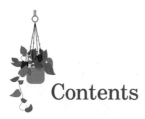
Contents

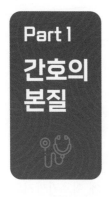
Part 1
간호의 본질

Chapter 1. 간호란 무엇인가? ·14

1. 간호의 정의 ·· 15
2. 간호의 특성 ·· 17
3. 간호사의 정의 ··· 18

Chapter 2. 간호사의 역할 ·20

1. 간호사의 진출 분야 ·· 21
2. 간호사 역할 ··· 25

Chapter 3. 간호와 관련된 개념들 ·32

1. 인 간 ··· 33
2. 환 경 ··· 34
3. 건 강 ··· 36
4. 간 호 ··· 37

Chapter 4. 간호 이론 ·42

1. 간호 이론 개관 ··· 43
2. 간호 이론의 흐름 ·· 43
3. 간호 이론가의 이론들 ····································· 46
4. 교육, 실무, 연구를 위한 간호 이론의 적용 ······· 57

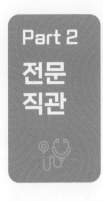

Part 2
**전문
직관**

Chapter 5. **간호 전문직의 이해** •64

1. 전문직의 개념 ··· 65
2. 전문직에 대한 관점 ······································· 66
3. 전문직과 간호 전문직의 특성 ························· 69

Chapter 6. **간호 전문직의 사회화 과정** •78

1. 전문직 사회화의 개념 ··································· 79
2. 전문직 사회화 모델 ······································· 80
3. 간호 전문직 사회화 프로그램 ······················· 85

Chapter 7. **간호 관련 국제 조직** •90

1. 국제간호협의회 ··· 91
2. 세계보건기구 ··· 96
3. 국제 적십자 단체 ·· 98

Chapter 8. **보건 의료 체계** •108

1. 보건 의료 체계의 개념 ································· 109
2. 보건 의료 체계의 구성 요소 ······················· 111
3. 보건 의료 체계의 유형 ································· 115
4. 우리나라의 보건 의료 체계 ························· 118

Chapter 9. **전문직의 최신 경향과 발전 방향** •128

1. 간호 전문직의 최신 경향 ····························· 129
2. 간호 전문직의 발전을 위한 노력 ················· 133

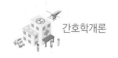

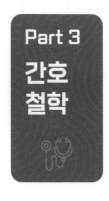

Part 3

간호
철학

Chapter 10. 철학이란 무엇인가 • 138

　1. 철학적 탐구 ································· 139

　2. 철학의 주요 물음 ······················ 144

　3. 비판적 사고 ···························· 146

Chapter 11. 간호 철학 • 150

　1. 보건 의료 영역에서의 철학적 사유 :

　　치유의 신과 건강의 신의 존재 이유 ·········· 151

　2. 의료 학문 분야의 철학 ·················· 152

　3. 간호 철학이란 무엇인가 ················· 153

Chapter 12. 간호학에 응용 가능한 철학 사조 • 158

　1. 실증주의 ······························ 159

　2. 현상학 ······························· 161

　3. 해석학 ······························· 164

　4. 프래그머티즘 ························· 166

　5. 실존 철학 ···························· 168

　6. 인간 본성에 관한 생물학적 결정론 ·········· 170

Part 4

간호
역사

Chapter 13. 세계 간호의 역사 • 176

　1. 간호의 기원 및 발달 과정 ················ 177

　2. 고대 문명과 초기 기독교 시대의 간호 ········· 181

　3. 중세 전후의 간호 ······················ 191

　4. 근대와 간호 ·························· 200

　5. 현대 간호의 출현과 성장 발달 ············· 204

　6. 영국의 간호 ·························· 208

　7. 미국의 간호 ·························· 211

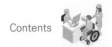

Chapter 14. 한국 간호의 역사 • 220

1. 조선 시대의 간호 ································· 221
2. 개화기와 구한말의 간호 ··················· 226
3. 일제 강점기의 간호 ························· 241
4. 광복 직후부터 정부 수립기 간호 ········ 255
5. 한국 전쟁과 전후 복구기의 간호 ········ 260
6. 성장기의 간호(1960 ~ 1999년) ·········· 266
7. 발전기의 간호(2000년~현재) ············ 272
8. 최근 변화의 전망 ··························· 284

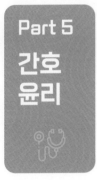

Part 5
간호
윤리

Chapter 15. 간호 윤리학과 윤리 이론 • 288

1. 윤리학과 간호 윤리의 기본 개념 ········ 289
2. 덕 윤리 ···································· 294
3. 도덕 발달 이론 ···························· 295
4. 윤리 이론 ·································· 298

Chapter 16. 생명 윤리와 간호 윤리 • 310

1. 생명 윤리의 개념 ························· 311
2. 병원윤리위원회(의료기관윤리위원회) ········ 312
3. 간호 윤리학의 의의 ····················· 315

Chapter 17. 윤리 원칙과 규칙 • 318

1. 생명 윤리의 기본 원칙들 ················ 319
2. 생명 윤리의 규칙들 ······················ 322
3. 윤리적 의사 결정 ························· 323

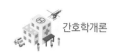
Chapter 18. 전문직 윤리 강령 •328

1. 전문직 윤리 강령 ···························· 329
2. 한국 간호사 윤리 강령 ···················· 329
3. 한국 간호사 윤리 선언과 윤리 지침 ·········· 333
4. 국제 간호사 윤리 강령 ···················· 343
5. 간호사 윤리 강령의 활용 ·················· 344
6. 나이팅게일 선서 ························· 347

Chapter 19. 간호사와 대상자 간의 윤리 •350

1. 인공 임신 중절 ························· 351
2. 말기 환자 ····························· 354
3. 안락사 ······························· 356
4. 뇌 사 ································· 365
5. 장기 이식 ····························· 370
6. 부족한 의료 자원의 분배 ·················· 372
7. 생명 공학 ····························· 377
8. 연구자 윤리 ··························· 388

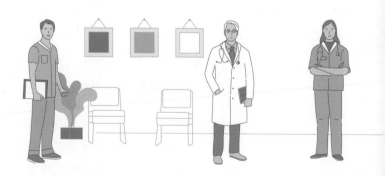

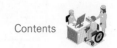

Chapter 20. 간호사와 협력자 간의 윤리 •398

1. 윤리 강령으로 본 간호사와 협력자 간의 윤리··399
2. 간호사와 의사 및 직원 간의 윤리 ················400
3. 간호사와 간호사 간의 윤리 ···························402

● 참고문헌 ···406

● 찾아보기 ···418

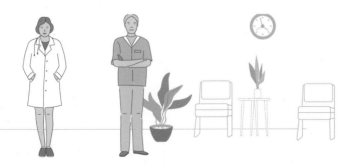

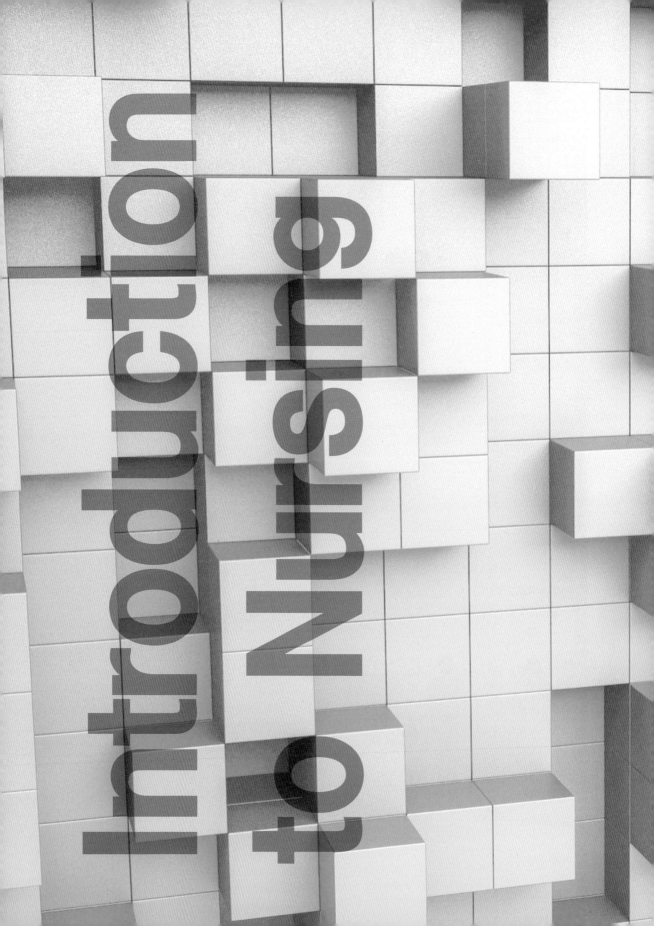

PART
1

간호의 본질

Chapter 1   간호란 무엇인가?

Chapter 2   간호사의 역할

Chapter 3   간호와 관련된 개념들

Chapter 4   간호 이론

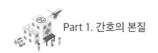

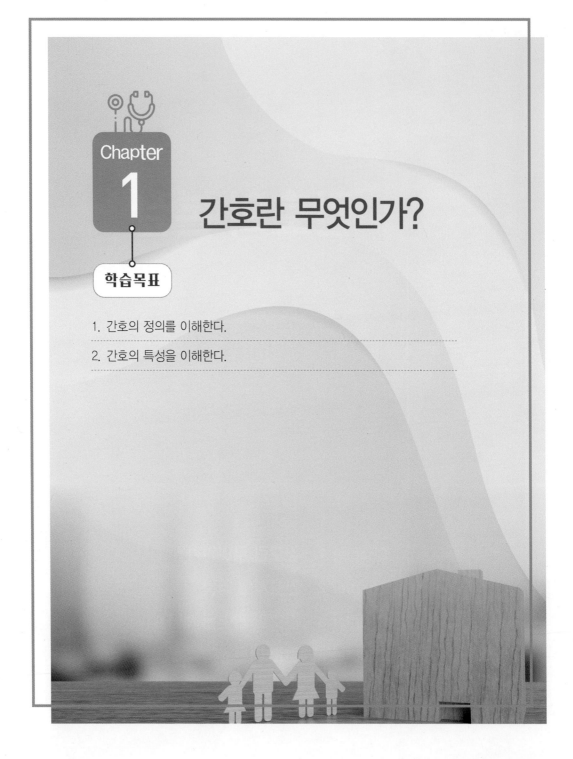

Chapter
1

간호란 무엇인가?

학습목표

1. 간호의 정의를 이해한다.

2. 간호의 특성을 이해한다.

1 간호의 정의

간호는 사람들 사이에서 보살핌과 도움을 주고받는 것에서 시작되었다. 특히, 간호는 건강 문제에 관심을 갖고 인간을 돕는 활동이며 양육과 교육이 포함되어 있다.

나이팅게일은 "간호는 병든 사람을 간호하는 것이지 질병을 간호하는 것이 아니다."라고 말했다. 간호는 모든 사회, 문화에 속한 전체 연령층을 돕는 데 중점을 두며, 건강 증진을 목적으로 질병 예방, 건강 회복을 위한 자원을 갖추도록 개인, 가정, 지역 사회에 직접 도움을 주는 활동이다.

1. 사전적 정의

영어 'nursing'의 어원은 '양육하다'라는 뜻의 라틴어 'nutrix'와 그리스어의 'nutre'에서 유래했고, '영양을 주다, 키우다, 자라게 하다'라는 뜻이다. 간호라는 말은 한자어로 '看護'이며, 눈(目) 위 이마에 손(手)을 대고 '보다, 지켜보다'라는 뜻의 '간(看)'과 말씀(言)과 바깥 둘레에서 헤아리는(隻) "보호하다, 지키다, 돕다"라는 뜻의 '호(護)'가 합해진 것이다. 종합하면 '아프거나 건강한 개인 또는 집단을 돕다, 지키다, 보호하다, 통솔하다, 감시하다'라는 의미이다.

따라서 '간호'의 사전적 의미는 다치거나 병든 사람, 수술을 받았거나 받을 예정인 사람, 정신병 환자 및 지적 장애자, 임산부 등의 시중을 드는 것과, 건강 유지 및 복지 증진, 회복에 도움이 되거나 필수적인 행위를 말한다.

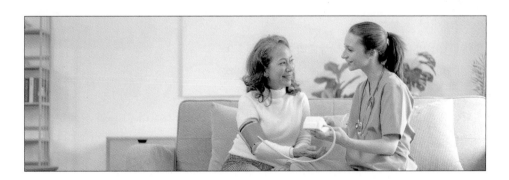

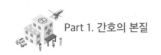

2. 전문 단체의 정의

(1) 대한간호협회

대한간호협회(Korean Nursing Association, KNA)에서는, 간호란 모든 개인, 가족, 집단을 대상으로 건강의 유지와 증진, 질병의 예방, 건강의 회복에 필요한 지식, 자원과 의지, 기력을 갖추도록 직접 도와주는 활동이라고 정의했다. 국내 전문직 단체 중 가장 큰 규모의 대한간호협회는 1923년에 결성되어 2025년까지 간호에 대한 이 정의를 인용하고 있는데, 이 정의는 1983년에 채택되어 공식화된 것이다.

(2) 국제간호협의회

국제간호협의회(International Council of Nurses, ICN)가 정의하는 간호는 보건 의료 체계의 필수적인 한 부분으로, 모든 의료 기관과 지역 사회 기관에서 신체적, 정신적으로 아픈 환자와 장애인을 돌보는 것을 의미한다. 또한 간호는 질병 예방과 건강 증진을 포함하는 광범위한 개념이다. 간호사의 중요한 역할 중 하나는 개인, 가족, 집단이 건강 문제에 대응할 수 있도록 지원하고, 건강 증진, 질병 예방, 옹호, 건강 정책을 형성할 수 있도록 교육하는 것이다.

(3) 미국간호협회

미국간호협회(American Nurses Association, ANA)에서 말하는 간호는 다음과 같다.
- ㉠ 건강 보호 및 증진, 역량의 최적화
- ㉡ 질병이나 손상의 예방
- ㉢ 인간의 반응을 진단하고 치료하여 고통 경감
- ㉣ 개인, 가정, 모든 인구 집단과 지역 사회 옹호

이상에서 살펴본 것들을 정리하면, 간호의 초점은 대상자이며 그들의 신체적, 정신적, 사회적, 영적인 차원을 포함하고, 개인, 가정, 지역 사회의 건강 유지 및 증진, 질병 예방을 포함하는 것으로 정의할 수 있다.

2 간호의 특성

간호학자들은 간호학을 과학(science)이자 예술(art)이라고 정의한다.

1. 과학으로서의 간호

과학이란, 체계적이고 조직적인 방법을 통해 얻은 지식을 의미하며, 그 특성은 논리적, 실증적, 객관적, 경험적, 실제적이다. 과학 활동은 주변 현상을 관찰한 후 이를 기술하고 설명하며 규칙을 발견하고 이론과 법칙으로 일반화한다.

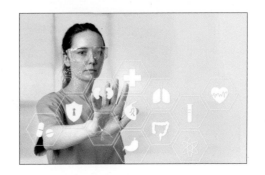

과학적 간호 지식이란, 간호학의 관심 현상을 설명하고 기술하는 원리를 바탕으로 간호 행위나 사실을 객관화시키기 위해 개인적인 경험으로부터 분리하는 실증주의에 근거한 지식체이다. 인간의 건강을 증진시킬 수 있는 이론을 구축하고 건강과 관련된 다양한 변수를 고려하여 결과를 예측 및 통제함으로써 인간의 건강한 삶에 기여하는 것이 간호학의 궁극적인 목표이다.

2. 예술로서의 간호

간호의 예술적 특징은 인본주의적 측면으로서, 인간의 가치와 생명, 자율성 및 창의성 등을 강조하는 데에서 찾아볼 수 있다. 인간은 유일한 존재이며 환경과 상호 작용하는 복잡한 존재이다. 간호는 의미 있는 인간과 인간의 만남에서 행위를 통해 표현된다. 간호사는 자신의 존재를 매개로 대상자와 상호 작용하며 그 과정에서 의미를 발견하고 이를 통해 지식체를 획득하고 전문 간호를 수행한다. 여기에는 지식, 기술, 경험이란 전문성이 바탕이 되어야 한다.

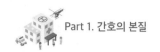

₊3 간호사의 정의

대한간호협회(Korean Nurses Assocation : KNA)에서는 전문적 간호에 관한 지식과 간호 실무 능력을 인정받고 대학의 간호학과를 졸업하여 정부로부터 면허를 취득한 사람을 간호사로 정의하고 있다.

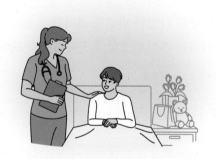

학습활동

1. 간호학에 대해 설명해보자.

_____

_____

_____

_____

_____

_____

_____

2. 간호의 특성에 대해 설명해보자.

_____

_____

_____

_____

_____

_____

_____

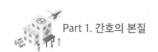

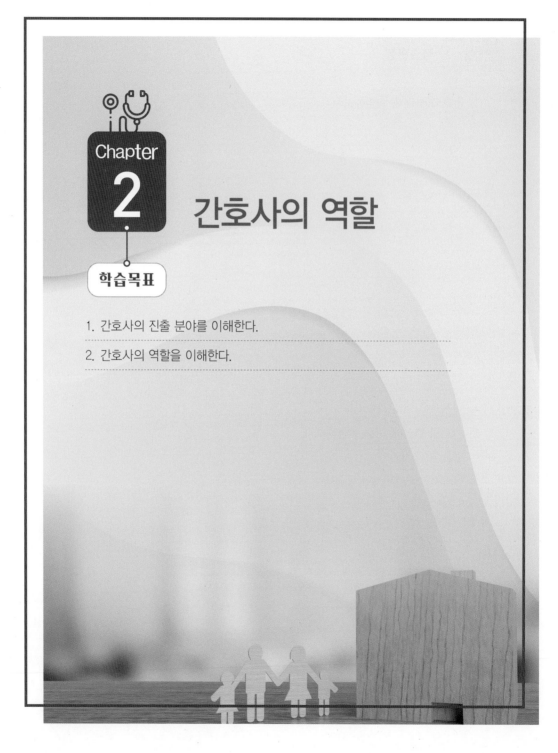

Chapter

2

간호사의 역할

학습목표

1. 간호사의 진출 분야를 이해한다.

2. 간호사의 역할을 이해한다.

1 간호사의 진출 분야

1. 의료 기관

(1) 상급 종합 병원

종합 병원 중에서 중증 질환에 대한 질 높은 의료 행위를 전문적으로 하는 의료 기관이다. 보건복지부령으로 정하는 20개 이상의 진료 과목을 갖추고 진료 과목마다 전속 전문의를 두어야 한다. 상급 종합 병원은 보건복지부 장관에 의해 3년마다 지정된다.

(2) 종합 병원

100개 이상의 병상을 구비해야 하며, 병상 규모에 따라 필수 진료 과목을 갖추고 진료 과목마다 전속 전문의를 두어야 한다.

(3) 병원급(병원, 치과 병원, 한방 병원, 요양 병원)

의사, 치과 의사 또는 한의사가 주로 입원 환자를 대상으로 의료 행위를 하는 의료 기관으로 30개 이상의 병상(병원, 한방 병원만 해당) 또는 요양 병상(요양 병원만 해당, 장기 입원이 필요한 환자를 대상으로 의료 행위를 하기 위하여 설치한 병상)을 갖추어야 한다.

(4) 의원급(의원, 치과 의원, 한의원)

의사, 치과 의사 또는 한의사가 주로 외래 환자를 대상으로 각각 의료 행위를 하는 의료 기관이다.

(5) 조산원

조산사가 조산이나 임산부 및 신생아를 대상으로 한 보건 활동과 교육 및 상담을 하는 의료 기관을 말한다.

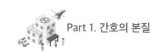

2. 지역 보건 의료 기관

지역 보건 의료 기관은 지역 주민의 건강을 증진하고 질병을 예방 관리하기 위하여 법에 따라 설치 운영하는 보건소, 보건 의료원, 보건 지소 및 건강생활지원센터 등을 말한다.

(1) 보건소

지역 주민의 건강을 증진하고 질병을 예방 관리하기 위하여 시군구에 1개소의 보건소를 설치한다. 시군구의 인구가 30만 명을 초과하는 등 지역 주민의 보건 의료를 위하여 특별히 필요하다고 인정되는 경우 추가 설치할 수 있다.

(2) 보건 의료원

보건소 중 병원의 요건을 갖춘 보건소는 보건 의료원이라는 명칭을 사용할 수 있다.

(3) 보건 지소

보건소의 업무 수행을 위하여 필요하다고 인정하는 경우에 읍면(보건소가 설치된 읍면은 제외)마다 1개씩 보건 지소를 설치할 수 있다.

(4) 건강생활지원센터

특별히 지역 주민의 만성 질환 예방 및 건강한 생활 습관 형성을 지원하기 위해 건강생활지원센터를 설치할 수 있다.

(5) 보건 진료소

의사가 배치되어 있지 않거나 계속하여 의사를 배치하기 어려울 것으로 예상되는

📝 표 2-1_ 유형별 의료 기관과 간호사 인력 현황

구 분	의료 기관 수(개소)	간호사 수(명)
상급 종합 병원	45	57,729
종합 병원	328	74,896
병원	1,398	35,664
요양 병원	1,435	27,247
의원	34,958	13,756
보건소 및 보건 기관	3,598	3,230

출처 : 국가통계포털(2022)

의료 취약 지역에 「농어촌 등 보건 의료를 위한 특별 조치법」에 근거하여 보건 진료 전담 공무원을 두어 의료 행위를 하는 시설을 말한다. 보건 진료소는 시장과 군수가 설치 운영한다.

3. 지역 사회

(1) 학교 보건 교사

보건 교사는 중등학교와 특수 학교 등에서 학생과 교직원의 보건에 관한 업무를 담당한다. 보건 교사가 되기 위한 자격 요건은 교직 이수가 가능한 4년제 간호학과 졸업자 또는 졸업 예정자로서 별도의 교직 학점을 취득하고 간호사 국가 고시에 합격해야 한다. 국가 고시에 합격한 간호사는 보건 교사 2급 자격을 취득하여 교원 임용 시험에 합격하면 국공립 학교에서 보건 교사로 근무하게 된다. 보건 교사 2급 자격을 가진 자로서 3년 이상 보건 교사 경력을 갖고 자격 연수를 받으면 보건 교사 1급 자격을 취득할 수 있다.

(2) 산업장

산업장 간호사는 간호사 면허 소지자로 산업장의 근로자를 대상으로 일차 보건 의

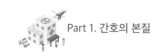

료 수준에서 업무를 수행하는 전문 요원이다. 50인 이상의 산업장에서는 보건 관리자를 선임해야 하는데, 산업장 간호사는 제조업, 서비스업, 건설업 등 다양한 산업장에서 근무하게 된다.

4. 노인 장기 요양 기관

(1) 노인 요양 시설

노인 요양 시설(너싱홈)은 입소 정원이 10명 이상이어야 하며, 치매 전담실을 두는 경우 치매 전담실 1실당 정원은 16명 이하로 제한된다. 노인복지법에서는 노인 요양 시설의 간호 인력은 간호사 또는 간호조무사로 규정하고 있다.

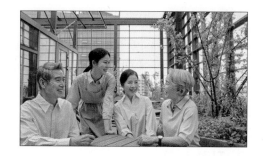

(2) 방문 간호 기관

방문 간호를 제공하는 의료 기관에는 지역보건법에 따라 의사가 배치된 보건소, 보건 의료원 또는 보건 지소와 「농어촌 등 보건 의료를 위한 특별 조치법」에 따른 보건 진료소가 있다. 간호사는 대상자의 가정을 방문하여 건강 관리, 간호 처치, 재활 운동, 건강 상담 등의 의료 서비스를 제공한다.

5. 기타

(1) 대학 교육 기관

대학에서 학생들을 교육하고 지도하여 간호사로서의 능력을 키우고 연구를 수행하는 교수나 연구원으로 활동할 수 있다.

(2) 정부 및 국민건강보험 관련 기관

보건복지부, 국민건강보험공단 등에서 정책 연구, 건강 증진 프로그램, 보건 교육 등 다양한 업무를 수행한다.

(3) 군진 간호

군사 의료 부문에서 근무하며 군인들의 의료 서비스를 제공하고 군 내 보건 및 의료 시스템을 관리한다.

(4) 제약 회사

제약 회사에서 의약품 개발, 임상 시험, 의약품 마케팅 등의 업무를 수행한다.

(5) 민간 보험 회사

건강 보험 관련 업무, 보험 청구 처리, 보험 상품 개발 등 보험 관련 업무를 담당한다.

2 간호사 역할

1. 간호 제공자로서의 역할

(1) 임상 간호사

임상 간호사(clinical nurse)는 상급 종합 병원, 종합 병원, 병의원, 전문 병원, 요양 병원과 같은 의료 기관의 일반 병동, 중환자실, 수술실, 응급실, 신경외과, 투석실, 외래 등에서 업무를 담당한다. 임상 간호 역할 내에서도 각 의료 기관의 요구 및 내부

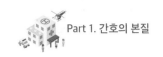

규정과 개인의 업무 숙달 정도에 따라 장기 이식 코디네이터, 정맥 주사 전담, 당뇨 전담 간호, QI 전담 간호, 상처 및 장루 치료 전담 등 다양한 역할을 수행하게 된다.

(2) 전문 간호사

전문 간호사(Advanced Practice Nurse, APN)는 2000년 이후 도입되었으며, 특정한 분야에 대한 깊은 간호 지식과 기술을 바탕으로 대상자에게 높은 수준의 간호를 제공하는 사람이다. 현재 우리나라에서는 가정, 감염, 노인, 마취, 보건, 산업, 응급, 정신, 종양, 중환자, 호스피스, 아동, 임상의 총 13개 분야의 전문 간호사가 법적으로 인정받고 있다.

📝 **표 2-2_ 전문간호사 현황('23.12월 말 기준)** (단위 : 명)

구분	'16년	'17년	'18년	'19년	'20년	'21년	'22년	'23년
계	14,682	14,996	15,396	15,718	16,054	16,269	16,695	17,153
보건	2,052	2,052	2,052	2,052	2,052	1,989	1,989	1,989
마취	634	640	640	640	640	616	616	616
가정	6,468	6,484	6,505	6,537	6,564	6,523	6,558	6,597
정신	536	559	592	604	624	631	647	668
감염관리	310	334	367	403	442	487	540	616
노인	2,102	2,177	2,288	2,361	2,429	2,511	2,617	2,718
산업	136	144	154	160	172	182	190	199
응급	277	287	302	315	327	345	358	376
종양	753	807	870	930	991	1,051	1,122	1,200
중환자	625	658	692	723	754	793	830	879
호스피스	477	515	555	582	614	660	709	748
아동	83	89	99	109	119	130	137	145
임상	229	250	280	302	326	351	382	402

출처 : 보건복지부 면허관리정보시스템
※(보건, 마취) 1975년부터 배출, (가정) 1991년부터 배출, (정신) 1973년부터 배출 시작, 1997년부터 정신보건법에 의해 정신보건간호사 배출

(3) 산업체 간호사

산업체 간호사는 산업체에 종사하는 근로자의 건강 지킴이라고 볼 수 있다. 구체적인 역할로는 각 산업체의 특성상 발생할 수 있는 근로자의 건강 상황을 파악하고 개선하며 교육하는 업무 외에도 법률에 따른 보건 행정 관련 업무, 산업 보건 계획을 수립·수행·평가하는 업무, 금연 운동 등 건강 증진 사업, 직업병 예방 사업, 사업장 환경 개선 사업 등의 업무를 수행한다.

2. 행정가로서의 역할

(1) 간호 조직 행정가

일반적으로 간호 부원장, 간호 본부장, 간호 부장, 간호 과장, 간호 팀장, 수간호사, 일선 간호 관리자 등과 같은 행정적 역할이 있다.

간호 조직이 효율적으로 운영되고 발전하기 위해서는 명확한 목표를 설정하여 문제를 해결하며 간호의 수준을 높이는 역할을 수행해야 한다. 간호 관리자는 목표를 성취하기 위해 리더십을 갖추고 간호사들의 협력을 도모해야 하며 조직 관리에 필요한 지식과 기술, 인적 자원 관리, 예산 수립과 운영, 인간관계, 의사 결정 등에 대한 역량을 갖추어야 한다.

(2) 보험 심사 간호사

보험 심사 간호사(보험 심사 관리사)는 심사와 진료에 청구된 진료비가 적정하게 이루어졌는지를 평가하는 역할을 수행한다. 건강 보험, 의료 급여, 산재 보험, 자동차 보험 등의 다양한 보험과 관련하여 진료비의 적정성을 심사하는 일은 보험 재정의 건전성을 유지하는 데 중요하다. 보건 의료 정책 관련 제도와 신의료 기술을 평가하고 국민 건강 증진을 위한 보험 서비스를 제공하는 곳에서 전문 지식과 경험을 활용할 수 있어야 한다.

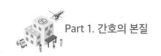

(3) 보건직 및 간호직 공무원

보건직 공무원은 정부 부처인 보건복지부, 질병관리본부와 같은 기관에서 보건 의료 정책의 개발과 운영 업무 등 다양한 사업을 수행한다. 간호직 공무원은 주로 보건소와 보건 지소에서 활동하며, 방문 건강 관리 사업, 건강 증진 사업, 만성 퇴행성 환자 관리, 예방 접종 및 감염병 예방 관리, 산전 산후 건강 관리, 영유아 건강 관리 등을 수행한다.

3. 교육자로서의 역할

(1) 대학교수

간호 대학교수는 교육자로서뿐만 아니라 연구자로서의 역할도 수행한다. 현재 우리나라의 모든 간호 대학은 교육 과정, 학생 복지, 교수, 시설 등 전반적인 영역을 일정한 수준 이상으로 유지하기 위해 한국간호교육평가원의 평가를 받아야 한다.

(2) 초·중·고등학교 보건 교사

보건 교사는 초중고등학교에서 학교 보건 사업 계획 수립, 학생 및 교직원 건강 관리, 보건 교육 등의 업무를 담당하고 있다.

4. 연구자로서의 역할

(1) 임상 연구가 및 간호 이론가

간호사는 체계적이고 깊이 있는 연구를 통하여 혁신적인 간호 방법을 개발하고 과학적인 지식을 탐구하여 현재의 간호 기술과 방법을 올바르게 평가함으로써 간호 실무를 향상해야 한다. 간호 연구의 대상은 현장에서 수행하는 직접 간호 행위, 간호 행정, 경영 관리이다. 가설은 과학적인 연구를 통하여 입증되거나 폐기되며 이를 통해 축적된 간호 지식체가 궁극적으로 간호 수준을 향상시킨다.

(2) 국가 연구 기관 또는 준국가 기관의 연구원

한국보건사회연구원, 한국보건사업진흥원, 한국보건의료연구원, 건강보험심사평가원, 국민건강보험공단, 의료기관인증평가원 등에서 국민 보건 향상을 위한 국가의 보건 정책을 개발하고 의료 서비스의 질을 심사하고 평가하기 위한 연구 업무를 수행한다.

5. 창업가로서의 역할

(1) 조산사

조산사는 조산원을 개업하여 운영할 수 있으며, 종합 병원 및 병의원에서 보건 의료팀의 일원으로 근무하거나 임산부와 그 가족을 대상으로 보건소의 모자 보건 센터에서 임산부의 분만을 돕고 산후 관리와 신생아 관리를 담당할 수 있다.

(2) 시설 경영자

간호사는 임상 경력을 쌓은 후 정신 보건 센터, 사회 복귀 시설, 노인 요양 시설, 주간 보호 센터, 보육 시설, 아동 복지 시설 등을 개설하여 시설장의 자격으로 기관을 경영할 수 있다. 최근에는 많은 간호사가 간호 실무 경험과 학문적 배경을 바탕으로 산후 조리원, 너싱홈 등을 개업하여 경영하고 있다. IT 관련 사업, 상담 센터, 건강 교육, 교육 기관 등 다양한 분야에서 창업 가능성이 확대되고 있다.

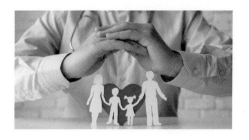

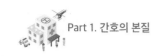

6. 군 간호

　일차적으로 군 간호를 제공하는 인력 양성 기관은 국군 간호 사관 학교이며, 그 외에도 일반 간호 대학을 졸업한 후 간호 장교로 지원하는 제도가 있다. 군 장병들을 질병으로부터 보호하고 체계적이고 과학적인 간호를 통해 이들의 신체적, 정신적, 사회적, 영적 건강을 최적으로 증진시키는 책임을 수행하는 역할을 담당하고 있다.

7. 기타 사회적 요구에 따른 확대된 역할들

(1) 법의 간호사

　법의 간호사가 되기 위해서는 수사 과학 대학원을 졸업한 후 학회에서 진행하는 '법의 간호사 자격증 시험'에 합격해야 한다. 법의 간호사는 범죄 피해자를 지원하고 보호하며 범죄 예방과 인권 보호에 기여한다.

(2) 기타

　정신 병원, 재활원 등의 특수 시설 간호뿐만 아니라 건강보험심사평가원, 국민건강보험공단 등과 같은 기관에서의 간호 활동도 점차 확대되고 있다. 또 제약 회사나 보험 회사, 의료 정보 회사, 의료 기기 업체 등 다양한 분야로 진출할 수 있다. 최근에는 간호학에 대한 전문성을 바탕으로 작가, 의학 관련 기자, 변호사 등으로 진로를 확장하고 있다.

　보건 의료에 참여하는 간호사의 업무 범위는 단순한 환자 간호부터 생명이 위급한 상황, 전문적인 기술이 필요한 업무에 이르기까지 다양하다. 간호사의 능력은 동기 부여, 기회, 전문적 배경 등에 따라 다르며, 스스로 판단하고 행동할 수 있는 능력이 중요하다. 의료 서비스의 수요 양상이 변화하면서 간호사의 역할도 계속해서 변화하고 있으며 의사, 간호사, 기타 의료 전문직 간의 관계도 함께 변화하고 있다.

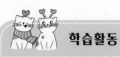

학습활동

1. 간호사의 진출 분야에 대해 설명해보자.

_____

_____

_____

_____

_____

_____

2. 간호사의 역할에 대해 설명해보자.

_____

_____

_____

_____

_____

_____

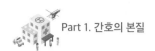

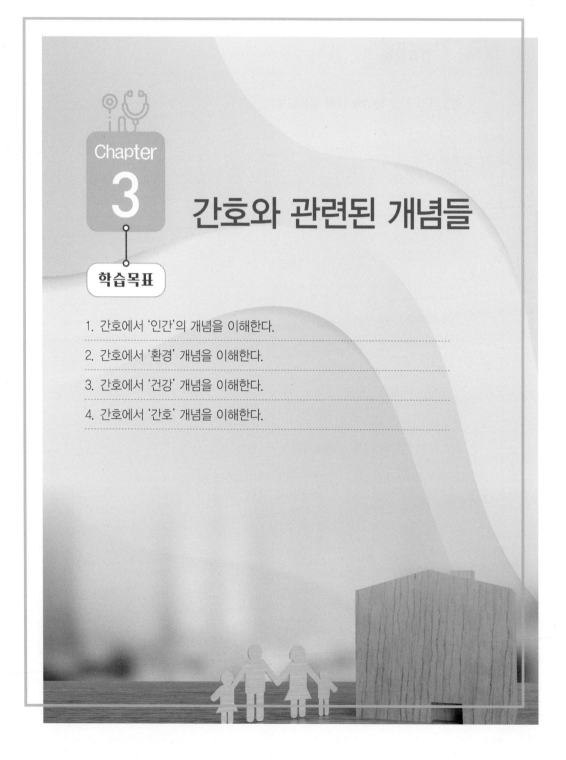

Chapter

3

간호와 관련된 개념들

학습목표

1. 간호에서 '인간'의 개념을 이해한다.

2. 간호에서 '환경' 개념을 이해한다.

3. 간호에서 '건강' 개념을 이해한다.

4. 간호에서 '간호' 개념을 이해한다.

1 인 간

   오늘날 간호에서 인간(person, 대상자)은 '신체적, 정신적, 사회적으로 분리할 수 없는 통합된 전체'로 이해하고 있다. 간호사는 대상자를 존엄하게 인식하고, 그들을 단순한 질병이나 손상을 가진 환자로만 보지 않고 자신의 건강 문제를 스스로 해결할 수 있도록 격려하며 정신적 사회적 측면까지 고려하는 전인 간호를 제공해야 한다. 동시에 환자의 자기 결정권을 존중하고 환자를 자율성을 가진 존재로 이해해야 한다.

   욕구 이론(need theory)은 인간을 욕구가 있는 존재로 인식하며 '간호사가 무슨 일을 하는가?'라는 질문을 통해 간호사의 기능과 역할을 강조했다.

❀ 인간의 기본 욕구 단계(Maslow, 1968)

- 1단계 : 생리적 욕구(physiologic needs)
- 2단계 : 안전과 안정의 욕구(safety & security needs)
- 3단계 : 사랑과 소속의 욕구(love & belonging needs)
- 4단계 : 자존감 욕구(self-esteem needs)
- 5단계 : 자아실현 욕구(self-actualization needs)

   간호학자들의 인간에 대한 정의를 살펴보면 다음과 같다.

   나이팅게일^{Nightingale}은 인간을 질병으로부터 회복하는 과정에서 건강을 추구하는 주체지만 간호사나 환경에 의해 영향을 받는 수동적인 존재라고 정의했다. 또한 보살펴야 하는 동시에 자신의 치유와 성장을 이끌어내는 존재라고 강조했다.

   헨더슨^{Henderson}은 인간이란 생리적, 심리적, 사회적, 영적 측면을 가지고 있다고 이해했으며, 14가지 기본 욕구(식사, 배설, 수면과 휴식, 옷 입기와 벗기, 수분 섭취, 호흡, 체온 유지, 운동과 체위 유지, 청결 유지, 위험 피하기, 의사소통, 존중, 직업, 놀이와 학습 등)를 지닌 완전하고 독립적이며 총체적인 존재라고 정의했다. 아울러 자신의 건강과 행복을 달성하기 위해 도움을 필요로 하며, 자신의 자립성을 추구하려는 욕구와 함께 상호 의존성을 가진 존재이기 때문에 인간을 지원하는 동시에 자립성을 존중하는 것이 중요하다고 강조했다.

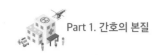

오렘Orem은 인간을 상징적, 생물적, 사회적으로 기능하고 신념에 따라 생명, 건강 및 안녕을 유지하기 위해 자가 간호 활동(물, 공기, 음식, 배설, 활동과 휴식, 고독과 사회적 상호 작용, 생명과 안녕에 대한 위험 예방 및 인간 기능 증진)을 수행하는 총체라고 정의했다. 인간은 스스로 자신을 돌보고 책임지며 자신의 건강과 복지를 증진시키기 위해 노력하는 존재이기 때문에 대상자의 자기 관리 능력을 존중하고 필요한 도구를 지원하며 자신의 건강을 책임질 수 있도록 돕는 것이 중요하다고 했다.

페플라우Peplau는 인간을 자신만의 방법으로 욕구에서 생성된 긴장을 감소시키는 유기체로 인식했다. 인간은 대인관계를 통해 성장하고, 불안정한 평형 상태에서 살아가는 존재이다. 또한 인간은 생물학적, 신체적, 대인관계적 요구와 특성을 가진 자기 체계이다. 이러한 이유로 간호사는 인간관계의 중요성을 이해하고 지지함으로써 대상자의 건강 증진에 핵심적인 역할을 할 수 있다고 강조했다.

로저스Rogers는 인간을 독특한 특성을 지닌 부분의 합 이상의 통합된 존재로 정의하면서 이들은 환경과 상호 에너지를 교환하며 상상력, 추상적 사고, 감각과 정서 수용 능력, 사고와 언어를 가진다고 했다.

로이Roy는, 인간은 관계를 기반으로 한 4가지 적응 양상을 가지고 있다고 설명했다. 4가지 적응 양상은 생리적 양상, 자아 개념 양상(신체적 자아, 개인적 자아), 도덕적 윤리적 역할 기능 양상, 상호 의존적 양상을 말하며, 인간은 생물적, 사회 심리적 존재로서 환경과 지속적인 상호 작용을 한다고 주장했다.

2 환 경

환경(environment)의 사전적 정의를 살펴보면 개인이나 생물체가 살고 있는 공간이나 주변 조건을 말한다. 일반적으로 환경은 생물체와의 상호 작용이 발생하는 곳으로 주변의 사물, 상황, 조건, 외부 세계와의 상호 작용을 포함한다. 즉 주거지나 생태계 같은 자연환경부터 사회적 환경, 문화적 환경에 이르기까지 다양한 개념을 이른다.

나이팅게일은 환자의 물리적 환경이 중요하다고 강조했다. 즉 인간의 치유 과정을 위해 깨끗하고 밝은 환경을 제공해야 하는데, 햇빛, 환기, 보온, 소음, 악취 등의 다양한 요소가 인간의 편안함과 회복에 직접적인 영향을 미친다고 믿었기 때문이다. 그러므로 간호사는 대상자의 물리적 환경을 지속적으로 관찰하고 관리하여 최상의 환경을 제공해야 한다고 했다.

헨더슨은 개인이 가족과 함께 공유하는 관계를 포함한 환경을 강조했다. 또한 유기체의 삶과 발달에 영향을 주는 다양한 외부 요인과 조건들의 총합을 환경이라고 정의했다. 여기에는 인간이 속한 생태계와 사회적 맥락을 포함하며, 간호사는 이러한 환경을 이해하고 존중하여 대상자의 적응과 회복을 지원해야 한다고 주장했다.

오렘은 환경을 인간과의 상호 작용 체계와 통합적 요소로 정의했다. 환경적 상황은 인간 외적인 주변 요소로서 정신적 상황, 사회적 상황, 물리적 상황을 말하며 개인의 성장과 발전을 촉진하는 데 중요한 요소라고 인식했다.

페플라우는 환경에 대한 함축적인 의미는 포함했으나 직접적으로 언급하지는 않았다. 환경은 개인과 문화 간의 상호 작용 속에서 존재하는 힘으로서 인간이 도덕, 신념, 관습 등을 학습하는 과정을 의미하는데, 이러한 인간관계 과정을 포함한 환경은 인간 발달에 필수적이라고 강조했다.

로저스는 환경을 환원 불가능한 4차원의 에너지 장으로 패턴에 의해 규명되며, 규명된 특성은 부분의 특성과는 다르다고 했다. 환경은 지속적인 변화를 보이는 파동 패턴으로 나타나며, 각각의 환경 장은 인간 장과 고유한 상호 작용을 나타내며, 양자적 특성을 가지고 지속적이고 창조적으로 변화한다고 설명하고 있다. 이에 따라 로저스는 환경을 인간의 존재와 상호 작용하는 독특한 에너지 필드로서 이해했다.

로이는 환경을 적응 체계로 정의했다. 개인 또는 집단의 성장과 행동에 영향을 주는 주변 상황, 조건, 영향 요소 등의 내외적인 요인들의 총체라고 했다.

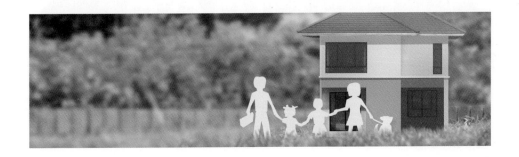

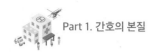

3 건 강

　건강(health)은 정신적, 신체적, 사회적으로 이상이 없는 튼튼한 상태를 의미하며, 이는 간호의 핵심 목표이다. 간호사의 역할은 대상자가 현재의 질병 상태에서 최선의 적응 능력을 발휘하여 건강한 상태로 돌아갈 수 있도록 돕는 것이다. 이것이 트레비스^{Travis}의 질병-안녕 연속성(illness-wellness continuum) 모델이다. 개인은 질병과 안녕 사이의 어느 위치에나 있을 수 있으며 그 위치는 계속해서 변할 수 있다. 이 모델은 전통적인 병리 중심적인 관점을 벗어나 개인의 전반적인 삶의 질을 고려한다.

　건강에 대해 나이팅게일은 신체적, 정신적, 사회적으로 완전히 잘 적응된 상태라고 정의했다. 단순히 질병의 부재로만 이해하는 것이 아니라 신체적, 정신적, 사회적 측면에서의 전반적인 적응과 안녕 상태를 포함한다. 헨더슨은 간호의 14가지 기본적인 활동을 도움 없이 수행할 수 있는 상태로 정의했는데, 이는 대상자가 자신의 일상적인 활동과 생활을 스스로 수행할 수 있는 능력을 갖추었을 때 건강하다고 간주하는 것이다. 오렘은 정신적, 신체적, 대인적, 사회적 측면으로 분리할 수 없는 통합된 상태라고 했다. 이는 기능적, 구조적으로 건전하고 완전한 상태를 의미한다. 이를 달성하기 위해서는 올바른 식습관, 적절한 운동, 충분한 휴식, 스트레스 관리, 사회적 지원 등이 이루어져야 한다.

　페플라우는 건강을 창조적, 생산적, 건설적, 지역적, 개인적 삶의 방향을 나타내는

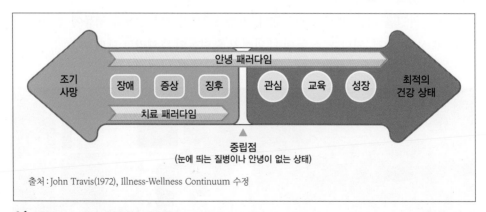

출처 : John Travis(1972), Illness-Wellness Continuum 수정

🎨 그림 3-1_ 질병-안녕 연속성 모델

언어적 상징이며 개인의 인격 발전과 지속적인 인간적 성장의 전진적인 움직임을 나타낸다고 했다. 로저스는 상호 작용 양상으로 인간, 환경, 에너지 장에서 나타나는 긍정적인 안녕 상태라고 정의했으며, 이것의 가치는 개인이나 문화적 맥락에서 삶의 의미와 목표에 따라 다양하게 정의된다고 했다. 로이는 인간이 총체적인 존재로 성장하여 통합된 상태라고 정의했다. 이는 개인이 자신의 내적 자원을 최대한 활용하고 자아실현을 이루며 외부 환경과의 조화를 유지하는 것을 의미한다. 건강의 부재는 이러한 통합성이 결여된 상태라고 했다.

⁴ 간 호

　기본적인 간호 개념은 모성애적 본능에 의한 돌봄으로 보살핌과 양육의 개념으로 이해될 수 있다. 돌봄(caring)의 의미는 힘이 되어주는 것, 고통을 함께 나누는 것, 함께 있음으로써 위안을 주는 것, 존중과 따뜻함, 공감과 동정 등의 의미를 포함한다. 이것을 통해 간호 대상자를 독특한 개인으로 인정하고 존엄성을 존중하며 인간 그 자체로서 이해하는 것을 의미한다.

　간호에 대한 정의를 살펴보면 다음과 같다.

　'간호(nursing)'에 대해 대한간호협회는 건강 유지와 그 증진에 필요한 지식, 질병 예방, 건강 회복, 기력, 의지와 자원을 갖추도록 모든 개인, 가정, 공동체를 대상으로 직접 도와주는 활동이라고 정의했다. 국제간호사협의회는 건강한 생활과, 건강 회복 시 건강과 불건강을 막론하고 개인이 일상생활을 유지하는 데 필요한 의지와 지식을 제공하고 힘이 부족할 때 이를 보충해주며 대상자가 빨리 독립할 수 있도록 돕는 것이라고 했다.

　상호 작용 이론(interaction theory)에서는 "간호사가 어떻게 간호를 해야 할 것인가?"라는 질문에서 출발하여 도움이 필요한 대상자와 도움을 제공하는 간호사 간의 관계 형성 발달에 초점을 두었다. 결과 이론(outcome theory)은 "간호를 왜 해야 하는가?"라는 질문에서 시작해 간호의 결과를 중요시하고 간호에서 환경과 개인 사이의

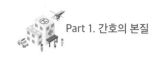
안정과 균형을 도모하는 것을 강조했다.

학자들 간에도 간호를 보는 시각이 다양했다.

나이팅게일은 간호를 예술이자 과학이며 전문적 직업으로 보고 대상자에게 최적의 상태를 유지할 수 있도록 자연적으로 치유되는 환경을 마련해주고 돕는 행위라고 정의했고, 헨더슨은 편안한 죽음을 준비하거나 건강을 유지하고 회복하는 데 있어서 다른 사람의 힘을 빌리지 않고 지식, 의지, 힘을 충분히 가지고 스스로 할 수 있도록 돕는 것이라고 정의했다. 오렘은 인간이 영구적으로 혹은 일시적으로 자신의 능력이 제한받을 때 이를 극복하는 과정을 돕는 것이라고 했고, 페플라우는 건강과 치료적인 대인관계에 초점을 둔 인간관계이며, 대상자의 건강 증진에 필요한 도움을

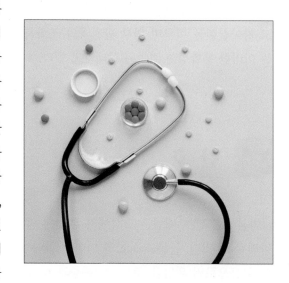

주는 것이라고 주장했다. 로저스는 환경과 인간 간의 상호 작용을 증진하고 인간의 통합성과 응집성을 강화하며 인간과 환경 간의 상호 작용을 통해 조화를 도모하고 최대한의 건강 잠재력을 실현하는 것으로, 로이는 변화하는 환경에 통합되고 총체적인 대상자를 적응시켜 건강을 증진시키는 것으로 건강을 정의했다.

간호의 특별한 기능은 아픈 사람이나 건강한 사람 모두에게 돌봄을 제공하고, 건강 상태에 대한 그들의 반응을 파악하여 건강이나 회복을 위해 대상자 스스로 활동을 수행하도록 도와 가능한 한 빨리 독립할 수 있도록 지원하는 것이다.

간호의 목적은 다음과 같다.

첫째, 건강 증진이다. 이는 건강한 대상자가 최적의 건강 상태를 유지하고 향상할 수 있도록 생활 양식의 변화를 돕는 것을 의미한다. 최적의 건강 상태란 정신적, 신체적, 사회적, 영적, 지적 건강의 균형 상태를 말한다.

둘째, 질병 예방이다. 건강 위협 요인이 있는 대상자를 보호하고 특정한 합병증이

나 질병이 발생하지 않도록 돕는 것을 의미한다.

셋째, 건강 회복이다. 건강 문제를 지닌 대상자가 최적의 기능 수준을 되찾아 안녕 상태에 이르도록 돕는 것을 의미한다. 최적의 기능 수준이란 장애의 예방과 기능 향상으로 사회에 통합되고 적응하는 것을 말한다.

넷째, 고통 경감이다. 이것은 신체적, 정신적, 영적 고통의 완화, 합리적인 판단 능력 회복 혹은 유지를 말하며, 곧 인간의 존엄성 유지를 의미한다.

이러한 간호의 목적은 개인, 가족, 공동체의 건강 유지와 증진, 질병 예방을 포함하여 다양한 영역으로 확대된다. 간호는 건강하거나 아픈 대상자를 돕기 위해 의도된 돌봄이며, 간호를 통해 대상자가 지식, 강건함, 의지가 있다면 타인의 도움 없이 독립적인 활동 수행으로 건강(회복 또는 평화스러운 죽음)을 유지할 수 있도록 할 수 있다.

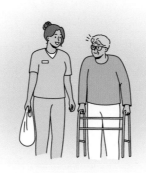

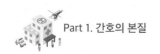
학습활동

1. 간호의 개념에 대해 설명해보자.

_____

_____

_____

_____

_____

_____

_____

_____

2. 간호의 개념으로 본 본인의 장점과 단점을 발표해보자.

_____

_____

_____

_____

_____

_____

_____

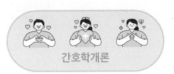

간호학개론

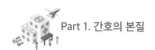
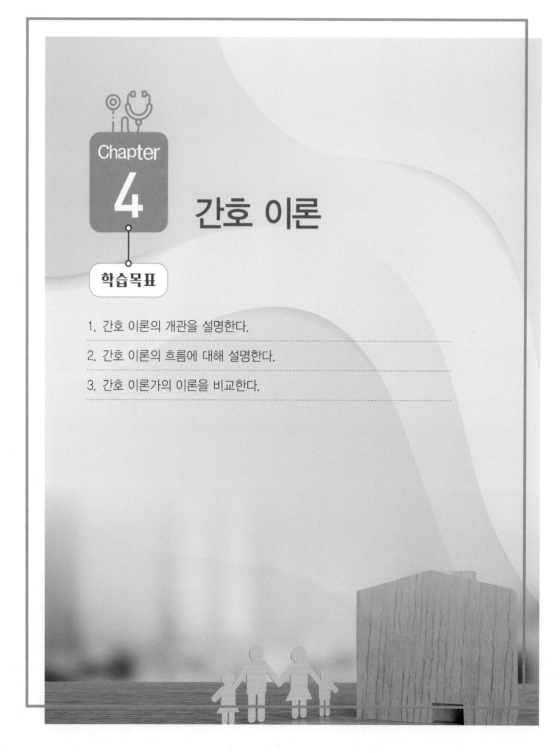

Chapter

4

간호 이론

학습목표

1. 간호 이론의 개관을 설명한다.

2. 간호 이론의 흐름에 대해 설명한다.

3. 간호 이론가의 이론을 비교한다.

1 간호 이론 개관

이론은 개념 정의, 가이드가 되는 설명적 가정, 원리, 명제의 집합으로서 대상 학문의 근간을 이루며 학문의 내용을 구성하고 정의한다. 또한 전문직의 본질, 성과, 목적을 정의하여 그 구성원들이 공유하는 기본적인 가정과 가치를 명확하게 하며 학문이 가지는 고유한 영역을 발전시키는 데 중요한 역할을 한다.

간호학은 오랫동안 의학에 포함되어 관습적이고 의례적으로 간호 업무를 수행해 왔다. 그러던 중 초기 간호 이론가들이 독자적인 간호 업무의 개념적 모델을 개발하는 등 끊임없이 노력한 끝에 이론을 통해 직업적 확신을 전달하고 체계적인 간호 실무의 토대를 마련했다.

간호 이론은 간호 철학이자 간호 과학이다. 이것은 간호 실무의 명확성을 증진시키고 중심적인 가이드 역할을 하며 간호를 정의하고 명료하게 했다. 따라서 현장에서 간호를 제공하는 간호사들은 자신이 일상적으로 수행하고 있는 간호의 이론적인 배경을 되새겨야 할 뿐 아니라 간호 관련 교육자, 관리자 역시 간호 이론과 배경을 알아야 한다.

2 간호 이론의 흐름

(1) 간호 이론의 여명기(1950년 이전)

직업으로서의 간호는 영국 크리미아 전쟁 시 부상병을 간호하는 것에서 시작되었다. 영국 정부는 크리미아 전쟁 후 나이팅게일의 공헌을 인정하여 기금을 마련해 성 토마스 병원에 나이팅게일 간호 학교를 설립했다. 이곳에서는 기존과는 달리 완전한 비종교적인 배경의 교육이 이루어졌는데, 어떤 단체에도 예속되지 않고 독립적으로 운영되어 큰 의의가 있었다. 이로써 영국 최초로 간호 학교가 건립되어 조직적이고

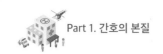

나이팅게일 간호 학교의 이념

1. 완전히 비종교적인 교육 체계에서 간호 교육을 실시했다.
2. 어떤 단체에도 속하지 않은 독립적인 학교로 운영되었다.
3. 체계적인 이론 교육과 실습 프로그램을 통해 우수한 간호사를 양성했다.

출처 : 이병숙 외(2020), 간호학개론 이해와 전망, p. 319 수정

🎨 그림 4-1_ 나이팅게일 간호 학교의 이념

체계적인 간호 교육의 틀이 마련되었으며, 나이팅게일 간호 학교 간호사들은 졸업 후 영국, 미국, 캐나다, 호주, 아프리카 등 세계로 진출하여 간호사 양성 및 간호 사업 혁신에 헌신했다.

남북 전쟁 후 간호 교육에 대한 관심이 증가하면서 병원 중심의 간호 교육 기관이 설립되기 시작했다. 이후 1873년에 벨뷰 간호 학교, 코네티컷 간호 학교, 보스턴 간호 학교가 미국 간호 교육의 발전을 이끌었다. 지속적인 간호 교육 개선을 위해 노력한 지도자들로 인해 1920년에는 미국 콜롬비아 대학교에서 간호사들을 위한 교육학 박사 과정이 신설되었다. 1893년에는 왈드[Wald]가 뉴욕 빈민가인 헨리가에 구제 사업소를 세우고 방문 간호 사업을 시작했으며, 함께 설립한 방문 간호 학교는 방문 간호사를 훈련시키는 기관으로서 선구적인 역할을 했다. 이는 전문적인 간호사에 의해 체계적으로 간호가 제공되었다는 점에서 의의가 크다.

제2차 세계 대전 이후 간호의 세분화 및 전문화가 이루어져 전문 간호사를 위한 교육 과정과 자격증이 생기게 되었다. 이로 인해 보다 높은 수준의 전문적인 지식과 기술을 갖춘 간호사들이 간호 서비스를 제공하게 되었다. 이후 간호학자들의 활발한 교류와 협력, 수준 높은 간호 연구 덕분에 전문직 간호 실무의 기반이 되는 간호 이론이 발전하게 되었다.

(2) 간호 이론의 신생기(1950~1970년)

1950년 미국에서 《간호 연구(Nursing Research)》가 처음 발간되었고, 1952년 페플

라우의《Nursing as an Interpersonal Process》가 출간되면서 활발한 연구 활동이 이루어졌다. 주요 이론가로는 페플라우, 핸더슨, 압델라 등이 있었다. 특히 1960년대 초반에는 간호 교육 과정과 간호 대상자와 간호사 간의 상호 작용이 중요시되었는데, 올란도, 홀, 존슨 등의 학자들이 대표적이다. 1960년대 후반에는 간호 이론 심포지엄이 개최되어 메타 이론이 발표되었고, 이후에도 간호 실무와 간호 교육의 간극을 좁히기 위한 노력들이 있었다. 이때는 교육과 학습에 대한 연구와 체계적인 탐구 과정이 필요함을 깨달았지만, 연구, 실무, 이론이 통합되지는 못했다.

한편, 우리나라는 1950년대 초 한국 전쟁을 겪으면서도 1955년 이화여자대학교에 4년제 간호학과가 설치되어 간호 교육의 발전이 이루어졌다. 이는 한국 최초의 4년제 간호학과 설립이었다.

(3) 간호 이론의 성장기(1970~1980년)

1970년대 초에는 미국간호연맹(National League for Nursing, NLN)에서 이론에 근거한 교과 과정을 채택하여 이론의 의미, 요인, 분석, 비평 과정 등이 강조되었다. 이후 1970년대 후반에는 학술 대회를 통해 간호 이론가들의 모임이 활발해지고 이론을 기반으로 한 교과 과정이 개발되었으며, 이론을 간호 실무에 적용하는 노력이 확대되었다. 간호의 주요 개념인 인간, 환경, 건강, 간호가 간호의 메타패러다임을 형성하게 되었다. 이때 로저스, 오렘, 로이, 트레블비, 위덴바, 르바인, 킹, 베티뉴만, 마가렛 뉴만 등의 간호학자들이 활발하게 활동했다. 1979년에는《Advances in Nursing Science》라는 간호 이론 잡지가 발간되어 간호 이론의 연구가 이루어졌다. 우리나라에서는 1970년에 '대한간호학회'가 발족했으며 연세대학교, 이화여자대학교, 서울대학교에서 간호학 박사 과정이 마련되면서 간호 이론을 연구와 실무에 적용하려는 시도가 증가했다.

(4) 간호 이론의 발전 도약기(1980년 이후)

이때는 간호를 위한 이론의 다원론적 측면을 중요하게 여기면서 이에 대한 간호 이론 개발의 필요성을 인식하게 되었고, 많은 이론 분석과 주요 간호 개념들에 대한

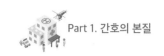

검토가 이루어졌다. 이론이 실무와 연구의 도구로 기능한다는 것을 재인식하면서 이론 개발이 활발하게 이루어졌다. 1980년대에는 간호 이론에 관한 많은 저술이 있었고, 관련 책들이 출간되었다. 대학원 교육 과정에는 간호 이론 분석 및 평가에 관한 교과목이 개발되었으며 간호 연구에 간호 이론을 응용하는 노력이 확대되었다.

➕3 간호 이론가의 이론들

(1) 플로렌스 나이팅게일 : 환경 이론

나이팅게일^{Florence Nightingale}은 저서 《간호에 대한 소견(Notes on Nursing)》에서 건강, 질병, 간호사의 역할 등 간호에 대한 기본적인 철학을 기술했다. 나이팅게일은 환자가 회복할 수 있도록 하는 데 건강한 환경이 필수적이라고 믿었으며 깨끗한 공기, 물, 하수 처리, 청결, 채광 등의 환경 개선에 중점을 두고 이를 개선함으로써 사망률 감소에 기여했다. 나이팅게일이 간호를 최상의 상태에 환자를 두는 것으로 정의하면서 1860년대 이후 간호의 정의는 더욱 발전했고, 그녀의 이론은 총체적인 간호를 이해하는 데 도움을 주었다. 나이팅게일은 현대 간호 이론의 창시자로서 역학자, 통계학자, 활동가로서도 활약했다.

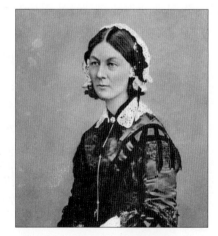

🎨 그림 4-2_ 플로렌스 나이팅게일

나이팅게일의 간호 이론에는 물리적 환경, 심리적 환경, 사회적 환경이 있다.

- ㉠ 물리적 환경 : 환기, 보온, 냄새, 소리, 빛의 요인, 집이나 병원, 병실 등
- ㉡ 심리적 환경 : 의사소통 등과 같은 요인
- ㉢ 사회적 환경 : 사망률, 질병 예방 등

나이팅게일 간호 이론은 초기 간호 교육의 기초가 되었으며 연구 측면에서 나이팅게일이 제시한 통계 등은 간호 연구에 지속적인 영향을 주었다. 지금도 간호 이론 개발의 첫 단계로서 중요하게 평가받고 있다.

(2) 힐데가르드 페플라우 : 대인관계 간호 이론

페플라우Hildegard E. Peplau는 간호사 업무에 대한 관심이 더 컸다. 오랜 기간 정신 질환자를 간호한 경험으로부터 발달 이론, 상호 작용 이론, 인간 욕구 이론 등을 통합한 대인관계 간호 이론(theory of interpersonal relations)을 만들어냈다. 그녀는 환자를 간호할 때 간호사와 환자 사이의 치료적 대인관계에서 간호가 일어난다고 보았다. 또한 간호의 목표는 환자가 자신의 건강 문제를 이해하고 대응하여 새로운 행동 패턴을 만들어가도록 돕는 것이라고 했다. 이로 인해 환자에 대한 이해가 깊어지며 간호사 자신도 함께 성장하며 발전하게 된다는 것이다.

페플라우는 간호사의 역할을 이방인 역할, 자원자 역할, 교육자 역할, 지도자 역할, 대리인 역할, 상담자 역할로 구분했다. 간호사는 일상적 예의로 환자를 대해야 하고 건강 정보와 관련된 질문에 답을 주며 치료 계획을 설명해야 한다. 또한 임상적 기술로 신체적 간호를 제공하며 필요한 기구를 조작할 수 있는 전문적 기술과 태도를 갖추어야 한다고 강조했다.

① 간호사-환자 관계의 단계

간호사와 환자의 관계는 다음의 4가지 단계로 이루어진다.

㉠ 파악 단계
- 환자 : 자신의 건강 문제와 범위를 파악한다.
- 간호사 : 환자의 요구를 파악한다.
- 간호사와 환자는 신뢰감이 형성이 중요하다.

㉡ 확인 단계
- 환자 : 관계의 과정 동안 처리해야 할 문제와 다양한 성격 문제를 확인한다.
- 간호사와 환자는 상대방의 경험, 인식, 기대를 확인한다.

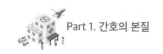

ⓒ **탐색 단계**

- 환자가 간호사의 서비스를 이용하게 되는 단계이다.
- 치료적 관계를 형성하는 것이 중요하다.
- 간호사는 비판적이지 않으면서 환자가 자신의 감정과 사고를 표출하도록 도와야 한다.

ⓔ **종결 단계**

- 환자가 자신의 욕구를 충족하고 문제를 해결하며 목표를 달성하는 단계이다.
- 환자는 독립적인 인간으로 성숙하게 된다.

❷ 간호의 예술성

간호 실무는 간호 대상자인 개인과 상황에 따라 변화할 뿐만 아니라 간호를 수행하는 간호사에 따라서도 다르게 나타난다.

- ⓐ **과정으로서 간호의 예술성** : 대상자의 치료 환경을 조성하고 안전을 유지하는 것, 질병 치료 및 건강 증진을 위한 첨단 기계를 활용하는 것 등의 간호 행위를 말한다.
- ⓑ **매개체로서 간호의 예술성** : 대상자가 자신의 잠재력을 발휘하도록 도와주고, 자신의 삶과 환경에 필요한 요소를 유지하고 촉진하는 역할을 말한다.
- ⓒ **산물로서 간호의 예술성** : 간호사와 대상자 간의 상호 작용은 결과적으로 대상자에게서 내외적인 변화를 유발한다.

(3) 버지니아 헨더슨 : 간호의 기본 원리 이론

헨더슨Virginia Henderson은 의학과 간호학이 환자의 필요를 채워주는 것에 초점을 둔 경험주의적 교육을 받았다. 그녀는 환자를 '생리적-정신적 욕구를 가진 여러 부분의 총합'으로 이해했다. 간호사는 지식을 가지고 대상자의 기본적인 욕구를 사정할 수 있어야 하며, 환자가 스스로 수행할 수 있는 상태가 되도록 도와야 한다고 강조했다. 헨더슨은 기본적인 간호 욕구를 14가지의 행위로 제시하고, 대상자가 기본적인 간호 욕구를 스스로 충족시키지 못할 때 간호사가 지원해야 한다고 주장했다.

① 간호의 기본 원리 이론

헨더슨은 방문 간호사로 일한 경험을 통해 환자의 독립성 증진을 강조했다. 환자가 스스로 독립적으로 자신을 돌볼 수 있을 때까지 돌보는 것이 간호의 본질이라는 것이다. 이 정의는 국제간호협의회(ICN)에서 채택되어 전 세계적으로 사용되고 있다.

이 이론은 다음의 세 단계 교육 과정을 제시하고 있다.

㉠ 환자의 기본 요소를 중심으로 간호 계획을 작성한다.

㉡ 환자를 돕는 측면에서 계획을 수정한다.

㉢ 환자와 가족 중심으로 접근한다.

핸더슨 이론은 거대 이론이나 간호 이론 개발의 전 단계이며 그녀의 간호 정의는 일반성이 있어 광범위한 범위를 포함하고 있다. 핸더슨은 교과 과정 개발, 간호 실무 등과 관련된 많은 연구를 수행했으며, 간호 학문의 중요성을 강조하고 연구의 중요성을 높이는 데 기여했다. 그녀는 14가지 기본 간호 행위를 통해 간호의 정의를 〈그림 4-3〉과 같이 제시하고 있다.

헨더슨의 14가지 기본 간호 행위

1. 정상적인 호흡
2. 적절한 수분과 음식물의 섭취
3. 신체 노폐물의 배설
4. 운동과 적절한 자세 유지
5. 수면과 휴식
6. 적절한 의복의 선택: 입고 벗기
7. 의복과 환경 조절에 의한 정상 체온 유지
8. 신체의 청결 유지 및 피부 보호
9. 위험한 환경을 피하고 남에게 해를 입히지 않음
10. 감정, 욕구, 두려움 혹은 의견 등을 다른 사람과 의사소통을 통해 표현함
11. 다른 사람의 신념 존중
12. 성취감을 느끼는 활동
13. 다양한 형태의 놀이나 오락에 참여
14. 정상적인 발달 및 건강으로 유도할 수 있는 학습, 호기심 충족, 적절한 의료 시설 활용

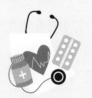

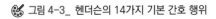 그림 4-3_ 헨더슨의 14가지 기본 간호 행위

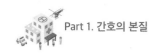

(4) 아이다 진 올란도 : 간호 과정 이론

올란도^{Ida Jean Orlando}는 간호사로 간호 실무를 수행하면서 간호사와 대상자 간의 상호 작용을 중시하는 간호 과정 이론(nursing process theory)을 개발했다. 올란도는 환자가 자신의 욕구를 스스로 충족하기 어려운 상황을 경험할 수 있으므로 간호사가 제공하는 도움은 환자의 요구에 부응해야 한다고 강조했다. 이것은 양질의 간호를 제공하기 위해서는 간호사가 환자에게 무슨 일이 일어나고 있는지 현재 상황을 이해하고 환자의 고통을 신속하게 파악해야 한다는 것이다. 간호사의 역할은 환자의 필요를 확인하고 충족시켜주는 것이며, 이 과정에서 대인관계 과정을 중요하게 생각했다. 간호 과정 이론의 주요 개념 및 원리는 전문직 간호 기능, 환자의 표면적 행위, 즉각적 반응, 신중한 간호 과정, 개선 등으로 설명하고 있다.

(5) 마사 로저스 : 인간 고유성 이론

로저스^{Martha E. Rogers}는 인문학과 자연과학에 근거를 두고 인간 고유성 이론(theory of unitary human beings)을 주장했다. 인간은 자신의 통합성을 가지지만 그 부분들의 총합 이상이며, 또한 총합과는 다른 특별한 특성을 표현하는 하나의 고유한 총체라고 했다. 인간을 간호사나 의사가 치료해야 하는 대상으로만 볼 것이 아니라 통합된 전체로 보아야 하며, 간호나 치료가 대상자의 특정한 부분의 치료나 기능 회복에만 초점을 맞추는 것은 전체적인 인간을 이해하지 못하는 것이라고 했다.

로저스는 인간을 '에너지 시스템'으로 간주했다. 이 에너지 시스템은 개방된 시스템으로서 보다 큰 개방된 '환경 시스템' 안에 존재한다고 보았다. 통합적인 인간은 축소(환원)할 수 없고 보이지 않지만 패턴을 통해 파악할 수 있다. 통합된 전체는 각 부분을 합쳐놓은 것과는 다른 더 큰 특성을 보여주므로 어떤 한 부분으로 인간 전체를 대표할 수는 없다고 강조했다. 인간의 건강은 '인간 장(場)'의 발현으로 생물학, 물리학, 사회 과학적 지표로는 측정이 불가능하며, 간호는 '인간 장'과 '환경 장' 사이의 조화로운 관계를 촉진하고 가능한 한 최대한으로 구현될 수 있는 패턴이 형성되도록 유도하는 것이라고 했다.

로저스의 인간 고유성 이론의 가정

1. 인간은 환경과 끊임없이 상호 작용하는 고유의 에너지를 가지고 있다.
2. 인간은 부분이 아닌 통합된 전체(wholeness)로서 이해할 수 있다.
3. 인간은 추상적인 사고를 할 수 있다.
4. 인간은 상상할 수 있다.
5. 인간은 의사소통을 위해 언어를 사용한다.
6. 인간은 감각과 감정을 가지고 있다.
7. 인간의 행동에는 원인이 있다.
8. 인간은 행동을 통해 감정을 표현한다.

그림 4-4_ 로저스의 인간 고유성 이론의 가정

(6) 도로시 오렘 : 자가 간호 결핍 이론

오렘^{Dorothea E. Orem}의 자가 간호 결핍 이론(self-care deficit nursing theory)은 개인이 스스로 돌볼 능력이 없는 상태인 자가 간호 결핍 상태에 있을 때 간호사의 역할이 필요하다고 보았다. 오렘의 이론은 자가 간호, 자가 간호 결핍, 간호 체계라고 하는 세 가지 영역으로 구성된다. 자가 간호는 인간의 조절 기능으로 생명의 지속, 성장, 발달, 온전성을 유지하기 위해 필요한 것을 공급하는 의도된 행동이라고 정의했다.

표 4-1_ 자가 간호 결핍 모델의 3가지 기전

구 분	내 용
진단적 기전 (diagnostic operation)	• 대상자의 자가 간호 능력을 파악한다. • 대상자의 건강 및 발달 상태 등 전반적인 간호 요구와 대상자의 자가 간호 활동을 검토한다. • 대상자의 자가 간호 결핍 능력과 적절한 자가 간호 수행 능력을 사정한다.
처방적 기전 (prescriptive operation)	• 대상자의 요구를 확인한다. • 다양한 방법과 활동을 검토한다. • 간호 계획을 수립한다.
조절적 기전 (regulatory operation)	• 간호 체계를 설계한다. • 간호를 제공한다.

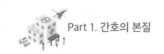

자가 간호 결핍 모델에는 진단적 기전, 처방적 기전, 조절적 기전이 있다.(표 4-1) 간호 체계는 전적으로 보상하는 간호 체계, 부분적으로 지원하는 부분적 보상 간호 체계, 지지-교육적 체계로 나뉜다. 인간은 '개인이나 단체(사회 단위)로 간호를 받는 사람, 직접적으로 간호를 제공하는 간호사나 다른 사람의 실체적 대상'이라고 정의했다.

(7) 이모진 킹 : 목표 달성 이론

킹^{Imogene King}의 목표 달성 이론(theory of goal attainment)은 간호사와 환자 간의 상호 관계를 강조한 모델이다. 간호란 환자가 개방 체계 내에서 자신이 속한 환경과 끊임없이 관계를 유지하는 것이며, 간호사와 환자는 서로의 목표, 필요, 가치에 영향을 미치는 상호 작용을 한다. 인간은 각자 고유한 가치 및 이성적인 사고와 의사 결정 능력을 가지며 각자의 욕구와 목표가 서로 다르다. 또한 영적인 존재로서 지식을 습득하고 생각하고 선택하고 보완적 행동 과정을 취할 수 있는 역량을 가지고 있으므로 각 개인을 건강한 상태로 유도하기 위해서는 인간과 환경 간의 상호 작용이 중요하다고 강조했다. 의료진과 환자의 목표는 서로 다를 수 있기에 환자는 의사 결정 과정에 참여하여 간호를 받아들이거나 거절할 권리가 있다. 킹의 이론에는 간호사가 환자를 파악하여 필요한 결정을 내리며 환자의 반응에 따라 조정 과정을 거치는 계속적인 피드백 개념이 포함되어 있다. 킹은 건강을 '인간의 역동적인 경험'으로 정의하며 개인이 자신의 삶에서 최대한의 가능성을 발휘하는 것이라고 했다.

(8) 칼리스타 로이 : 적응 이론

로이^{Callista Roy}는 사회학과 행동 과학을 기반으로 한 적응 이론(adaptation model)을 개발했으며, 이 이론은 간호 교육, 간호 연구, 간호 실무 분야에서 널리 사용되고 있다. 간호란 건강이나 질병 상황에서 개인의 적응 능력을 돕는 것으로 보았다. 적응 이론에서 개인과 환경은 대상자의 적응을 촉진하기 위해 변화되어야 할 자극원으로 간주된다. 로이는 '적응'을 '인간과 환경을 통합적으로 만들기 위해 개인이나 집단이 의식적으로 선택하는 과정이나 결과'라고 규정했다. 적응 이론은 4가지 적응 모드로 생리적-육체적 모드(생리적 통합성), 자기 인식-집단 정체성 모드(사회적·영적 통합성), 역할 기능

모드(사회적 통합성), 상호 의존 모드(인간과 인간이 가진 목표, 구조, 발달 사이의 밀접한 관계와 이런 관계가 가진 적응 잠재력)가 있으며, 이 적응 모드는 서로 상호 작용한다고 보았다.

(9) 마들렌 레이닝거 : 횡문화적 돌봄 이론

레이닝거^{Madeleine Leininger}는 간호학에 이어 문화 인류학을 탐구하며 횡문화 간호(transcultural nursing) 분야를 개척한 선구자였다. 레이닝거의 이론은 다른 문화권의 어린이들이 매우 다른 행동과 요구를 보이는 것을 보고 문화적 차이와 건강 행위 간의 연관성을 확신하면서 나타났다. 그러므로 횡문화 간호의 목적은 다른 문화에 대한 지식을 얻는 것에서 출발하여 문화적으로 규정되고 검증된 지식을 기반으로 간호 계획을 수립하고, 대상자의 문화에 적합한 간호를 제공하는 것이다. 이 과정에서 간호사는 환자의 문화를 존중하며, 환자의 건강에 대한 믿음이나 해당 문화권의 민간 요법 등을 고려하여 간호 계획을 수립해야 한다. 레이닝거의 이론은 세계적으로 문화 교류가 증가하면서 점차적으로 중요성이 부각되고 있다.

(10) 진 왓슨 : 돌봄의 과학 이론

왓슨^{Jean Watson}은 간호를 돌봄의 과학(human science and human care)이라고 규정하면서 간호의 돌봄적인 측면을 강조했다. 돌봄은 간호 실무에서 중요한 요소이고, 간호 과학은 인간 과학이라고 주장했다. 그는 의학적인 치료와 구분되는 간호학적 특성으로 이루어진 10가지 돌봄 요소를 이용하여 간호 실무를 위한 이론적 토대를 마련했다. 그는 돌봄의 행위는 예술로서의 간호 활동이라고 말했다.

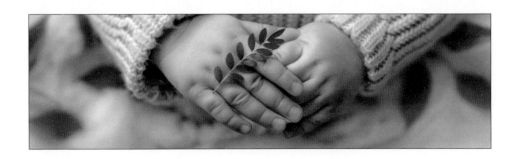

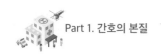

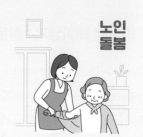

왓슨의 10가지 돌봄 요소

1. 인간적-이타적 가치 체계
2. 믿음-희망
3. 자신과 타인에 대한 감수성
4. 돕고-신뢰하는, 돌보는 관계의 구축
5. 긍정적이거나 부정적인 느낌, 감정의 표현
6. 창의적이고 개별적인, 문제 해결형의 돌봄 과정
7. 개인을 초월하는 가르침-배움
8. 지원하고 보호하며 바로잡아 주는 정신적·물리적·사회적·영적 환경
9. 인간적 욕구들 지원
10. 실존적-현상학적이고 영적인 힘

노인 돌봄

🎨 그림 4-5_ 왓슨의 10가지 돌봄 요소

(11) 로즈마리 파스 : 인간 되어감 이론

파스Rosemarie Rizzo Parse는 로저스의 통합적인 인간 이론과 현상학의 영향을 받아 인간 되어감 이론(human becoming theory)을 개발했다. 이론은 인간을 부분의 합 이상인 여러 복합적 요소가 결합된 통합된 존재로 정의했고, 간호는 환자 중심적이며 개인과 가족의 경험을 보다 중요시하는 특징이 있다. 파스는 이론을 가족에게 적용하여 가족 건강은 상호 합의를 통해 지속적으로 새로운 것을 창조하게 된다고 했다. 이 이론에서 인간은 개방된 존재로서 건강한 삶의 방식을 자유롭게 선택할 수 있음을 전제로 한다. 파스는 하나의 학문 분야를 구성하는 여러 종류의 지식이 각각 어느 정도의 비중을 차지하고 있으며 어떤 관계를 형성하고 있는가에 관심을 가졌다.

(12) 놀라 펜더 : 건강 증진 모형

펜더Nola J. Pender는 미국의 간호사로 심리학자이자 교육자로 활동했다. 펜더는 행동 과학을 기반으로 개인의 동기 부여를 설명하는 모형으로 건강 증진 모형(health promotion model)을 제안했다. 이 모형은 대상자의 건강 행위에 영향을 미치는 요인을 설명하는데, 간호학적 견해와 행동 과학적 견해가 통합되었다. 펜더는 원하는 행동을 유발하기 위해서는 먼저 개인의 성격과 기존의 경험이 영향을 미치는지 고려해야 한다고 보았다.

❶ 개인의 특성과 경험

ㄱ 이전의 관련 경험 : 행위 선택에 있어 중요한 예측 인자로 작용하며 건강 증진 행위에 참여할 가능성에 대해 직간접적으로 영향을 미친다.

ㄴ 개인적 요인 : 생물학적 요인, 심리적 요인, 사회 문화적 요인 등이 작용한다.

❷ 행위와 관련된 인지와 감정

ㄱ 지각된 유익성

해당 행위에 참여하려는 의사는 예상되는 이익이나 결과에 따라 영향을 받으며 유익성을 판단하여 행동하게 된다. 처음에는 보상 등의 외적 이익이 동기 부여를 하지만 건강 행위를 계속하기 위서는 내적 이익이 더 강력하게 작용해야 한다.

ㄴ 지각된 장애성

예상되는 장애는 불편함, 비용, 어려움, 시간 등을 말하며 행동을 이행하는 데 드는 개인적 손실을 의미한다. 실행이 용이하고 장애가 적을 때 건강 행위가 일어날 가능성이 크다.

ㄷ 지각된 자기 효능감

개인이 자기 행동에 대해 효능감을 경험했을 때가 그렇지 않은 경우보다 해당 목표 행위에 참여할 가능성이 높다. 효능감을 증진시키는 요소와 전략으로 성취감을 느끼게 하는 것은 중요하다.

ㄹ 행위와 관련된 감정

긍정적인 감정으로 인한 행위는 반복하는 경향이 있지만, 부정적인 감정과 관련된 행위는 회피하게 된다.

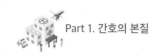

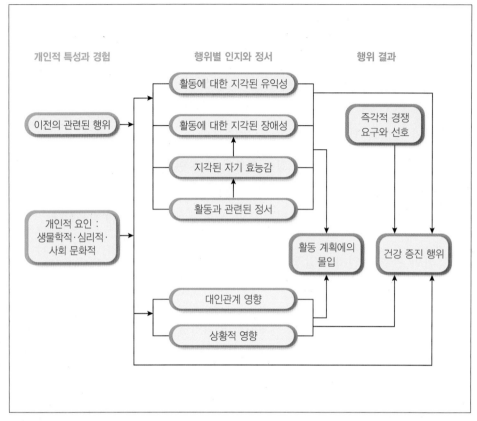

🎨 그림 4-6_ 펜더의 건강 증진 모형

❸ 행위의 결과

최종 목적은 대상자가 이익을 지각하여 스스로 건강 증진 행위를 하는 것이다.

㉠ 건강 증진 모형의 유용성

- 변수들을 설명하기 쉽다.
- 행동 변화를 통한 질병 예방, 건강 증진을 달성하기에 적합하다.
- 행동 수정이 가능하고 능동적인 사람들에게 적용하기 좋다.
- 간호사의 역할과 기능의 구체화가 가능하다.
- 개인, 가정, 학교, 지역 사회를 중재하기 위한 다차원적 중재 계획 및 수행이 가능하다.

ⓛ 건강 증진 모형의 제한

- 자기 효능감에 초점이 맞춰져 있고 모든 변수를 사용한 연구가 어렵다.
- 변수들 간의 상호 작용에 대한 고려가 부족하다.

관련 행동에 대한 대상자의 인식, 대상자가 지각하는 행동으로 인한 이익, 예측된 손해, 대상자가 가진 자기 효능감과 정서가 작용하며 주변 사람들의 영향 및 상황의 영향도 받게 된다. 이러한 요인들이 복합적으로 작용하여 건강 증진 행동을 실행에 옮기겠다는 결심을 하게 된다. 간호사는 교육을 통해 대상자의 자가 간호 능력을 증진시킬 수 있다. 또한 건강 증진 모형을 적용하여 대상자의 자기 효능감을 증진하고 대상자의 인식에 관련된 교육을 함으로써 대상자가 최상의 건강을 달성할 수 있도록 지원할 수 있다. 펜더는 대상자의 건강 증진에 있어 간호사의 역할이 중요하다고 강조했다.

4 교육, 실무, 연구를 위한 간호 이론의 적용

현장에서 실무를 담당하는 간호사들에게 가장 중요한 것은 실무를 뒷받침하는 이론이다. 간호사는 간호 이론에 근거한 실무와 연구를 바탕으로 간호의 질을 향상시켜야 한다. 이론에 기반한 교육, 실무, 연구의 통합적 연결은 간호 과학 발전에 필수적이다. 간호사는 실무 경험을 바탕으로 연구를 진행하고 논문을 발표하여 간호 이론의 기틀을 확립하고, 이를 실무에 적용할 수 있는 근거를 마련한다. 이것은 간호 고유의 지식체가 되며 간호 과학의 기초가 된다.

간호 학문은 독립적인 학문으로 발전하면서 간호 고유의 지식체에 대한 이론적 구축이 활발히 이루어지고 있다. 연구를 통해 얻어진 체계적이고 논리적인 지식체는 건강 관련 현상을 설명하고 간호 발전에 기여하고 있다.

과거 간호학은 지식을 축적하기 위해 다양한 학문 분야에 의존하면서 주변 학문에 근거하여 발전해 왔지만, 이후 간호 자체의 고유성을 찾아 이를 바탕으로 독자적으로 발전되어 왔다. 간호학의 학문적 체계를 형성하기 위해서는 간호학의 핵심적인

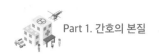

📝 표 4-2_ 간호 지식의 기본적인 유형

유 형	내 용
경험–간호 과학	• 관찰. 검정. 재응용 방법 등을 사용한다. • 알려진 것을 보고, 만지고, 듣는 등의 감각을 통한 실증적 지식이다.
미학–간호의 예술성	• 모든 상태. 상황. 경험을 폭넓게 고려한다. • 창조적 상호 작용(예 : 공감)이다. • 자기 자신이 직접 개입하여 순간적 의미에 창조적으로 반응한다. • 새로운 가능성을 떠오르게 한다.
개인–지식 요소	• 개인의 내적 경험과 관련 있다. • 주관적이며 개인적 만남을 통합하여 총체적으로 증진한다. • 경험을 통해 형상화한 의미를 스스로 바라보며 내적으로 수용한다. • 내적인 삶에서 경험한 것을 총체적 자아를 통해 행동으로 표현한다.
윤리–도덕적 요소	• 간호사의 윤리적 행동을 유도한다. • 옳고 그름의 의도적·주체적 판단하에 이루어지는 모든 자발적인 행동이다. • 개인을 존중하고 필요한 간호 서비스를 제공해 줄 수 있는 지침을 제공한다. • 통찰력을 제공한다.

출처 : 이병숙 외(2020), 간호학개론 이해와 전망, p. 17 수정

관점의 틀이 필요한데, 간호학의 메타패러다임은 인간, 환경, 건강, 간호이다.

교육을 통한 간호 지식의 진보는 이론의 발전을 이끄는 원동력이 되었다. 카퍼는 간호 지식을 4가지 유형으로 정의했다. 경험주의 지식인 간호에서의 과학, 미학적 지식인 간호에서의 예술, 개인적 지식인 간호사 자신과 간호 대상자에 대한 관점, 윤리적 지식인 간호에서의 도덕으로 규정했다. 카퍼[Carper]가 말하는 개인적 지식은 간호사가 자신과 간호 대상자를 바라보는 시각으로, 간호사가 실무에서 자신을 알고 경험을 통해 구체화한다. 개인의 성숙은 개인적 지식의 중요한 요소이다.

(1) 교육을 위한 간호 이론

많은 간호학 학사 학위 교육 과정은 학생들이 다양한 간호 이론을 탐구할 수 있도록 설계되어 있다. 간호학과 학생은 자신의 교과 과정이 어떤 간호 철학과 개념 모델에 근거하여 만들어진 것인지를 이해하는 것이 중요하다. 나아가 학사 과정뿐 아니라 석사 및 박사 과정을 통해 간호 이론을 체계적으로 익히고 배우는 것도 중요하다.

이러한 교육 과정은 간호 이론을 발전시키는 원동력이 된다.

(2) 실무를 위한 간호 이론

간호 실무는 간호학을 정의하는 요인으로 간호사는 이론을 실무에 적용하고 실무를 통해 이론을 발전시킬 수 있다. 이론은 간호 실무가 이루어지는 임상 현장에서 응용되어야 한다. 간호 이론은 간호사가 실무에서 만나게 되는 대상자와 그들의 질병, 간호 단위 관리 체계, 환자에게 제공되는 간호 과정을 통해 간호 중재를 적용할 수 있는 유용한 도구가 된다. 간호사가 환자에게 적용하는 간호 과정은 간호 이론을 바탕으로 해야 하며, 이를 통해 간호 행위를 구조화할 수 있다. 간호사는 자신의 실무 경험을 토대로 연구를 수행하고 체계화하여 학술지에 논문으로 발표하거나 이론에 근거한 실무 경험을 널리 알리며 이론가로 성장할 수 있다. 간호학은 실무 과학으로서의 응용 과학이라고 할 수 있다. 이러한 관점에서 간호학은 실제 임상 환경에서 적용 가능한 임상 중심적인 연구를 수행하고, 간호사들은 그 연구를 실무에 적용하여 임상 환경에서 대상자의 건강과 관련된 이론을 개발하고 검증하고 있다.

(3) 연구를 위한 간호 이론

간호 연구는 간호 지식체를 검증하는 과정으로, 간호 실무와 간호 측정 개발의 기초를 제공한다. 임상 실무를 바탕으로 한 간호 연구의 결과는 간호의 질을 향상시킬 뿐만 아니라 근거 기반 간호 실무를 실현하는 기초가 된다. 더 나아가 이론이 환자의 건강 결과에 어떤 영향을 미치는지에 대하여 설명할 수 있고, 건강 관리 요구의 확대와 점점 복잡해지는 기술을 이해하는 데에도 필수 요건이다. 간호사는 지속적인 연구를 통해 간호 행위의 근거를 마련해야 하며 간호 이론의 발전, 간호 실무의 변화, 환자 간호의 발전을 주도해야 한다. 더 많은 간호사가 간호 연구자가 되어 간호 행위의 근거 지식체를 더욱 견고하게 쌓아 나가야 한다.

간호 고유의 지식체를 개발하기 위해서는 간호 이론을 연구에 적용해야 한다. 간호사는 대상자를 간호하기 위해 연구를 통해 습득한 전문 지식을 활용하여 대상자가 스스로 자신을 돌보는 능력을 갖게 하고 자원을 이용할 수 있도록 도와야 한다.

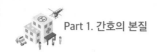

학습활동

1. 간호 이론의 흐름에 대해 설명해보자.

_____

_____

_____

_____

_____

2. 간호 이론가의 이론에 대해 설명해보자.

_____

_____

_____

_____

_____

3. 간호 이론의 발전 방향에 대한 의견을 생각해보자.

_____

_____

_____

_____

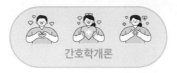

간호학개론

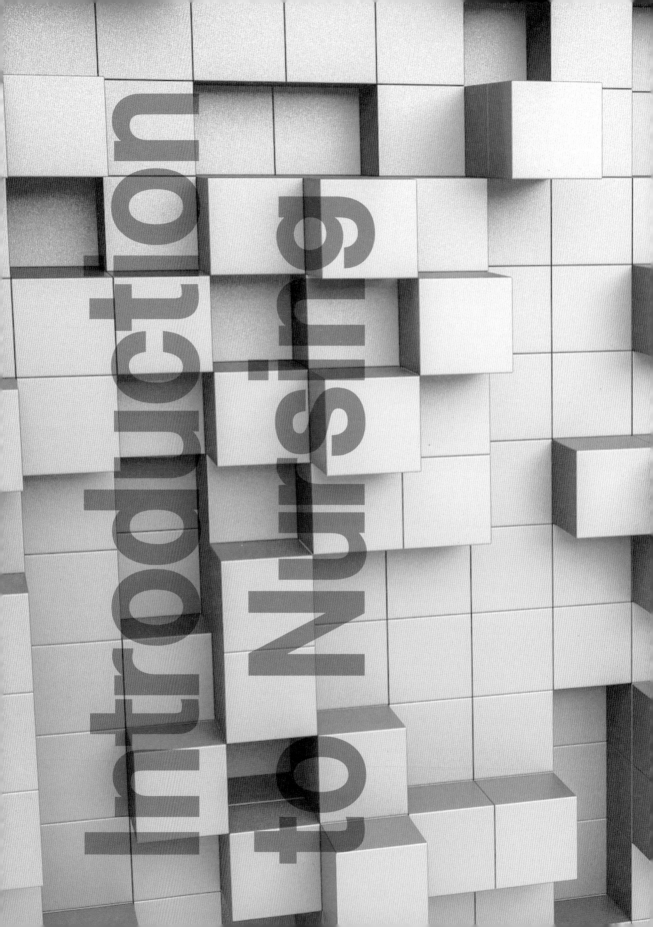

Introduction to Nursing

PART 2 전문직관

Chapter 5   간호 전문직의 이해

Chapter 6   간호 전문직의 사회화 과정

Chapter 7   간호 관련 국제 조직

Chapter 8   보건 의료 체계

Chapter 9   전문직의 최신 경향과 발전 방향

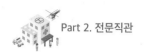
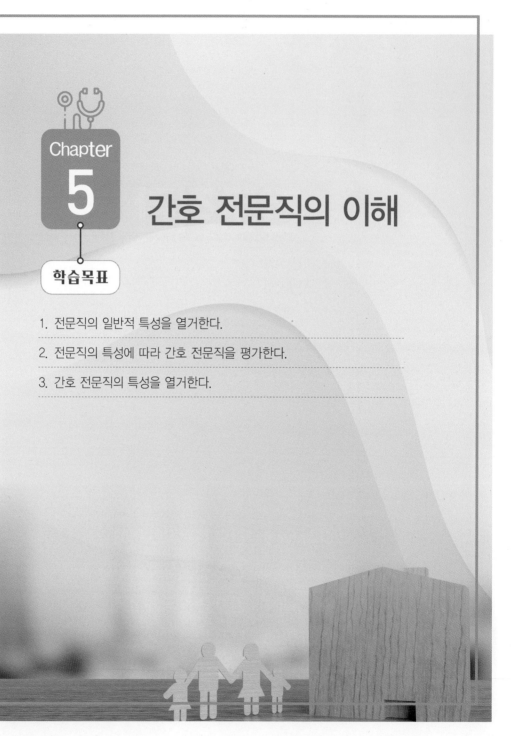

Chapter

5

간호 전문직의 이해

학습목표

1. 전문직의 일반적 특성을 열거한다.

2. 전문직의 특성에 따라 간호 전문직을 평가한다.

3. 간호 전문직의 특성을 열거한다.

1 전문직의 개념

직업(occupation)이란 사람이 생활에 필요한 물적 기초를 마련하기 위해 직장에서 일정 기간 종사하는 경제 활동을 뜻한다. 사람은 직업을 통해 자신의 능력을 발휘하고 소득을 얻는다. 국제노동기구(International Labour Organization, ILO)에서는 국제표준직업분류(International Standard Classification of Occupations, ISCO)를 통해 직업을 10가지로 분류했다.(그림 5-1)

직업 분류 중에서 특정 분야의 전문 지식과 기술, 경험을 바탕으로 해당 분야에 대한 지도, 자문, 연구 개발 등의 전문 서비스를 제공하는 직업을 전문직이라고 한다.

카손더스Carr-Saunders와 윌슨Wilson은 전문직에 대해 특별한 훈련을 통해 습득되고 사회봉사의 수단이 되며 지적인 기술을 가졌는지에 따라 비전문직과 구분된다고 했다.

켈리Kelly는 첫째, 인류와 사회 안녕을 위한 필수적인 서비스 제공, 둘째, 연구를 통해 지속적으로 확장되는 전문적인 지식체의 존재, 셋째, 개인의 책임이 수반된 지적인 활동 수행, 넷째, 고등 교육 기관에서 실무자 교육 담당, 다섯째, 독립적 업무 수행과 정책 및 활동의 자율적 통제, 여섯째, 이타적 봉사에 동기 부여, 일곱째, 실무자들의 의사 결정과 실무 지침이 되는 윤리 강령 존재, 여덟째, 높은 실무 표준을 지지·촉진하는 조직체의 존재를 전문직의 특징이라고 했다.

국제 표준 직업 분류

1. 관리직
2. 전문직
3. 기사 · 준전문직
4. 사무 보조원
5. 서비스 · 판매 종사자

6. 전문 농림 어업 종사자
7. 기능공 · 관련직 종사자
8. 설비 · 기계의 운전 · 조립공
9. 단순 작업 종사자
10. 군인

출처 : 국제노동기구

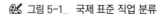 그림 5-1_ 국제 표준 직업 분류

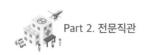

표 5-1_ 직업-전문직의 연속성 모형

차 원		직업(occupation)	전문직(profession)
이론, 지적 기술		없음	있음
사회적 가치와의 관련성		낮음	높음
훈련	기간	단기간	장기간
	방식	세분화되지 않은 훈련	세분화된 훈련
	내용	사물에 관한 훈련	상징에 관한 훈련
	과정의 하위 문화	중요시하지 않음	중요시함
직업적 동기		이기적 동기	이타적 동기
직업적 자율성		낮음	높음
직업에 대한 헌신		단기적	장기적
공동체 의식		낮음	높음
직업 윤리		미발달	고도의 발달

출처 : Pavalko, R. M.(1971), Sociology of Occupations and Professions. F. E. Peacock publishers, Inc.,p 26.; 안문기(1999), p. 8 재인용

파발코^{Pavalko}는 비전문직을 '직업'이라 명하고 전문직의 특성을 '직업-전문직의 연속성 모형'을 통해 제시했다. 이 모형에서 파발코는 모든 직업은 지적 기술, 사회적 가치와의 관련성, 훈련, 직업적 동기, 직업적 자율성, 직업에 대한 헌신, 공동체 의식, 직업 윤리 차원 등으로 그 특성을 비교할 수 있다고 했다.(표 5-1)

 2 전문직에 대한 관점

전문직이 비전문직과 구분되는 특성이 무엇인지에 따라 속성 접근법, 과정 접근법, 권력 접근법의 3가지 관점으로 접근해 볼 수 있다.

1. 속성 접근법

속성 접근법은 전문직 고유의 속성을 통해 비전문직과 구분하는 것으로 구드^{Goode}는 전문직의 속성을 핵심 요소와 파생 특성으로 구분하여 제시했다.

(1) 핵심 요소

- 장기적이고 세분화된 훈련을 통한 이론적 지식 체계
- 사회에 대한 봉사 지향성

(2) 파생 특성

- 전문직은 자체적인 교육 훈련 기준을 결정한다.
- 전문직 지망생은 다른 과정의 지망생보다 엄격한 훈련 과정을 거친다.
- 전문직의 기술은 면허 제도의 형태로 법적으로 유지된다.
- 면허 및 자격은 전문직 구성원에 의해 유지된다.
- 전문직과 관련된 모든 입법은 그 전문직에 의해 유지된다.
- 전문직은 높은 소득, 권력, 권위를 얻게 되며 재능 있는 학생을 필요로 한다.
- 전문직은 외부의 평가와 통제로부터 상대적으로 자유롭다.
- 전문직의 규범은 법적 통제보다 엄격하다.
- 전문직 구성원들은 다른 직업 구성원들보다 직업적 결속력이 강하다.
- 전문직은 평생 직업이 되는 경향이 있다.

이러한 속성들을 충족하면 전문직, 그렇지 않으면 비전문직으로 구분한다. 그러나 전문 분야에 따라 이 가운데 일부만 충족하는 경우도 있고 분야별로 그 외 특수한 속성을 지닐 수 있어 핵심 요소와 파생 특성만으로 전문직과 비전문직을 구분하기에는 한계가 있다.

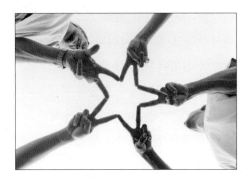

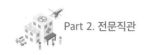

2. 과정 접근법

과정 접근법은 하나의 직업이 전문직으로 변화되는 과정에 관심을 두는 것이다. 파발코는 직업-전문직의 연속성 모형을 통해 하나의 직업은 전문직과 비전문직을 연결하는 연속선상에서 어느 한 지점을 차지한다고 주장했다. 윌렌스키^{Wilensky}는 전문직으로 변화되어 가는 과정을 첫째, 전업적 활동, 둘째, 교육 훈련을 위한 전문 교육 기관의 설립, 셋째, 전문직 단체의 형성, 넷째, 직업에 대한 법적·공적인 뒷받침, 다섯째, 직업의 윤리 강령 제정이라고 제시했다.

과정 접근법은 하나의 직업이 어떻게 전문직으로 변화되어 가는지 이해하는 데 도움을 주지만 보편적인 과정으로 이해하기에는 한계가 있다.

3. 권력 접근법

권력 접근법은 전문직이 가지고 있는 권력의 개념에 초점을 맞춘 것이다. 전문직은 사회 여러 이해 집단 가운데 권력 갈등에서 투쟁한 결과로 형성된다고 본다. 전문직은 권력을 유지하기 위해 외부적 투쟁과 내부적 갈등 속에서 변화를 거치며 성장하게 된다. 라슨^{Larson}은 전문직이 경쟁력 있는 지식과 기술을 가진 집단이며 이를 바탕으로 자신들의 사회 경제적 이익을 증가시키기 위해 조직을 형성한다고 했다. 지식과 기술, 대중의 신뢰에 대한 독점은 권력 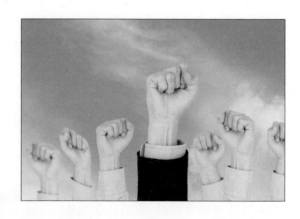 을 정당화하며 지식과 기술의 불균등한 분배는 권력을 더욱 강화한다고 했다.

권력 접근법은 전문직의 권력 획득과 유지에 대한 사회적 기전을 제시하지만, 전문직의 특성을 권력이라는 단일 요소로 제시함으로써 다양성을 확보하지 못한다는 한계가 있다.

3 전문직과 간호 전문직의 특성

전문직의 특성은 전문직을 비전문직과 구분하는 기준이 된다.

플렉스너Flexner는 전문직의 특성을 첫째, 지적인 업무 수행, 둘째, 개인의 책임 수반, 셋째, 연구를 통한 지식에 기초, 넷째, 지식을 실무에 적용, 다섯째, 고도의 전문 교육 과정을 통한 학습, 여섯째, 전문 단체 결성 및 강한 단체 의식, 일곱째, 이타주의에 의한 동기 부여라고 했다.

앞서 논의된 학자들의 전문직에 대한 견해를 정리하면 〈그림 5-2〉와 같다.

1. 전문 지식과 기술

전문직의 실무는 전문적인 지식과 기술을 체계적으로 수행하고 연구하여 지속적으로 발전시켜 나가는 것이다. 과거 간호의 전문 지식과 기술은 의학이나 사회 과학 등 다른 학문으로부터 빌려온 것을 기반으로 실무를 수행했으나 최근에는 간호 이론이 개발되고 실무에 관한 연구가 진행되어 간호 고유의 전문 지식이 확고해지고 있다. 간호 전문직의 발전을 위해 체계적인 간호 이론의 지속적 개발과 임상 현장의 활발한 연구를 통해 전문 지식과 기술이 더욱 정련되고 확장되어야 한다. 간호사는 평생 학습을 통해 직무 역량을 유지하며 각종 보수 교육에 참여하여 새로운 간호 지식과 기술을 습득하고 발전시켜 간호 실무의 질을 향상시켜 나가야 한다.

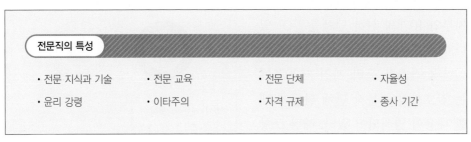

전문직의 특성

- 전문 지식과 기술
- 전문 교육
- 전문 단체
- 자율성
- 윤리 강령
- 이타주의
- 자격 규제
- 종사 기간

🎨 그림 5-2_ 전문직의 특성

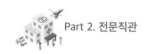
2. 전문 교육

전문직의 교육은 고등 교육 기관에서 전문화된 교육 과정을 통해 진행된다. 장기간에 걸쳐 세분화된 훈련을 통해 교육이 진행되며, 교육 기간은 직업에 따라 다양하지만 교육 기간이 길수록 전문직의 특성에 근접하게 된다.

우리나라 간호 교육의 기원은 1903년 정동 보구여관에서 시작되었으며, 이후 1955년 이화여자대학교 간호학과에서 4년제 정규 과정이 개설되었다. 1960년에는 이화여자대학교에서 석사 과정이, 1978년에는 연세대학교에서 박사 과정이 개설되었다. 2011년에는 「고등교육법」 개정으로 간호 교육이 4년제로 일원화되어 2024년 현재 전국에는 199개의 간호 교육 기관이 4년제 교육 과정을 운영하고 있다.

3. 전문 단체

전문직 종사자는 공동체 의식을 가지고 단체를 결성하고, 적극적인 활동을 통해 고유의 문화를 형성해 나간다. 간호직에도 많은 전문 단체가 있다. 국제적으로는 국제간호협의회(International Council of Nurses, ICN)가 있고, 국내에서는 대한간호협회(Korean Nurses Association, KNA)가 대표적이다. 대한간호협회는 회원들의 자질 향상을 도모하고 직업 윤리 준수를 촉진하며 회원의 권익을 옹호하고 국민 건강과 복지 증진, 국제 교류를 통한 국가 간호 사업 발전에 기여하기 위해 설립되었다. 협회는 서울특별시, 광역시, 도, 특별자치도 및 군진에 17개의 지부와 10개의 산하 단체를 두고 있다.(그림 5-3, 5-4)

한국 간호사 윤리 지침 제29조에는 간호사의 전문직 단체 활동에 대한 내용이 명시되어 있다. 해당 조항은 간호사가 자신들의 권익 보장과

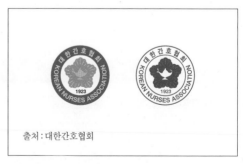

출처 : 대한간호협회

🎨 그림 5-3_ 대한간호협회 심볼 마크

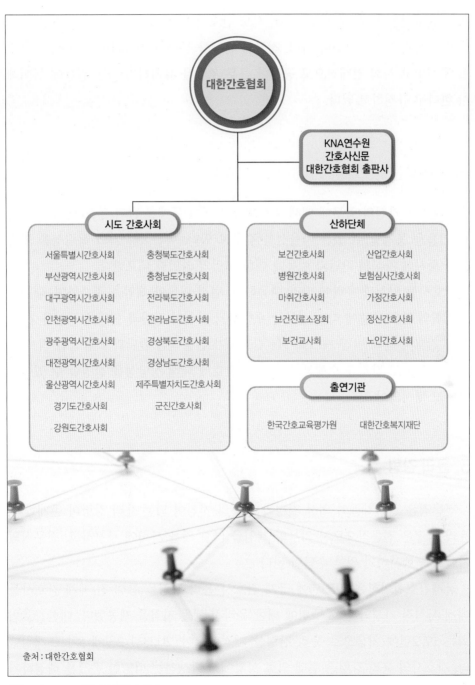

대한간호협회

KNA연수원
간호사신문
대한간호협회 출판사

시도 간호사회

서울특별시간호사회	충청북도간호사회
부산광역시간호사회	충청남도간호사회
대구광역시간호사회	전라북도간호사회
인천광역시간호사회	전라남도간호사회
광주광역시간호사회	경상북도간호사회
대전광역시간호사회	경상남도간호사회
울산광역시간호사회	제주특별자치도간호사회
경기도간호사회	군진간호사회
강원도간호사회	

산하단체

보건간호사회	산업간호사회
병원간호사회	보험심사간호사회
마취간호사회	가정간호사회
보건진료소장회	정신간호사회
보건교사회	노인간호사회

출연기관

한국간호교육평가원	대한간호복지재단

출처 : 대한간호협회

🎨 그림 5-4_ 대한간호협회 조직도

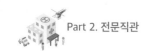

전문성 향상을 위해 대한간호협회, 시도 간호사회, 산하 단체 등 전문직 단체 활동에 적극적으로 참여해야 하며, 전문직 단체를 통하여 바람직한 간호 실무 환경을 조성하고 사회 경제적으로 공정한 근무 조건을 유지하기 위한 활동에 참여해야 한다고 규정하고 있다.

4. 자율성

전문직은 자신의 업무에 대해 외부의 간섭이나 통제를 받지 않으며, 스스로 업무 기능을 통제할 수 있는 자율성을 갖추고 있다. 이는 전문직의 독립성을 인정함과 동시에 자신의 판단과 행동에 대한 책임의 의미를 내포한다.

간호사는 양심과 윤리에 따라 행동하고, 법적 의무와 책임을 준수하며, 대한간호협회의 간호 표준에 따라 실무를 수행하고 자신의 판단과 행위에 책임을 진다. 한국 간호사 윤리 지침 제21조에는 간호사가 전문적인 판단과 자율적인 의사 결정을 바탕으로 간호를 수행하고, 수행한 간호에 대해 정당성을 설명할 수 있어야 한다고 명시되어 있다.

5. 윤리 강령

전문직은 실무자들의 의사 결정과 행동의 지침이 되는 윤리 강령이 존재한다. 윤리 강령은 전문직으로서 의무와 책임을 다할 것을 사회에 공포하고, 전문직의 자율성을 행사하기 위한 수단이 된다.

국제간호협의회는 1953년에 국제 간호사 윤리 강령을 통해 전 세계 간호사들에게 사회적 가치와 간호 행위에 대한 윤리적 행동 지침을 제공했다. 대한간호협회는 1972년에 처음으로 윤리 강령을 제정했으며, 2023년 2월에 5차로 개정했다. 간호사의 윤리 강령은 현대 의료 상황에서 발생하는 다양한 문제를 해결하기 위한 의사 결정과 기본적인 지침을 제공해준다.

6. 이타주의

이타주의란 타인의 행복과 이익을 증진시키는 행위나 생각을 의미한다. 전문 직의 직업적 동기는 사회에 봉사하는 이타적 동기를 갖추고 있다. 간호사는 인 간 생명의 존엄성을 존중하고 인권을 보호하며 간호 대상자의 건강과 안녕을 증 진시키는 것을 사명으로 삼는다. 또한 간호 대상자의 최선의 이익을 위해 행동하 며, 최선의 간호를 제공하도록 노력해야 한다. 대한간호협회는 한국 간호사 윤리 지침을 통해 국민의 건강과 안녕을 증진하고 인권 신장에 기여하기 위한 구체적 인 행동 지침을 제공하고 있다.

7. 자격 규제

전문직의 지식과 기술은 면허 제도 등 법적인 규제를 받으며, 면허 및 자격은 해당 전문직 구성원에 의하여 유지된다. 현행 의료법에 간호사가 되기 위해서 는 간호사 국가시험에 합격한 후 보건복지부 장관의 면허를 받아야 한다고 명시 되어 있다. 간호사 국가시험에 응시하기 위해서는 평가 인증 기구의 인증을 받 은 대학이나 전문 대학을 졸업해야 한다. 간호사 국가시험은 연 1회 시행되며 전 과목 총점의 60% 이상, 매 과목 40% 이상 득점해야 면허를 취득할 수 있다.(표 5-2)

📝 **표 5-2_ 간호사 국가시험 합격률**

시험 시행일	응시 인원(명)	합격 인원(명)	합격률(%)
2024. 1. 19.	24,377	23,567	96.7
2023. 1. 20.	24,015	23,359	97.3
2022. 1. 21.	24,175	23,362	96.6
2021. 1. 22.	22,933	21,741	94.8
2020. 1. 22.	22,432	21,582	96.2

출처 : 한국보건의료인국가시험원

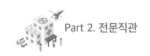

간호사는 최초로 면허를 받은 후부터 3년마다 그 실태와 취업 상황을 보건복지부 장관에게 신고해야 하고, 신고를 위해서는 보수 교육을 이수해야 하며, 신고하지 않으면 신고할 때까지 면허의 효력이 정지된다.

8. 종사 기간

전문직 종사자는 해당 분야에서 장기간 경력을 쌓아 평생 직업으로 발전하는 경향이 있다. 그러나 간호사의 경우 2023년 기준으로 병원 간호사의 16.0%가 사직했으며, 이 중에서 신규 간호사의 사직률은 43.4%에 달한다. 주요 사직 이유는 과다한 업무와 부적응, 타 병원 이직, 질병, 타 직종 전환, 교대 및 야간 근무, 일과 가정 양립의 어려움(결혼/출산/육아 등), 급여 불만족 등으로 분석되었다.(표 5-3)

우리나라 임상 간호사(전문직 간호사) 수는 인구 1,000명당 4.6명으로 경제협력개발기구(Organization for Economic Cooperation and Development, OECD) 평균 8.4명의 절반에 해당하는 수준이다. 이러한 현상은 간호 전문직의 발전을 저해하는 요인으로 작용하고 있어 대책 마련이 필요하다.(그림 5-5)

📝 **표 5-3_ 간호사 사직 이유**

순 위	내 용	비 율(%)
1위	과다한 업무와 업무 부적응	20.8
2위	타 병원 이직	14.4
3위	질병	11.2
4위	타 직종 전환	10.8
5위	교대 및 야간 근무	6.3
6위	일 가정 양립의 어려움	5.8
7위	급여 불만족	3.7

출처 : 병원간호사회(2024), 2023년 병원 간호 인력 배치 현황 실태 조사

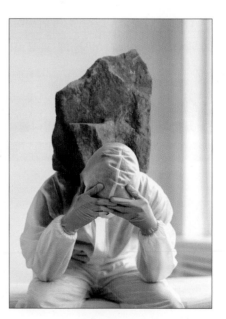

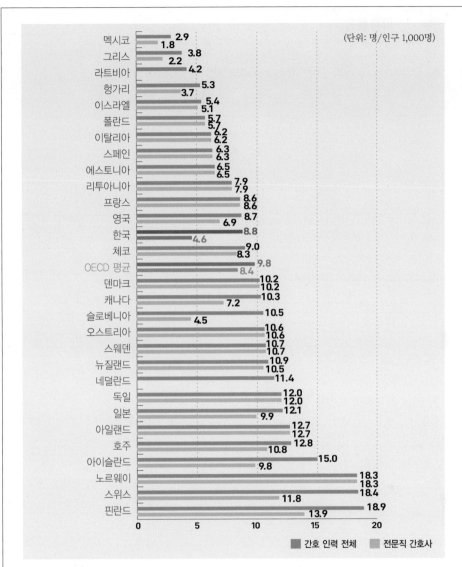

주 1) OECD 평균은 2021년(혹은 인접 과거 연도) 통계가 있는 회원국(간호인력전체 29개국, 전문직 간호사 27개국)의 평균임
2) 덴마크, 핀란드, 일본, 스웨덴은 2020년 수치임
3) 라트비아, 네덜란드는 전문직 간호사와 준 전문직 간호사를 구분한 통계를 별도로 제공하지 않음

출처 : 보건복지부(2023), OECD 보건 통계(Health Statistics) p. 84

🎨 그림 5-5_ OECD 가입국의 임상 간호 인력 수

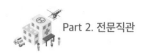
학습활동

1. 직업(occupation)과 전문직(profession)의 차이를 설명해보자.

_____

_____

_____

_____

_____

_____

_____

_____

_____

2. 간호 전문직의 특성을 설명해보자.

_____

_____

_____

_____

_____

_____

_____

_____

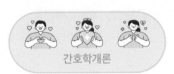

간호학개론

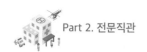

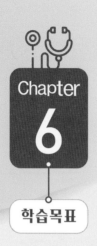

Chapter
6
간호 전문직의
사회화 과정

학습목표

1. 간호 전문직의 사회화를 설명한다.

2. 전문직 사회화 모델인 코헨의 모델과 크래머의 모델을 설명한다.

3. 간호 전문직 사회화 프로그램에 대해 이해한다.

1 전문직 사회화의 개념

사회화(socialization)란 개인이 집단 구성원으로서 필요한 지식이나 규범, 가치 등을 다른 구성원과 상호 작용을 통해 학습하고 사회적 역할을 습득하는 과정으로, 전 일생에 걸쳐 일어난다. 유아기에는 기본적인 욕구를 충족하는 방법을 습득하고 사람들의 몸짓과 언어를 이해하면서 감정, 생활 양식, 가치관 등을 배운다. 청소년기에는 학교에서의 교육을 통해 진로를 탐색하고 기술을 습득하며 또래 친구들과 어울리면서 사회의 규범, 지식, 대인 관계 등을 형성해 나간다. 성인기에는 직장에서의 역할과 새로운 환경에 적응하는 방법들을 습득하는 과정에서 사회화가 일어난다.

전문직 사회화는 전문직의 역할을 수행하는 데 필요한 지식, 기술 등을 학습하고 규범과 가치를 내면화하며 구성원들과의 상호 작용을 통해 전문직의 일원으로 변화되어 가는 과정이다. 간호 전문직 사회화는 간호 교육 기관에 입학한 학생이 숙련된 간호사로 성장하는 과정을 말하며, 간호 학생의 사회화는 학교 교육, 임상 실습 등의 공식적 사회화와 간호 학생들과의 의사소통, 간호 동아리 활동 등의 비공식적 사회화를 통해 형성된다. 개인이 위치한 곳에서 성공적인 사회화 과정을 거쳤더라도 급격하게 발전하는 사회 환경에 적응하기 위해 새로운 행동 양식, 지식, 기술, 규범 등을 지속적으로 습득해야 하며 이러한 과정을 '재사회화'라고 한다.

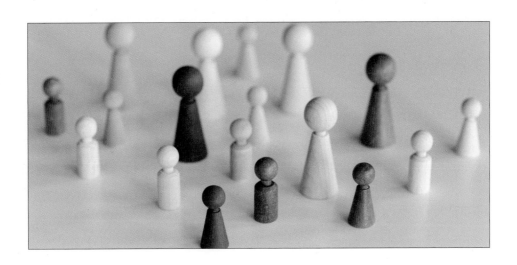

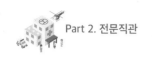

2 전문직 사회화 모델

전문직 사회화는 전문직의 역할을 습득하고 정체성을 발전시키는 과정이다. 간호 전문직 사회화는 간호 학생의 대학 생활, 신규 간호사의 첫 직장 생활, 이직할 때, 상급 학교로 진학하여 더 깊이 있는 공부를 할 때 등 모든 과정에서 일어난다. 전문직 사회화 과정의 모델은 단계별 현상의 이해를 통해 성공적인 사회화를 돕는다.

1. 코헨의 모델

코헨Cohen은, 간호 학생이 대학에서 교육을 받을 때 간호 전문직으로 성장하기 위한 사회화 과정을 경험하게 되는데, 이 과정에서 긍정적인 결과를 얻어야 만족스러운 사회화가 일어난다고 했다. 코헨의 전문직 사회화 모델은 4단계로 나뉜다.

❶ 1단계 : 일방적 의존

일방적 의존(unilateral dependence) 단계의 학생은 경험과 지식이 부족하기 때문에 교수와 같은 전문적 권위를 가진 사람에게 의존하고 통제를 받으며, 교수가 제시한 개념에 대해 질문을 하거나 비판적으로 분석하는 능력이 부족하여 그 개념을 수용하게 된다.

❷ 2단계 : 부정/독립

부정/독립(negativity/independence) 단계의 학생은 기초 지식이 확대되고 비판적 사고를 하기 시작한다. 외부적 통제에서 조금씩 자유로워지고 자신의 판단에 의존하며 교수에게 질문하기 시작한다. 독립심이 생겨 다양한 건강 문제를 가진 대상자를 간호하고 싶어 하지만, 아직 복잡한 상태의 대상자를 간호할 준비는 되어 있지 않다.

❸ 3단계 : 의존/상호 관계

의존/상호(dependence/mutuality) 관계 단계에서 학생은 현실적인 평가 과정이 발달하여 개념, 사실, 모델 등을 평가하고, 평가 후에는 사실과 의견을 통합한다. 개인적 편견이 줄어들어 객관적 평가가 가능하고 공정해지며 어떤 의견에 대해서도 선택적으로 받아들인다. 학생이 간호를 계획할 때 간호 과정의 유용성을 평가하고 비판적 사고를 적용하기 시작한다.

❹ 4단계 : 상호 의존

상호 의존(interdependence) 단계에서 학생은 독립성과 협동이 동시에 필요하며, 다른 사람들과 협동적으로 의사 결정을 할 수 있는 능력이 향상된다. 성공적인 사회화 과정을 거친 학생은 개인적 역할 정체성과 전문직 역할 정체성을 포함한 자아 개념을 확립하게 된다.

2. 크래머의 모델

크래머Kramer는 신규 간호사가 간호 학생으로서 학교에서 배운 것과 면허 취득 후 실무를 수행할 때 나타나는 불일치에 대한 비효과적인 감정을 '현실 충격(reality shock)'이라는 개념으로 소개했다. 현

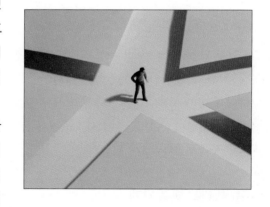

실 충격은 신규 간호사가 직장에서 효과적으로 역할을 수행할 준비가 되어 있지 않을 때 발생하며, 적응 과정 이전에 나타난다.

신규 간호사들이 겪는 어려움에 관한 국내 연구에 따르면 '이론과 실무의 차이로 인한 갈등', '이상과 현실과의 괴리감', '학교에서 배운 내용과 실무의 차이' 등의 어려움을 호소했으며, 이는 현실 충격을 일으키는 원인으로 작용할 수 있다. 현실 충격의 정도는 개인마다 차이가 있으며, 관계에 대한 두려움, 적대감, 불안 등으로 나타날 수 있다. 이러한 감정들은 피로감, 질병 등과 함께 나타나며, 결국 사직의 원인이 될 수 있다.

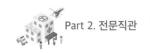

(1) 현실 충격 단계

크래머는 현실 충격을 우호적 단계, 충격 단계, 회복 단계, 해결 단계로 구분했다.

❶ 1단계 : 우호적 단계

우호적(honeymoon phase) 단계는 모든 것이 아름답고 좋게 보이며 즐겁고 쉽게 흥분되며 의욕이 넘치는 단계이다. 만사가 다 좋게 보이기 때문에 사물을 정확하게 판단하거나 문제점을 파악하는 능력이 제한될 수 있다. 이 단계의 신규 간호사는 자신의 성장을 위해 필요한 것과 자신의 가치관과 사명을 재확인할 필요가 있다.

❷ 2단계 : 충격 단계

충격 단계(shock phase)는 모든 상황을 부정적으로만 생각하는 단계로서 신규 간호사는 간호 학생 때 배운 가치나 자신의 능력에 대한 회의를 느끼게 된다. 이러한 감정으로 인해 부적절감, 고립감, 모욕감, 피로감 등을 경험할 수 있다. 이 단계의 신규 간호사는 간호술과 능력을 향상하기 위해 노력하여 근무 부서 내에서 인정받고 동료와 사이좋게 지내는 것이 필요하다.

❸ 3단계 : 회복 단계

회복 단계(recovery phase)로의 첫 번째 징후는 유머 감각이 생기는 것이다. 상황을 객관적으로 판단하고 예견하는 능력이 생기게 되면서 긴장감이 감소하고 다시 적응하며 흥미가 증가한다. 이 단계의 신규 간호사는 다른 보건 의료인과 상호 작용하고, 자신의 업무에 변화를 주기 시작하면서 동료와 다른 보건 의료인들과의 관계에서 위치를 확고히 하는 것이 필요하다.

❹ 4단계 : 해결 단계

해결 단계(resolution phase)는 사물과 상황을 다양한 관점에서 바라보고 판단하는 여유가 생기는 단계이다. 이전에 분노로 발산하던 에너지는 갈등을 해소하는 데 쓰이고 긴장감도 감소한다. 이 단계에서 간호사는 어떠한 문제를 해결하는 데 새로운 대안과 관점을 가지게 되고, 자신의 정체성과 가치관을 정립하면서 자신의 성장을 경험한다. 간호 전문직의 표준과 원칙, 간호 지식의 향상을 추구하는 전문직의 역할과 조직의 규칙과 규정을 준수하는 관료적 역할을 수용함으로써 갈등을 해결한다.

(2) 재사회화 과정

크래머는 신규 간호사가 교육 환경에서 업무 환경으로 전이(transition)하기 위한 졸업 후 재사회화 과정을 4단계로 구분했다.

❶ 1단계 : 기술과 일상 업무 숙달(mastery of skills and routines)

신규 간호사는 필요한 기술과 일상적인 업무를 완수하는 데 초점을 두고 바쁘게 업무를 수행한다. 이로 인해 대상자의 감정적인 면을 간과할 수 있다.

❷ 2단계 : 사회적 통합(social integration)

동료 간호사가 신규 간호사의 업무 능력을 인정하고 조직의 일원으로 받아들이는 단계이다. 신규 간호사는 자신이 조직에서 인정받을 수 있는지, 또는 자신이 전문성을 갖춘 간호사인지 고민하게 된다.

❸ 3단계 : 도덕적 분노(moral outrage)

이 단계에서 간호사는 자신이 모든 것을 해낼 수 없다는 사실을 깨닫고 절망과 분노를 느끼게 된다. 조직이 원하는 관료적 역할과 지속적인 교육, 전문직 역할에 대한 충실성, 대상자에 대한 연민, 동정심 등 봉사적 역할 간의 불일치를 경험하게 된다.

❹ 4단계 : 갈등 해결(conflict resolution)

3단계에서의 갈등을 해결하는 단계로 다음과 같은 현상을 보일 수 있다.
- 전문직의 가치를 보존하면서 행동을 변화시킨다.
- 전문직의 가치를 포기하고 관료적 가치를 받아들이며 조직에 맞춘다.
- 두 가치를 모두 포기하고 상황을 내버려 두면서 생존을 목적으로 한다.
- 전문직 가치와 관료적 가치를 함께 사용하는 것을 배워 두 가치를 모두 흡수한다.

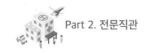

3. 베너의 모델

베너^{Benner}는 간호 전문직으로 성장하는 과정을 간호의 숙련성 정도에 따라 초보자에서부터 전문가까지 5단계로 구분했다.

❶ 1단계 : 초보자

업무 수행에 대한 지식이나 경험이 없는 간호 학생이 이 단계에 속한다. 초보자(novice) 단계에서는 지식과 기술이 부족하고 경험이 없기 때문에 간호 상황이 고려되지 않는 규칙에 의존하고 실무 기술도 제한적이다.

❷ 2단계 : 신참자

신참자(advanced beginner) 단계에서는 조금씩 적응된 업무 수행을 보이며 적은 범위 내에서 업무를 수행한다. 신규 간호사가 이 단계에 속하며 간호 학생 때와는 달리 실제 상황을 경험하지만, 상황에서의 우선순위를 결정하는 능력이 부족하여 자신이 수용할 수 있을 정도로 업무를 수행한다.

❸ 3단계 : 능숙자

2~3년의 실무 경험이 있는 간호사가 능숙자(competent practitioner) 단계에 속하며, 업무를 수행할 때 조직적인 계획 능력을 발휘하여 업무의 우선순위를 설정하며 시간을 능률적으로 활용한다. 또한, 다양하고 복잡한 간호 요구를 동시에 처리할 수 있으며 응급 상황에도 대처할 수 있다.

❹ 4단계 : 숙련가

3~5년의 실무 경험이 있는 간호사가 숙련가(proficient practitioner) 단계에 속하며 상황을 부분적으로 보는 것이 아니라 전체적으로 파악할 수 있는 통합적인 시야를 갖추게 된다. 장기적인 목표에 초점을 두고 업무를 수행하며 대상자에 대한 전체적인 이해를 통해 의사 결정을 개선한다.

❺ 5단계 : 전문가

폭넓고 오랜 실무를 경험한 간호사가 전문가(expert practitioner) 단계에 속한다. 업

📝 **표 6-1_ 베너의 전문가 과정**

단 계	주요 내용
1단계 : 초보자(간호 학생)	제한적 업무, 융통성 부재
2단계 : 신참자(신규 간호사)	좁은 범위의 업무 수행
3단계 : 능숙자(2~3년 차 간호사)	조직 능력, 기획 능력 발휘
4단계 : 숙련가(3~5년 차 간호사)	전체적인 상황 이해 및 장기적인 목표에 집중
5단계 : 전문가	매우 능숙하고 융통성 있는 업무 수행, 객관적인 상황 파악

출처 : 이병숙 외(2020), 간호학개론 이해와 전망, p. 262 수정

무 수행이 매끄럽고 융통성 있게 일을 처리하며, 일이 몸에 익어 일일이 의식하지 않아도 자동적으로 실행된다. 또한 상황에 대한 깊은 이해를 바탕으로 환자의 문제를 파악하고 전문적 기술을 발휘하여 최상의 간호를 제공할 수 있다.

⁺3 간호 전문직 사회화 프로그램

병원간호사회 조사에 따르면 2022년의 신규 간호사의 사직률은 52.8%, 2016년 33.9%, 2018년 42.7%, 2020년 44.5%로 매년 증가 추세를 보인다.(그림 6-1) 특히 신규 간호사의 경우 학교에서 받은 교육과 임상 현장 간 차이로 인한 혼란, 실무에 필요한 전문 지식과 기술의 부족 등으로 '현실 충격'을 겪게 되고 이는 사직의 원인이 될 수 있기 때문에 이를 위한 대안 마련이 필요하다.

1. 프리셉터 프로그램

프리셉터(preseptor) 프로그램은 국내 병원에서 가장 많이 활용하고 있는 신규 간호사 교육 프로그램으로 경력 간호사가 신규 간호사를 일대일로 지도하는 것이다. 프

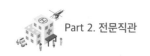

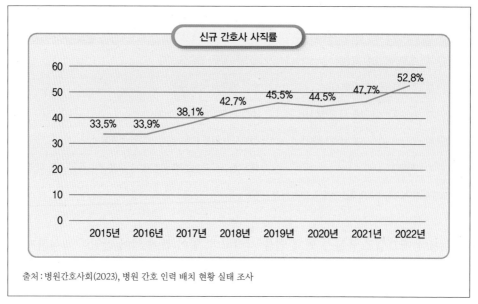

출처 : 병원간호사회(2023), 병원 간호 인력 배치 현황 실태 조사

🎨 그림 6-2_ 신규 간호사 사직률

리셉터인 경력 간호사의 자격 요건은 기관마다 차이가 있으나 일반적으로 3년 이상의 임상 경력이 필요하며, 그 외 관련 프로그램 이수 및 학위, 긍정적인 마인드(mind) 소지자, 간호 관리자의 추천 등으로 선정된다. 프리셉티(preceptee)인 신규 간호사는 이 프로그램을 통해 실무에 필요한 간호 지식과 기술을 학습하며, 프리셉터의 지도하에 간호술을 수행하고 노하우(know-how)를 전수 받는다. 또한 신규 간호사는 프리셉터의 정서적 지지와 상담을 통해 조직에서의 역할 기대를 명확히 하게 된다.

2. 간호사 레지던스 프로그램

간호사 레지던스 프로그램은 미국 의료 기관에서 신규 간호사의 실무 적응을 지원하는 프로그램으로 NRP(Nurse Residencies Program)라고도 한다. 이 프로그램은 보통 6~12개월간 운영되며, 간호 학생에서 전문적인 간호사로의 성장을 돕기 위해 프리셉터와의 임상 경험, 환자 상태 변화에 따른 간호, 환자 안전 영역, 윤리적 의사 결정, 사례 연구, 시간 관리, 자기 성찰 등의 교육을 받게 된다. 이 기간 동안 신규 간호사는 타 부서에서도 교육을 받아 병원에 대한 이해도를 높일 수 있으며 전액 월급을 받는다. 또한 다른 간호사보다 업무량이 적어 간호 지식과 기술 등 실무 적응에 집중할 수 있도록 지원을 받는다.

3. 기타 프로그램

신규 간호사의 성공적인 전문직 사회화를 위해 다양한 프로그램이 운영되고 있으며, 이러한 프로그램은 기관 자체에서 운영하거나 대한간호협회, 병원간호사회 등의 단체를 통해서 운영되고 있다. 교육 목적과 형태에 따라 입문 교육, 간호술 교육, 시뮬레이션 교육, 역량 강화 교육, 정서 지원 프로그램, 멘토링(mentoring) 등이 제공된다.

입문 교육은 입사 전 해당 기관의 업무와 관련된 전체적인 내용의 교육을 말하며, 입사 후에는 부서별 교육과 간호 단위별 교육 등이 시행된다. 간호술 교육은 핵심 간호술과 해당 기관에서 가장 많이 활용하는 간호술에 대한 학습이 이루어지며, 이러한 교육은 실습, 동영상, 이-러닝(e-learning) 등의 다양한 방법을 활용하여 제공된다. 시뮬레이션 교육은 수술 후 통증 관리, 심폐 응급 간호, 약물 오류, 인수인계, 저혈당 관리 등의 주제로 진행되며, 시뮬레이션 교육을 이수한 내외부 소속의 경력 간호사나 임상 강사들이 진행하면서 실제 임상 상황에 대비할 수 있도록 도와준다. 역량 강화 교육은 긍정적 탐구 활동, 비판적 성찰 훈련, 의사소통 프로그램, 인수인계 교육, 조직 사회화 프로그램 등으로 구성되며 강의, 동영상 시청, 역할극, 토론 및 피드백의 방법을 통해 이루어진다. 정서 지원 프로그램은 코칭 프로그램, 예술 치료 프로그램 등이 있고 멘토링 프로그램은 멘토(mentor)와 멘티(mentee)의 만남을 통해 역할 모델, 심리 사회적 지지, 인간관계 능력과 지식 함양 등이 이루어진다.

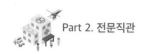

학습활동

1. 전문직 사회화 모델 – 코헨의 모델 4단계를 설명해보자.

_____

_____

_____

_____

_____

_____

_____

_____

2. 전문직 사회화 모델 – 크래머의 모델에서 제시된 '현실 충격'에 대해 설명해보자.

_____

_____

_____

_____

_____

_____

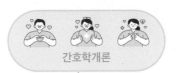

간호학개론

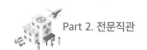

Chapter

7

간호 관련 국제 조직

학습목표

1. 국제간호협의회(ICN)의 설립 목적을 기술한다.

2. 국제간호협의회(ICN)의 기능을 열거한다.

3. 세계보건기구(WHO)의 설립 목적을 기술한다.

4. 세계보건기구(WHO)의 기능을 열거한다.

5. 국제적십자사의 설립 목적을 기술한다.

6. 국제적십자사의 기능을 열거한다.

7. 국제적십자사 활동과 간호 사업과의 관련성을 설명한다.

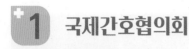 국제간호협의회

1. 설립 목적

국제간호협의회(International Council of Nurses, ICN)는 전 세계 간호사들을 대표하는 단체로, 1899년 영국 간호사인 펜위크^{Bedford Fenwick}가 국제 조직의 필요성을 인식하고 창설했다. 이 조직은 영국, 오스트레일리아, 덴마크, 뉴질랜드, 캐나다, 미국, 남아프리카 연방 등 여러 국가로 구성되었으며, 창립 총회(1900년)를 개최하여 펜위크를 초대 회장으로 선출했다. ICN의 미션은 "전 세계 간호를 대표하고 간호 전문직을 진보시키며, 간호사의 복지를 증진하고 모든 정책에서 건강을 옹호한다."이다. 비전은 "세계 공동체가 간호사와 간호를 인정 및 지원하고 투자하여 모든 사람의 건강을 이끌고 간호를 제공한다."이다. ICN은 전 세계 2,800만 명의 간호사를 대표하는 130개 이상의 국가간호사협회(NNA)로 구성된 연합이다. ICN의 이사회(2021~2025년)는 회장, 부회장 3명, ICN 투표 기준으로 선출된 8명의 회원으로 구성되어 있다.(그림 7-1)

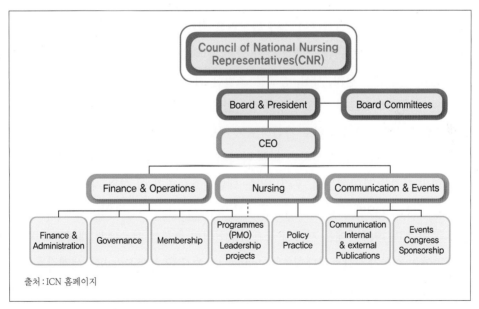

출처 : ICN 홈페이지

🎨 그림 7-1_ ICN 조직도

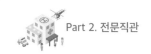

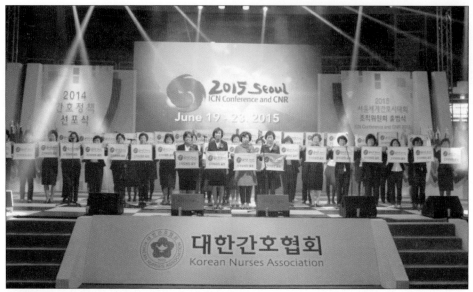

출처 : 간호사 신문(2015)

🎨 그림 7-2_ 2015 서울 세계 간호사 대회 출범식

    국제간호협의회 본부는 처음 스위스 제네바에 위치했으나 후에 미국의 뉴헤이븐과 뉴욕으로 이전하여 회원국의 수와 활동력을 확장했다. 그 후 오랫동안 영국 런던에 본부를 두었으나 1965년 국제 기구가 있는 제네바로 재이전했다.

    국제간호협의회는 정치, 사상, 종교를 초월한 전문 단체로서, 설립 초기에는 개인이 회원 자격이 되었으나 간호사 수가 증가함에 따라 1904년 독일 베를린에서 개최된 제2차 총회에서 국가 단위로 가입하도록 제도가 변경되었다. 이후 간호 교육 수준과 업무 상황 및 직업 윤리 상황을 회원 자격의 기준으로 심사하여 국가당 하나의 단체에 회원 자격을 부여했는데, 우리나라는 대한간호협회가 이 회원 자격을 획득했다.

    우리나라는 1949년 스웨덴 스톡홀름에서 열린 제9차 국제간호협의회에서 회원국 승인을 받았고, 1989년에는 제19차 국제간호협의회 총회를 서울에서 개최했다. 이후 2015년에는 서울세계간호사대회(ICN conference & CNR 2015 Seoul)와 세계간호학생대회(2015 ICN nursing student assembly)를 개최했다. 2017년에는 바르셀로나에서 열린 ICN 제26차 총회에서 제3부회장으로 선출(신성례 국제특별위원장 당선)되었다.

2. 주요 기능

ICN은 간호 전문직의 발전, 간호사의 복지 증진, 모든 사람의 건강 옹호라는 사명에 따라 글로벌 건강, 성명서 발표, 입장 선언문, 규제와 교육, 사회적 경제적 복지, 간호 학생 그룹 운영 등의 다양한 기능을 수행하고 있다.

(1) 글로벌 건강(global health)

ICN은 세계적 수준과 지역적 수준에서 건강, 사회, 교육, 경제 정책의 설계와 실행에 영향을 미쳐 모든 사람의 건강을 증진한다. ICN은 3개의 핵심 프로그램인 전문직 간호 실무(professional practice), 간호 규제(regulation), 간호사의 사회 경제적 복지(social-economic welfare)의 세 가지 핵심 프로그램을 중심으로 다양한 프로젝트와 활동을 전개하며, 글로벌 정책에 대한 전문 지식을 제공하여 다양한 세계적 건강 문제에 기여한다.

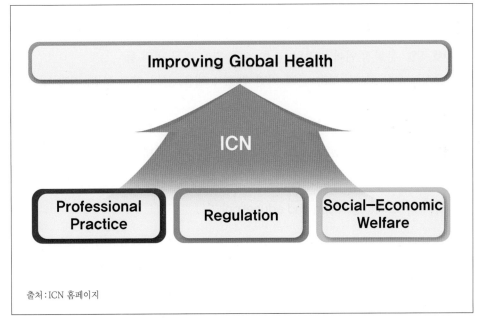

출처 : ICN 홈페이지

🎨 그림 7-3_ Global health ICN

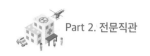

(2) 성명서 발표(statement release)

간호사와 의료인이 관심을 가져야 하는 중요한 문제를 강조하기 위해 의료 시스템 내의 중요한 사건과 문제에 대한 견해를 표명한다.
- 코로나19 백신 접종에 관한 ICN 성명
- 한국 간호법을 지지하는 ICN 성명
- 세계 뇌졸중의 날 - 국제간호사협의회 성명
- 우크라이나 간호사 지원 파트너 위치
- 결핵에 관한 ICN 성명
- 환자 안전 및 인력 안전을 위한 간호사 인력 수준에 관한 백서

(3) 입장 선언문(position statement)

ICN은 의료 서비스에서의 간호 역할, 간호 직업, 간호사의 사회 경제적 복지, 의료 시스템, 사회 문제에 대한 입장 선언문을 발표한다.
- ㉠ 의료 서비스에서의 간호 역할: 정신 건강, 이주민·난민·실향민의 건강, 항균제 내성, 여성 건강 등
- ㉡ 간호 직업: 문화적 언어적 역량, 간호 조례, 간호 실무 범위 등
- ㉢ 간호사의 사회·경제적 복지: 근거 기반 간호사 채용, 산업 안전 보건, 직장 내 폭력 예방 및 관리 등
- ㉣ 의료 시스템: 환자 안전, 디지털 건강 전환 및 간호 실습 등
- ㉤ 사회 문제: 간호 및 의료 인력의 성평등, 건강 불평등, 차별에서 간호사 역할 등

(4) 규제와 교육(regulation and education)

간호 규정은 간호사의 행동, 교육, 실무에 대한 표준을 수립하고 시행함으로써 대상자들을 보호한다. 이는 간호 교육과 실무의 질을 향상시키고 국가 간 간호사의 이동을 증가시켜 의료 서비스 제공자와 대상자가 모두 만족할 수 있도록 한다. 규제 기관은 보건 인력에 대한 데이터와 근거를 생성하고 유지해야 한다. 코로나19 팬데믹

상황에서 의료 전문가, 공급품, 장비, 인프라 부족으로 인해 긴급 상황 선언, 규제, 교육에 있어서 변화가 나타났다. 이러한 상황에서 고품질의 간호 서비스를 제공하기 위해 간호 교육과 규제는 지속적으로 발전해 나가야 한다. ICN은 설립 초기부터 간호 교육과 규제를 촉진하고 안내하는 글로벌 리더로서의 역할을 수행해 왔으며, 간호직 발전과 지원을 위해 계속해서 노력하고 있다.

(5) 사회 경제적 복지(social-economic welfare)

ICN은 세계적으로 간호, 건강, 사회 정책, 전문직과 사회 경제적 표준에 영향을 미친다. 이를 통해 세계 간호사들의 권리와 역량을 강화하며, 간호사들이 보다 안전한 환경에서 업무를 수행하고 사회적 경제적으로 안정적인 지위를 유지할 수 있도록 지원한다.

(6) 간호 학생(nursing students)

ICN은 조직의 의사 결정 과정, 글로벌 보건 정책, 간호 정책에 관해서 간호 학생의 영향력을 강화하고자 노력하고 있다. 이를 위해 ICN은 간호 학생들의 참여를 촉진하기 위한 간호 학생 그룹을 조직 내에서 운영하고 있다. 간호 학생들은 세계적인 간호

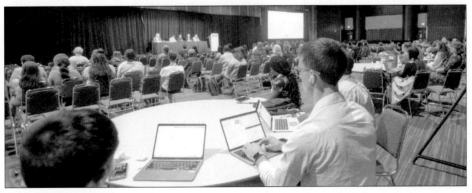

출처: ICN 홈페이지

🎨 그림 7-4_ ICN 학생 포럼

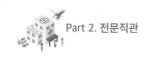

정책과 보건 정책에 기여하고, 조직의 의사 결정 과정에 참여함으로써 전문가로서의 역량을 발휘할 수 있다.

 2 세계보건기구

1. 설립 목적

세계보건기구(World Health Organization, WHO)는 국제 연합 체제하에 설립된 보건 위생 분야의 국제적인 협력 기관이다. 1946년에 설립된 WHO는 1948년 4월 7일에 공식적으로 출범했으며, 매년 이날을 '세계 보건의 날'로 지정했다. 우리나라도 이날을 '보건의 날'로 지정했다.

WHO의 목적은 세계 인류가 가능한 한 최고의 건강 수준에 도달하는 것이다. WHO는 2023년 기준으로 194개 회원국이 참여하고 있으며 8,000명 이상의 의사, 전염병 학자, 과학자, 관리자를 포함한 세계 최고의 공중 보건 전문가들이 근무하고 있다.

WHO는 주요 기관(총회, 이사회, 사무국)을 통해 업무를 수행한다. WHO의 본부는 스위스 제네바에 있고, 조직 특성상 세계 각지에 6개의 지역 기구로 분산되어 있다. 6개의 지역 기구는 동부 지중해, 동남아시아, 서태평양, 아메리카, 유럽, 아프리카 지역이며, 지역 위원회와 지역 사무국으로 구성되어 있다. 우리나라는 서태평양 지역에 속해 있으며 해당 지역 본부는 필리핀의 마닐라에 위치하고 있다. 서태평양 지역 위원회는 37개 회원국, 지역의 대표, 준회원으로 구성되어 있으며, 위원회는 매년 회의를 열어 정책을 설정하고 예산과 업무 프로그램을 승인한다.

우리나라는 1949년 제2차 로마 총회에서 정회원국으로 가입했으며, 1960년부터 1963년까지 이사국으로 활약했다. 현재 우리나라는 주요 기술 분야인 말라리아, 결핵, 한센병 등의 예방과 박멸 사업에 중요한 기술과 보건 요원 훈련을 위한 지원을 받고 있다.

2. 주요 기능

WHO는 코로나19(COVID-19), 지카바이러스(Zika virus)와 같은 새로운 전염병부터 인간 면역 결핍 바이러스(Human Immunodeficiency Virus, HIV), 말라리아, 결핵을 포함한 전염병과 당뇨병, 심장병, 암과 같은 만성 질환의 지속적인 위협에 이르기까지 다양한 문제에 대응하고 있다. 주요 업무 분야는 건강 증진, 응급 상황 대응, 의약품 및 건강 제품 보호, 항균제 내성 대응, 과학적 조정, 데이터 분석과 전달 등이 있다.

(1) 건강 증진

인구의 다양한 생애 주기를 고려한 접근법으로서 여성, 아동, 청소년을 포함한 모든 사람의 건강과 복지를 향상시킨다. 이를 위해 전염성 질병, 비전염성 질병, 정신 건강 문제뿐만 아니라 건강과 환경, 노화, 영양 섭취 등에도 주목하여 대응한다.

(2) 응급 상황 대응

질병 발생, 자연재해, 인도주의적 위기, 전염병 등 가장 시급한 보건 비상 상황에 대응한다. 예를 들면, 코로나 팬데믹 상황, 이스라엘과 팔레스타인 점령 지역의 갈등 상황 등에서 피해를 줄이기 위한 역할을 담당한다.

(3) 의약품 및 건강 제품 보호

안전하고 우수한 품질의 의약품과 건강 제품 보호는 중요한 과제이므로 이를 위해 가격 상승, 필수 의약품 부족, 표준 이하 의약품과 위조 의약품의 증가와 같은 문제를 다룬다. 이러한 문제는 항생제 남용이나 오피오이드(opioids) 오용과 같은 사례로 나타날 수 있다.

(4) 항균제 내성 대응

약물 내성 감염과 항생제 내성이 전 세계적으로 미치는 영향을 알리고 내성을 예

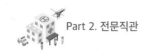

방하고 완화하기 위한 정책과 전략을 발전시키고 있다. 또한 국가들이 항생제 내성에 대한 국가 행동 계획을 개발, 실행, 모니터링할 수 있도록 지원하고 있다. 매년 11월 18일부터 24일까지 '세계 항균제 내성 인식 주간'을 정하여 대중의 인식과 이해를 증진하고 모범 사례를 공유하는 글로벌 캠페인을 실시하고 있다.

(5) 과학적 조정

과학과 혁신의 힘을 활용하여 모든 사람의 건강을 달성하기 위해 노력하고 있다. 새로운 치료법, 진단법, 백신에 대한 접근의 공평성을 보장하고 모든 사람이 이용할 수 있도록 과학적 조정을 한다.

(6) 데이터 분석과 전달

세계 보건과 관련된 데이터 동향과 분석에 대한 선도적인 보고서를 작성한다. 데이터 표준과 원칙을 확립하고 개방적인 데이터 시스템을 제공한다. 데이터 전달 도구와 방법론에 대한 역량을 구축하고 교육을 통해 국가 간 전략과 목표를 달성하도록 지원한다.

3 국제 적십자 단체

국제 적십자 운동은 국제적십자위원회(International Committee of the Red Cross, ICRC), 국제적십자사연맹(International Federation of Red Cross and Red Crescent Societies, IFRC) 및 각국 적십자사와 적신월사(National Red Cross & Red Crescent Societies)로 구성되어 있으며 각각 독립적인 기구로 고유 지위를 보장받는다. 국제적십자위원회는 국제 적십자 운동의 모체로 국제적·비국제적 무력 충돌과 긴장 상황에서 피해자들을 지원하며 이들의 생명과 존엄성을 보호하고, 무력 충돌 지역에서 적십자 운동 구성원들의 국제적 지원 활동을 지휘한다. 국제적십자사연맹은 자연재해 및 보건 응급 상황에 대한 적십자 운동의 국제적 원조 활동을 지도하고 적십자사와 적신월사들의 인도적 활동을 장려하고 촉진한다. 각 국가의 적십자사와 적신월사는 국내에서 재해 구호와 보건 및 사회 복지 프로그램을 포함한 다양한 활동을 수행한다.

1. 국제 적십자 운동의 목적

앙리 뒤낭^{Henri Dunant}은 국제 적십자 운동의 창시자로 1828년 스위스 제네바에서 출생했다. 그는 1859년 6월 사업상 문제를 해결하기 위해 프랑스 황제를 만나러 가던 중 이탈리아 솔페리노 지역에서 전쟁 직후의 참혹한 광경을 목격하고 아군과 적군을 가리지 않고 부상자들을 돌보았다. 그 후 솔페리노 전투의 참상과 체험을 담아《솔페리노의 회상(un souvenir de solfeino)》이라는 책을 출판했다. 이 책에서 그는 전쟁 시 부상자를 돌보기 위해 자원봉사자들로 구성된 구호 단체와 이들의 활동을 보장하는 국제 조약 체결을 촉구했다. 이를 통해 국제적십자위원회(ICRC)의 전신인 '국제부상자구호위원회'를 조직하면서 국제 적십자 운동이 정식으로 시작되었다. 이후 150여 년간 주요 분쟁 지역에서 세계 전쟁 피해자를 구원하는 국제적 인도주의 단체로 지원해오고 있다.

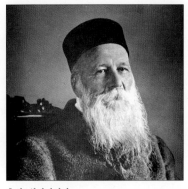

출처 : 위키피디아

🎨 그림 7-5_ 앙리 뒤낭(henri dunant)

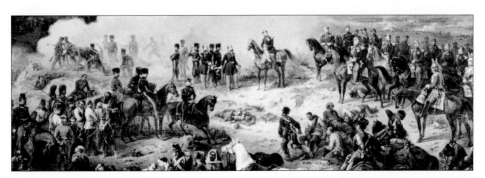

출처 : ICRC 홈페이지

🎨 그림 7-6_ 1859년 이탈리아 솔페리노 전투

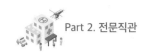

2. 국제 적십자 운동의 기본 원칙

적십자 운동의 기본 원칙은 1965년 비엔나에서 선포되었다. 이 원칙을 기준으로 국제적십자위원회, 국제적십자사연맹, 각국 적십자사를 하나로 결속시켜 적십자 인도주의 운동을 계승하고 있다.

❶ 인도의 원칙(principle of humanity)

적십자사는 전쟁터에서 부상자를 차별 없이 도우려는 의도에서 탄생했고, 국내외적으로 인간의 고난을 예방하고 경감시키기 위해 힘쓰고 있다. 적십자의 목적인 생명과 건강을 보호하고 인간 존중을 보장하여 세계 모든 국민 간의 상호 이해, 우의, 협력 및 항구적 평화를 유지하고 발전시킨다.

❷ 공평의 원칙(principle of impartiality)

국적, 인종, 종교, 계급 또는 정치적 견해에 대하여 어떠한 이유로도 차별하지 않고 오직 개개인의 절박한 욕구를 파악하고 고통을 경감하여 가장 위급한 재난부터 우선적으로 도움을 주고자 한다.

❸ 중립의 원칙(principle of neutrality)

모든 사람의 신뢰를 받기 위해 적대 행위가 있을 때 어느 편에도 가담하지 않고 언제 어디서든 정치, 인종, 종교, 이념적 성격을 띤 논쟁에 개입하지 않는다.

❹ 독립의 원칙(principle of independence)

각국 적십자사는 자국 정부의 인도주의 사업에 보조하는 역할을 수행하면서 국내 법규를 준수하지만, 적십자 원칙에 따라 행동할 수 있는 자율성을 항상 유지해야 한다.

❺ 봉사의 원칙(principle of voluntary service)

적십자는 어떠한 형태로든지 이득을 추구하지 아니하는 자발적 구호 운동이다.

⑥ 단일의 원칙(principle of unity)

한 나라에는 하나의 적십자사만 존재할 수 있다. 적십자사는 모든 사람에게 개방되어야 하며 해당 국가의 영토 전역에서 맡은 인도주의 사업을 수행한다.

⑦ 보편의 원칙(principle of universality)

범세계적인 운동이며 모든 적십자사는 동등한 지위에서 서로 돕고 동등한 책임과 의무를 가진다.

3. 국제적십자위원회

국제적십자위원회(ICRC)는 국제적·비국제적 무력 충돌, 내란, 긴장 상황에서 피해자들을 보호하고 지원하는 국제 인도주의 기구이다. 1863년 설립되었으며 '전쟁 중에도 자비를(inter arma caritas)'의 신념을 바탕으로 무력 충돌로 인한 고통을 최소화하고 인간의 생명과 존엄성을 보호하기 위해 노력한다. 이를 통해 전 세계의 적십자사와 적신월사의 인도주의 활동을 지원하고 있다. 본부는 스위스 제네바에 있으며, 최고 의사 결정 기구인 총회는 15~25명의 스위스 국적 위원들로 구성되어 있다. 이들은 위원회

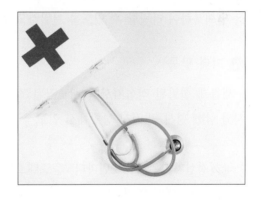

의 원칙과 정책 수립 및 활동의 감독 역할을 하고 사무총장, 국장을 포함한 주요 인사를 임명한다.

국제적십자위원회의 주요 기능은 예방 활동, 보호 활동, 지원 활동, 기타 활동이 있다.

❶ 예방 활동

국제 적십자 운동은 군대, 경찰, 기타 무기 소지자, 의사 결정권자 등을 대상으로

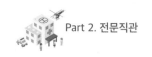
국제 인도법을 알리고 보급하여 무력 충돌의 피해를 최소화한다. 이를 위해 무력 충돌 대비 의료원 훈련 및 활동을 지원하며, 청소년을 대상으로 인도법에 대한 이해를 증진시키고 있다.

❷ 보호 활동

제네바 협약 임무를 준수하고 무력 충돌 시 국제 인도법을 엄격히 적용한다. 또한 민간인(실향민, 난민, 여성, 아동 등 취약 계층)을 보호하고 전쟁 포로와 피구금자를 보호하며 이산가족을 찾는 활동을 적극적으로 지원하고 있다.

❸ 지원 활동

무력 충돌 희생자들에게 긴급 구호를 제공하고 경제적 자립을 지원하며, 식수를 공급하고 응급 치료와 보건 의료 서비스(예방 접종, 수술, 의료 시설 재건, 의료진 교육)를 제공하고 있다. 또한 신체적 재활 치료(장애 재활, 의수족, 목발 휠체어 공급)를 통해 희생자들이 회복하여 자립할 수 있도록 지원하고 있다.

❹ 기타 활동

새롭게 설립된 적십자사와 재조직된 적십자사를 승인하고 통보하며 각국의 회원사와 함께 평시 및 전시 상황에서 인도적 지원 활동을 수행하고 있다.

국제적십자위원회는 2년마다 '플로렌스 나이팅게일 기장'을 수여한다. 이 기장은 1907년 런던에서 열린 제8차 국제 적십자 회의에서 헝가리 적십자사의 제안으로 시작되었으며 1912년 워싱턴에서 열린 제9차 회의에서 기금이 설립되었다. 기금은 각국 적십자사의 기부로 만들어진 것으로, 플로렌스 나이팅게일의 생애와 업적을 찬양하여 주조된 '플로렌스 나이팅게일 기장'을 수여하는 데 사용된다. 초기에는 상병자를 위해 간호 활동에 기여한 사람들에게 수여했지만, 후에 간호사뿐만 아니라 간호 사업이나 적십자 사업에 공적이 있는 사람으로 확대되었다. 첫 번째 기장은 1920년 나이팅게일 탄생 100주년을 기념하여 수여되었다. 2년마다 수여되며 매회 50개로 제한된다. 후보자는 각국 적십자사에서 추천하고 국제적십자위원회가 결정하여 수여한다. 우리나라에서는 1957년 이효정 여사가 최초로 이 기장을 받았고 현재까지 총 58명이 수상했다.

4. 국제적십자사연맹

국제적십자사연맹(IFRC)은 제1차 세계 대전 이후인 1919년에 미국적십자전쟁위원회 회장인 헨리 데이비슨^{Henry Davison}에 의해 파리에서 창설되었다. 이 기간 동유럽의 대규모 발진티푸스 전염병과 러시아 대기근과 같은 상황에 대응하기 위해 활동을 시작했다. IFRC는 191개 회원 국가로 구성된 글로벌 회원 조직으로 본부는 스위스 제네바에 위치하며 5개의 지역 사무소와 전 세계 여러 하위 지역 사무소로 구성되어 있다. IFRC 총회는 2년마다 개최되며 2개년 계획과 예산을 승인한다. 국제적십자위원회의 주요 기능은 교육 활동, 구호 활동, 지원 활동, 기타 활동이 있다.

❶ 교육 활동

청소년을 대상으로 인도주의 이념과 원칙에 대한 교육과 훈련을 적극적으로 장려한다.

❷ 구호 활동

재해 희생자들에게 응급 구호와 신체적 정신적 지원을 제공한다.

❸ 지원 활동

회원사 간의 원활한 소통과 협력을 촉진하고 연구를 진행하며, 재정적·조직적 역량을 강화하는 등 공중 보건 프로그램 및 사회 복지 활동을 지원한다.

❹ 기타 활동

각국에서 독립적이고 정당하게 승인된 적십자사의 설립 및 발전을 촉진한다.

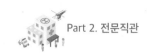

5. 각국 적십자사와 적신월사

　현재 총 191개국의 적십자사와 적신월사가 활동하고 있으며 자국 정부의 인도적 활동에 보조적 역할을 맡고 있다. 재난 구호부터 보건 및 사회 복지 프로그램까지 다양한 서비스를 제공하고 있으며, 전쟁 시에는 민간 구호 활동을 주도하며 필요한 경우 군 의료 서비스를 제공한다. 이러한 국제 적십자 운동으로 우리나라 대한적십자사도 다양한 활동을 하고 있다.

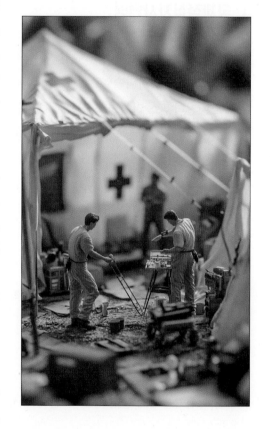

　대한적십자사는 한국 국민의 생명과 안전을 보호하는 인도주의 기관으로 재난 구호, 공공 의료, 남북 교류, 혈액 사업 등의 다양한 활동을 하고 있다. 1903년 고종은 국내 환자를 구호하고 대한제국의 독립된 주권 국가임을 알리기 위해 칙령(제47호)으로 대한적십자사 규칙을 제정 반포했다. 그러나 을사조약 이후 일본에 의해 폐쇄되었지만, 1919년 상해 임시 정부하에 '대한적십자회'로 부활하여 독립운동 자금 조달과 독립군 활동을 지원했다.

1950년대 6·25 전쟁 시 흑산도 적십자 구호소에서 피난민을 돕고 1960년대는 4·19 혁명 당시 부상자를 위로했다. 1971년에는 남북 적십자 회담을 제안하고 1980년대는 5·18 광주 민주화 운동 시에 헌혈을 통해 생명 나눔을 실천했다. 1990년대는 성수대교 붕괴와 삼풍백화점 붕괴 현장에서 긴급 구호 활동을 수행했다. 2000년대 포항 지진과 강원도 산불 피해 현장에서 구호 활동을 했으며, 2020년 코로나19 대응과 우크라이나 분쟁에서도 인도적 구호 활동을 했다. 이처럼 대한적십자사는 다양한 현장에서 국민의 생명과 안전을 위해 끊임없이 노력하고 있다.

6. 국제 적십자사 활동과 간호 사업과의 관련성

국제 적십자사의 목표는 인간의 가치를 존중하고 보호하는 것이다. 이를 실현하기 위해서 응급 상황에서의 의료 지원부터 지역 사회의 보건 인프라 구축에 이르기까지 다양한 활동이 필요하다. 이 과정에서 간호사의 전문 지식과 기술은 국제 적십자사의 핵심적인 요소로 작용한다.

(1) 전쟁과 재난 상황에서 응급 의료 지원

국제 적십자사의 활동 중 응급 의료 지원은 간호사의 역할과 밀접하게 연관되어 있다. 전쟁, 내란, 자연재해 등의 재난 상황에서는 응급 의료가 필요한데, 간호사는 응급 의료 현장에서 상처 관리, 출혈 제어, 환자 이송, 응급 처치 등의 서비스를 제공하여 생명을 구하는 데 중요한 역할을 한다.

(2) 의료 인프라 강화와 보건 교육

국제 적십자사는 각국의 의료 인프라를 강화하고 보건 교육을 실시하여 지역 사회의 건강을 촉진한다. 간호사는 국가적 보건 정책의 중심에 위치하여 지역 사회의 건강 문제를 식별하고 예방하는 데 핵심적인 역할을 수행하며, 건강 관련 이슈에 대한 교육과 건강한 생활 습관을 촉진한다.

(3) 정신 건강 지원

간호사가 정신 건강 대상자들의 치료와 간호에 참여하여 대상자들의 신체적, 정신적 안녕을 돕는 것은 국제 적십자사의 활동과도 밀접한 관련이 있다.

(4) 세계적인 건강 문제 대응

감염병 예방, 예방 접종, 만성 질환 관리 등의 활동에서 간호사는 국제 적십자사의 보건 프로젝트에서 중추적인 역할을 수행하여 세계적인 건강 상태 개선에 기여한다.

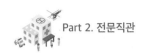
학습활동

1. 국제간호협의회(ICN)의 주요 기능에 대해 설명해보자.

2. 세계보건기구(WHO)의 주요 기능에 대해 설명해보자.

3. 국제 적십자사에 대해 설명해보자.

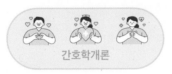

간호학개론

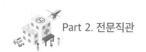

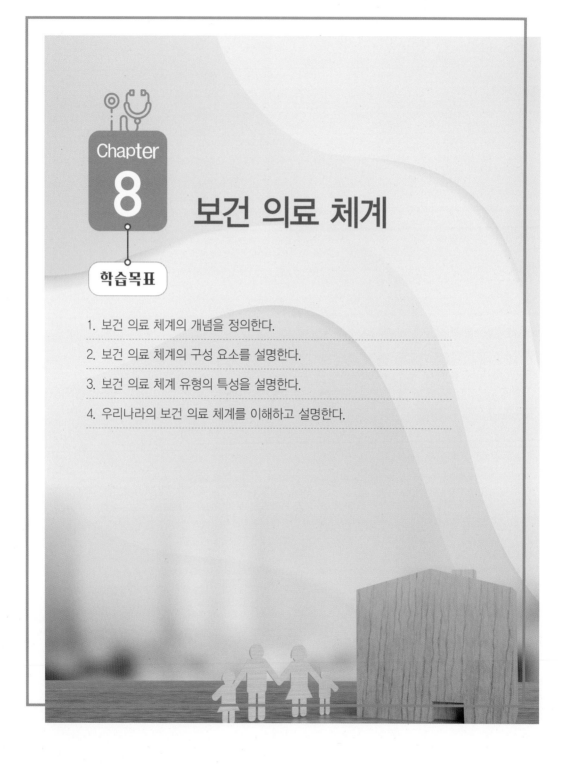

Chapter

8

보건 의료 체계

학습목표

1. 보건 의료 체계의 개념을 정의한다.

2. 보건 의료 체계의 구성 요소를 설명한다.

3. 보건 의료 체계 유형의 특성을 설명한다.

4. 우리나라의 보건 의료 체계를 이해하고 설명한다.

1 보건 의료 체계의 개념

국가는 국민이 인간으로서의 존엄과 가치를 존중하며 행복을 추구하고 건강한 삶을 영위할 수 있도록 보건 의료(health care)를 실현하고 있다. 보건 의료란 '국민의 건강을 보호·증진하기 위하여 국가, 지방 자치 단체, 보건 의료 기관 또는 보건 의료인 등이 행하는 모든 활동'을 말한다.

보건 의료 체계(national health care systems)는 국민의 건강을 보호 증진하기 위한 사회적 기능을 수행하고 적절하게 자원을 배분하는 체계이다. 보건 의료 서비스(health care service)에 관한 인적 물적 자원을 생산, 분배, 소비하는 과정과 관련된 공공 정책들이 포함된다. 세계보건기구(WHO)는 보건 의료 체계를 '국민의 건강을 증진하고 회복을 도모하며 유지시키려는 목적을 위해 행하는 모든 활동'으로 정의한다. 국가의 보건 의료 체계가 형성되기 위해서는 인구, 정치, 경제, 문화 등 다양한 요인이 영향을 미치는데, 이것은 사회의 기본적인 목표, 가치 체계와 과학적, 상업적 요인 등이 점진적으로 형성된 결과물로 볼 수 있다.

보건 의료 체계는 국민의 건강을 증진시키기 위해 보건 의료 서비스를 제공하는 데 초점을 둔다. 보건 의료 전달 체계는 의료 인력의 전문화와 고급화로 인해 의료비가 증가하고 의료 자원이 제한된 상황에서 효율적인 운영과 의료의 낭비를 방지하기 위해 대두되었다.

세계보건기구는 국가 보건 의료 체계의 구성 요소로 보건 의료 자원의 개발, 자원의 조직적 배치, 보건 의료 전달, 경제적 지원, 관리를 제시하고 있다. 보건 의료 자원의 개발은 의료 인력 양성, 의료 기관이나 시설, 약제 생산, 의료 장비의 개발, 연구와 같은 지식 생산 등 보건 의료 서비스에 필요한 자원을 생산하는 것을 의미한다. 이러한 자원은 국민의 건강 증진, 질병 예방, 질환 치료, 재활 사업 등을 수행하기 위해 개발된다. 의료 서비스 제공은 국민의 보건 의료 요구를 충족시키는 과정으로 다양한 서비스가 제공된다. 그러나 제한된 자원과 높은 수요 사이에 불균형이 존재하므로 보건 의료 체계의 목표와 우선순위에 따라 자원을 배치하고 효율적으로 지원해야 한다. 보건 의료 체계의 관리는 기획, 실행, 평가 과정을 통해 보건 의료 활동의 결과를 이끌어낸다.

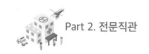

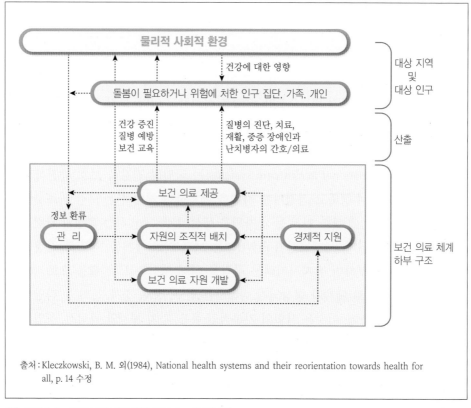

출처 : Kleczkowski, B. M. 외(1984), National health systems and their reorientation towards health for all, p. 14 수정

🎨 그림 8-1_ 국가 보건 의료 체계 구성 요소와 연관성

클레츠코브스키^{kleczkowski} 등은 이러한 다섯 가지 구성 요소를 포함한 보건 의료 체계의 기능과 목표의 관계를 모형으로 제시하고 있다.(그림 8-1)

보건 의료 체계의 목표는 국민이 제한된 자원 내에서 경제적 부담을 최소화하고 최상의 건강 상태를 달성할 수 있도록 제도화하는 것이다. 국가의 보건 의료 체계는 사회의 다른 하위 체계에 영향을 미치며 보건 의료 구성 요소와 사회적 환경이 서로 연관되어 상호 작용한다. 보건 의료 체계에서 개인, 가족, 인구 집단의 건강은 물리적, 사회적 환경으로부터 영향을 받는다. 이러한 상황에서 보건 의료는 건강 증진, 질병 예방, 질병 치료, 재활 등의 서비스를 제공한다. 보건 의료의 기능은 보건 의료 자원 개발 및 자원의 조직적 배치에 따라 결정되며 경제적 지원을 통해 인력을 확보하게 된다.

2 보건 의료 체계의 구성 요소

1. 보건 의료 자원

보건 의료 자원은 보건 의료 체계가 그 기능을 수행하는 데 필요한 투입 요소로 인적 자원, 시설, 장비 및 물자, 지식과 기술 등이 포함된다.

(1) 인적 자원

보건 의료 인력은 전문적 지식과 기술을 가지고 보건 의료 서비스를 생산하는 전문가로 구성되어 있으며, 의사, 치과 의사, 간호사, 약사, 보건 기사, 보건 행정 요원 등이 있다. 2020년 기준으로 보건 의료 인력은 증가세로, 간호사는 연평균 5.8%, 의사는 2.3%, 약사는 1.9% 증가했다. 그러나 보건복지부는 향후 의사와 간호사의 수급 불균형 문제가 심각할 것으로 전망하고 있다. 더욱이 고령화와 간호 간병 통합 서비스의 보급 확대로 간호사의 수요가 급증할 것으로 예상되며 이에 따른 적절한 대응이 필요하다.

(2) 시설

보건 의료 인력이 업무를 수행하는 공간으로 병원, 의원, 약국, 보건소, 보건 진료소, 조산원 등이 있다. 보건 의료 시설은 민간 위주의 의료 공급 체계와 국가 주도의 재정 관리 체계가 특징이다. 이러한 체계는 공공과 민간이 상호 보완적 공공 의료 기능을 수행하도록 구성되어 있다.

(3) 장비 및 물자

보건 의료 인력이 필요로 하는 장치, 설비, 재료(보건 의료 장비, 실험 기기, 의약품, 기타 소모품과 재료 등) 등을 의미한다. 보건 의료 자원은 의료 서비스의 공급 불균형으로

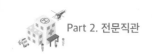

인해 취약지가 발생하고 있다. 특히 지역별 의료 자원의 균형 잡힌 배분과 응급 의료 기관 설치가 필요하다. 의료 장비의 공급 과잉 문제를 해결하고 제품 관리를 위해 효과적인 관리 체계를 구축해야 한다.

(4) 지식과 기술

보건 의료 인력이 업무를 수행하는 데 필요한 정보와 기술로 질병의 예방, 치료, 재활과 건강 증진에 관련된 다양한 지식과 기술을 말한다.

2. 보건 의료 조직

보건 의료 자원을 효율적으로 활용하기 위해서는 적절한 사회적 조직이 필요하다. 이러한 조직은 정부, 의료 보험, 공공 보건 의료 기관, 민간 보건 의료 기관, 의원 등의 형태로 존재할 수 있다. 정부 보건 조직은 국립중앙의료원, 지방 의료원, 보건소, 보건 지소가 있다. 이러한 조직은 정부의 중추적인 역할을 담당하며 최근에는 보건 복지부의 조직도가 재편되면서 차관 2명이 책임을 맡고 있다. 의료 보험 조직은 국민 건강보험공단을 중심으로 지역 본부와 지소로 구성되어 있다. 공공 보건 의료 기관 은 상급 종합 병원, 종합 병원, 병원, 요양 병원, 치과 병원, 한방 병원, 의원, 한의원, 정신 병원, 공공 보건 의료 지원단이 있다. 민간 보건 의료 기관은 국공립 기관을 제외한 의료 기관을 말한다.

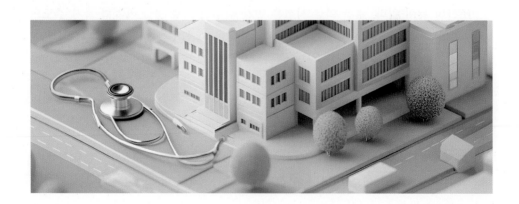

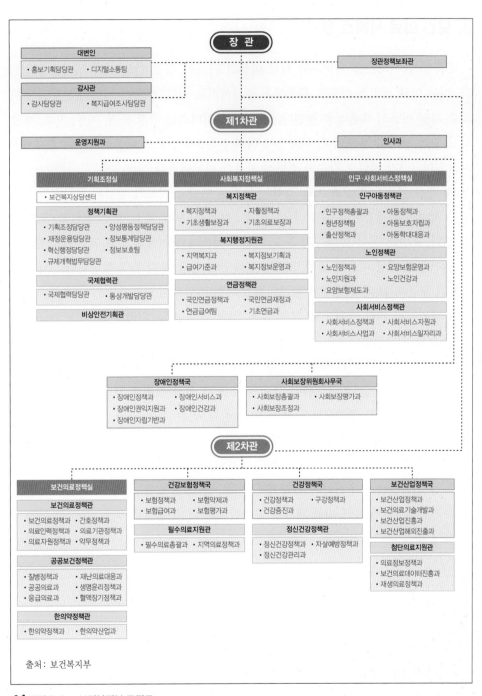

장관

대변인
- 홍보기획담당관 · 디지털소통팀

장관정책보좌관

감사관
- 감사담당관 · 복지급여조사담당관

제1차관

운영지원과

인사과

기획조정실

- 보건복지상담센터

정책기획관
- 기획조정담당관 · 양성평등정책담당관
- 재정운용담당관 · 정보통계담당관
- 혁신행정담당관 · 정보보호팀
- 규제개혁법무담당관

국제협력관
- 국제협력담당관 · 통상개발담당관

비상안전기획관

사회복지정책실

복지정책관
- 복지정책과 · 자활정책과
- 기초생활보장과 · 기초의료보장과

복지행정지원관
- 지역복지과 · 복지정보기획과
- 급여기준과 · 복지정보운영과

연금정책관
- 국민연금정책과 · 국민연금재정과
- 연금급여팀 · 기초연금과

인구·사회서비스정책실

인구아동정책관
- 인구정책총괄과 · 아동정책과
- 청년정책팀 · 아동보호자립과
- 출산정책과 · 아동학대대응과

노인정책관
- 노인정책과 · 요양보험운영과
- 노인지원과 · 노인건강과
- 요양보험제도과

사회서비스정책관
- 사회서비스정책과 · 사회서비스지원과
- 사회서비스사업과 · 사회서비스일자리과

장애인정책국
- 장애인정책과 · 장애인서비스과
- 장애인권익지원과 · 장애인건강과
- 장애인자립기반과

사회보장위원회사무국
- 사회보장총괄과 · 사회보장평가과
- 사회보장조정과

제2차관

보건의료정책실

보건의료정책관
- 보건의료정책과 · 간호정책과
- 의료인력정책과 · 의료기관정책과
- 의료자원정책과 · 약무정책과

공공보건정책관
- 질병정책과 · 재난의료대응과
- 공공의료과 · 생명윤리정책과
- 응급의료과 · 혈액장기정책과

한의약정책관
- 한의약정책과 · 한의약산업과

건강보험정책국
- 보험정책과 · 보험약제과
- 보험급여과 · 보험평가과

필수의료지원관
- 필수의료총괄과 · 지역의료정책과

건강정책국
- 건강정책과 · 구강정책과
- 건강증진과

정신건강정책관
- 정신건강정책과 · 자살예방정책과
- 정신건강관리과

보건산업정책국
- 보건산업정책과
- 보건의료기술개발과
- 보건산업진흥과
- 보건산업해외진출과

첨단의료지원관
- 의료정보정책과
- 보건의료데이터진흥과
- 재생의료정책과

출처: 보건복지부

🎨 그림 8-2_ 보건복지부 조직도

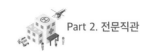

3. 보건 의료 서비스 전달

보건 의료 서비스는 지역화와 의료 이용의 단계화, 상호 간의 의뢰 체계를 포함한다. 이는 의료 서비스 이용의 계속성을 증가시키고 의료 기관 간 기능의 분화를 통해 의료 자원 이용의 효율성을 높인다. 보건 의료 서비스는 건강 증진, 예방, 치료, 재활, 의료 관리 등으로 제공되며, 서비스에 따라 1·2·3차 진료로 구분한다. 1차 진료에서 시작되어 2·3차 진료로 갈수록 전문적 치료가 이루어진다.

1차 진료 기관은 환자를 처음 접하는 곳으로 예방과 치료가 통합된 포괄적인 보건 의료 서비스를 제공한다. 대표적으로 의원, 보건소, 보건 지소, 보건 진료소, 모자 보건 센터, 조산소 등이 있다. 2차 진료 기관은 최소 4개 이상의 진료 과목과 전문의를 보유하며, 30병상 이상의 병원, 500병상 미만의 종합 병원 등이 해당된다. 3차 진료 기관은 모든 진료 과목에 대한 전문의를 보유하고 있으며 500병상 이상의 의과 대학 부속 병원이나 종합 병원으로, 의학 교육, 의학 연구, 의료 인력 훈련 등의 기능을 수행할 수 있는 기관이다.

우리나라 전 국민 의료 보험은 일부 진료과를 제외하고는 1·2차 의료 기관에서 제공된다. 국가는 시설, 인력, 장비, 약품 등의 보건 의료 자원을 효율적으로 관리하여 국민의 건강 요구를 충족시킨다. 이를 위해 정부, 민간 기관, 기업, 시장 등의 의료 서비스 생산과 유통에 대한 조직 구조와 영향력을 고려해야 한다. 1·2·3차 진료 체계와 응급 진료 체계가 바로 여기에 해당된다. 1988년 올림픽 대회 이후 정부는 응급 의료 체계 정책을 신속히 추진하여 권역 응급 의료 센터, 지역 응급 의료 센터, 지역 응급 의료 기관의 3단계 응급 의료 체계를 구축했으며 외상, 심혈관, 화상, 독극물 등의 전문 응급 의료 센터도 마련했다.

4. 재원 조달

보건 의료 체계의 하위 체계인 보건 의료 자원, 보건 의료 조직, 보건 의료 서비스 전달 등이 운영되기 위해서는 적절한 재원이 필수적이다. 특히, 보건 의료 분야에서는 수요를 정확히 예측하기 어렵고 국민의 기본적인 생존권과 건강권을 보장해야 함에도 불구하고 개인의 소득 수준에 따라 건강 요구를 충족하는 데 제약을 받는다. 이에 따라 자유 시장 경제를 보완하기 위한 별도의 재원 조달 체계가 필요하다.

의료 분야에서 재원을 조달하는 방식은 개인의 능력과 자유를 최대한 보장하는 시장 경제 논리에 따라 서비스를 제공하는 방식과 공적 방식이 있다. 공적 방식에는 사회 보험 방식과 조세 방식이 있다. 사회 보험 방식은 보험료를 각자 납부하여 재원을 조달하고, 조세 방식은 국가의 일반 재정에서 지원하는 방식이다. 우리나라는 사회 보험 방식을 채택하고 있으며, 이를 위해 건강 보험 가입자와 사용자로부터 보험료, 국고, 건강 증진 기금 등 정부 지원금을 활용한다. 이러한 재원 조달은 국민건강보험공단이 담당하고 있다.

5. 보건 의료 관리

보건 의료 체계는 보건 의료 자원의 개발과 배분의 결과에 따라 기능을 발휘한다. 보건 의료 자원은 새로운 투자와 경비 지출을 고려하여 예산의 범위 내에서 조정된다. 보건 의료 서비스의 수요는 사용 가능한 자원을 초과하므로 보건 의료 체계의 기대 목표나 목적에 따라 우선순위가 결정되어야 한다. 보건 의료 체계는 5가지의 구성 요소를 활용하여 보건 의료 활동의 결과를 평가하여 보건 의료 관리에 활용된다. 이러한 평가 과정을 통해 보건 의료 체계의 효과를 확인하게 되고, 보건 의료 관리는 보건 의료 체계의 조정 기능을 수행하게 된다.

3 보건 의료 체계의 유형

보건 의료 체계는 각 국가의 인구학적 특성, 정치적 상황, 경제적 상황, 문화적 배경 등이 복합적으로 작용하여 다양한 형태를 취한다. 이는 재원 조달 방식과 산업화 정도에 따라 분류되거나 의료 보장 형태에 따라 구분될 수 있다.

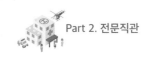

1. 재원 조달 방식과 산업화 정도에 따른 분류

(1) 자유 시장형

자유 시장형은 생산 활동의 분업과 기계화된 산업화 사회의 자유 시장 경제 체계를 따르는 국가들의 형태를 말한다. 이러한 형태는 대표적으로 미국이 해당하며 보건 의료비는 국민 개개인으로부터 조달된다. 전문직 인력에 대한 자격 인정 시험은 전문직 단체에서 진행하는데, 자유 시장형에서의 전문직 의료 활동은 특별한 사유가 없는 한 최대한 보장된다. 현재 민간 보험 시장뿐만 아니라 관련 보험 상품들이 개발되어 있으며 우리나라도 전 국민의 의료 보험 제도 시행 이전에는 이 유형에 속했다고 볼 수 있다.

(2) 복지 국가형

국민 다수가 조세나 사회 보험을 통해 의료 보장을 받는 국가들은 주로 사회 보험 방식이나 조세 방식을 채택하고 있다. 사회 보험 방식은 진료비가 보험자인 국가로부터 제삼자 지불 방식을 통해 의료 기관에 보상이 되는 방식이며, 조세 방식은 중앙 정부나 지방 정부의 책임하에 진료비가 지불된다. 독일, 영국, 스웨덴, 캐나다 등의 선진 자본주의 국가들이 이 유형을 취하고 있다. 복지 국가형은 정부 세출에서 보건 의료비에 대한 지출이 큰 비중을 차지한다는 점이 큰 특징이다. 한편, 일본과 우리나라는 전 국민의 의료 보험을 실시하면서 복지 국가형과 자유 시장형을 접목한 형태를 취하고 있다.

(3) 저개발 국가형

경제 사회 개발 수준이 낮고 국민 대부분이 의료비를 지불할 능력을 갖추지 못하고 있는 국가들이 취하는 형태이다. 수도권 대도시에 일부 특권 계층을 위한 현대식 고급 보건 의료의 시설이 있지만, 전문 의료인의 부족으로 보조 인력에 크게 의존하고 있다. 대부분의 지역에서는 민간 의료가 주를 이루어 의료 시설의 부족으로 인해 국민의 보건 기관 이용률이 높다. 빈곤층의 보건 의료는 주로 공적 부조 차원에서 관리되고 있다. 아프리카, 아시아, 라틴 아메리카의 제3세계 국가들이 이에 해당된다.

(4) 사회주의 국가형

보건 의료 서비스는 교육, 고용, 주택 등과 같이 다른 사회 복지 서비스와 마찬가지로 국가가 책임을 지며 국가의 계획하에서 생산되고 전체 구성원에게 제공된다. 이러한 방식은 전체주의 국가인 구소련, 중국, 쿠바 등에서 볼 수 있다. 보건 의료 인력은 국가에 의해 고용되고 보건 의료 시설은 국유화되어 있다. 보건 인력과 시설은 다른 유형에 비해 상대적으로 풍족하지만, 보건 의료 서비스의 질은 낮다.

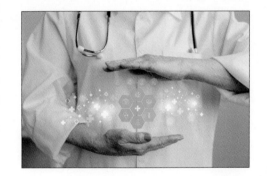

2. 의료 보장 형태에 따른 분류

(1) 공적 부조형

공적 부조형에서는 보건 의료의 재원이 주로 조세로 마련되지만 때로는 재원 조달이 어려울 수 있다. 이러한 형태는 주로 아시아, 아프리카, 남미 등에서 확인할 수 있으며, 국민 의료의 대부분이 공적 부조의 일환으로 제공되고 있다.

(2) 의료 보험형

의료 보험형은 나라마다 약간의 차이가 있지만, 주로 의료 보험 제도를 통해 재원을 조달한다. 정부의 조정과 보험자와 보건 의료 체계 간의 협력을 통해 의료 제도가 운영되고 있다. 이러한 형태는 한국, 서구, 북미 국가에서 확인할 수 있다.

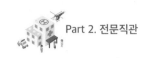

(3) 국가 보건 서비스형

국가 보건 서비스형은 보건 의료 서비스를 국민의 건강과 관련된 기본권으로 인식하는 사회주의 국가들이 주로 채택하는 방식이다. 대표적으로 구소련의 의료 제도 개혁과 영국의 국가 보건 사업이 있다. 보건 의료 서비스는 전 국민과 국내 거주자 모두가 수혜 대상이 되고 원칙적으로 모든 서비스는 무료로 제공된다. 많은 국가가 보건 의료 자원을 국유화하고 있으며, 보건 의료인은 공직자 신분으로 의료 기관에 근무한다. 비공산 국가로서 국민 보건 서비스 제도를 실시하는 나라는 영국, 스웨덴, 뉴질랜드, 이탈리아, 덴마크, 노르웨이 등이 있다.

우리나라의 보건 의료 체계

1. 국민건강보험 제도의 발전 과정

우리나라에서는 1963년 이전에는 국민의 건강을 위한 의료 정책이 존재하지 않았다. 일제 강점기 동안 일본은 본국에서는 의료 보험 제도를 시행했지만, 한국에서는 일제의 식민지 정책의 일환으로 보건 의료를 전개했다. 광복 이후부터 1960년대 초반까지는 전쟁 이후의 정치적 격변과 경제적 어려움으로 의료 보험 제도를 추진할 여력이 부족했다.

(1) 제도 도입기(1963~1975년)

1963년 12월 16일, 법률 1623호로 의료보험법이 제정되었다. 1956년 장기려 박사가 미국의 청십자 운동을 모델로 삼아 1968년 청십자 의료 보험 조합을 설립했으며, 이는 의료 보험의 모태가 되었다. 1964년 시행된 의료보험법은 당시 300인 이상의 근로자가 있는 사업장을 대상으로 했으나 가입한 회사가 적었다. 1970년 8월에는 의료보험법이 개정되어 전 국민을 대상으로 적용 범위가 확대되었다. 근로자는 조합 방식에 의해 강제로 가입되었고, 군인과 공무원의 의료 보험을 합리적으로 운영하기 위해 의료 보험 금고 제도를 함께 설치했다. 다만 자영업자는 조합 방식에 의한 임의 적용을 받았다. 의료보험조합 중앙연합회가 설치되어 의료 보험 조합의 상호 협력과 합리적인 운영을 위해 노력했으며 보험 재정의 안정을 위해 보험료 강제 징수 규정 도 신설했다.

(2) 제도 발전기(1976~1987년)

우리나라는 국민 의료의 불균형 상태를 개선하고 지속적인 경제 발전을 이루기 위해 의료 보장 정책을 추진했다. 이에 1976년 12월에 의료보험법을 전면 개정했고 대상자의 직업과 지역에 따라 분리하여 적용했다. 특히, 사업장의 종류와 근로자의 수에 따라 의료 보험 조합을 독립적으로 설립했다. 500인 이상의 근로자가 있는 사업장은 의료 보험 가입이 의무화되었고 지역 주민은 제2종 임의 적용 의료 보험이 시행되었다. 의료보험협의회를 설립하여 조합의 보험 재정 위험을 보장하고 의료 시설과 복지 시설을 설치하여 운영하도록 했다. 1977년 공무원 및 사립 학교 교직원을 위한 의료 보험이 제정되었고, 1978년 공·교의료보험관리공단이 설립되었다. 이에 따라 1979년 1월에는 공무원 및 사립 교직원 의료 보험 업무가 개시되었다. 1979년 7월에는 300인 이상의 사업장에서 의료 보험이 의무적으로 적용되었고, 1981년 1월에는 100인 이상의 사업장에도 의료 보험이 의무적으로 적용되었다. 이러한 변화로 인해 의료 보험은 사회에서 안정된 직업군의 신분증 역할을 하게 되었다.

(3) 전 국민 의료 보장기(1988~1995년)

의료 보험이 직장 중심으로 확장되다가 경제 성장이 지속되자 국민 복지 제도의 확대를 통한 의료 수요상의 형평을 재고할 필요를 인식하게 되었다. 자영업자를 대상으로 한 의료 보험은 1987년 법적 근거를 마련하여 1988년 농어촌 지역으로 확대 실시했고, 1989년 7월 1일부터 전국적으로 시행되어 전 국민의 의료 보장이 실현되

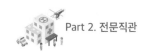

었다. 1994년 요양 기관으로 용어를 개정했고, 요양 급여 기간을 65세 이상의 노인은 210일로 연장했다. 1995년 65세 이상의 노인과 등록 장애인의 요양 급여에 대한 제한을 철폐했고 요양 급여 비용 부정 청구에 대한 법적 근거가 강화되었으며 질병의 조기 발견과 건강 진단 사업에 대한 법적 근거를 마련했다.

(4) 의료 보험 통합기(1995~1999년)

1995년 지역 의료 보험과 공무원 및 사립 학교 교직원의 의료 보험 공단을 통합하여 국민의료보험 관리공단으로 운영하며 진료권을 일원화했다. 1997년에는 국민의료보험법이 제정되어 피보험자 대상자를 사업장의 근로자와 그 피부양자로 한정 조정했다. 1998년에는 외국인에 대한 특례 조항을 개정하여 외국인 근로자에 대한 의료 보장을 강화하고, 공무원 및 사립 학교 교직원의 의료 보험과 지역 의료 보험을 통합했다. 1999년 국민건강보험법이 제정되어 건강보험심사평가원이 신설되고 국가의 보험자인 국민건강보험공단이 단일화되었다.

(5) 국민 건강 보험(2000~현재)

2000년 제2차 의료 보험 통합과 국민건강보험법이 시행되었다. 이에 따라 건강보호심사평가원이 설립되고 공무원 및 사립 학교 교직원 의료 보험, 지역 및 직장 의료 보험이 모두 통합되었다. 1977년 의료 보험 도입 후 23년 만에 건강보험공단이 단일 보험자로 통합된 '국민 건강 보험'은 세계 의료 보장 역사상 가장 빠른 성과를 이룬 사례이다. 또한 이 시기에 진료와 약물 처방에 대한 업무를 독립적으로 수행하는 의약 분업 제도가 시행되었다. 같은 해 직장 가입자에 5인 미만 사업장의 근무자도 포함시켜 작은 사업장의 근무자들도 의료 보험 혜택을 받게 되었다.

2003년에는 국민건강보험법에 의거하여 직장 가입자와 지역 가입자의 보험 재정이 통합되었다. 국민 건강 보험은 베트남, 인도네시아 등 후발 국가들의 모범 사례로 인정받았고, 전 국민 의료 보험의 실현이라는 측면에서 선진국들의 큰 관심을 끌었다. 이어서 2008년에는 '노인 장기 요양 보험'을 도입해 재가 급여, 시설 급여, 특별 현금 급여를 제공하고 있다. 2011년부터는 건강 보험, 요양 보험, 국민연금, 고용 보험, 산재 보험의 사회 보험료를 통합 징수해 각 사회 보험의 재원을 공급해 주고 있다. 2018년 7월에는 건강 보험료 부과 체계를 개편했으며, 2022년까지 의학적으로 필요한 비급여를 건강 보험으로 적용시켜 보장률을 70%로 높이는 것을 목표로 추진하고 있다.

2. 우리나라 국민 건강 보험 제도의 특성

우리나라는 사회 보장과 국민 보건에 대하여 헌법에 규정하여 국민의 인간다운 생활을 보장하고 있다. 사회 보장 기본법은 사회적 위험으로부터 국민을 보호하고 빈곤을 해소하여 국민 생활의 질을 높이기 위해 사회 보험을 규정하고 있다. 또한 국민건강보험법을 제정하고 의료 보장 제도를 시행해 국민의 건강을 증진하고 있다. 국민 건강 보험 제도는 국민의 질병 예방, 진단, 치료, 재활, 출산, 사망, 건강 증진을 보장하기 위하여 보험 급여를 제공한다.

국민건강보험법상 건강 보험 사업을 수행하는 주체는 국민건강보험공단, 건강보험심사평가원, 요양 기관 등이며 전반적 관리와 감독은 보건복지부가 담당한다. 국민건강보험공단은 보험 재정 관리와 국민 건강 보장의 포괄적인 역할을 수행한다. 건강보험심사평가원은 제공된 의료 서비스와 서비스 비용의 적정성을 공정하게 심사하고 평가하여 공단이 지급할 비용을 확정한다. 요양 기관은 의료 서비스를 제공하고 서비스에 대한 비용을 공단과 계약하여 정한다. 국민 건강 보험 제도의 특징은 아래와 같다.

(1) 강제성의 원칙

국민 건강 보험은 국민 상호 간 위험 부담을 통한 의료비 해결을 위해 의무적으로 가입해야 하는 강제성을 띠고 있다. 적용 대상은 국내에 거주하는 국민을 대상으로 하며 보험료를 강제로 부과하여 가입자의 수를 확보하고 있다. 가입자는 직장 가입자와 지역 가입자로 구분되는데, 직장 가입자는 모든 사업장의 근로자와 사용자, 공무원, 교직원이 되고, 지역 가입자는 농어촌 주민, 도시의 자영업자 등이 해당된다.

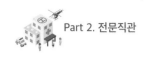

📝 **표 8-1_ 의료 급여 수급권자 구분**

구 분	대 상
1종 수급권자	• 국민 기초 생활 보장 수급자: 근로 무능력 가구, 시설 수급자, 등록 결핵 질환자, 희귀 질환자, 중증 난치 질환자 • 타법 적용자: 이재민, 노숙인, 타법 적용자 중 근로 무능력자(의상자 및 의상자의 유족, 18세 미만의 입양 아동 등) • 행려 환자
2종 수급권자	• 국민 기초 생활 보장 수급자 및 타법 적용자 중 1종 수급권자 기준에 해당되지 않는 자

출처: 건강보험심사평가원

직장 가입자는 받은 급여를 기준으로 표준 보수 월액에 보험료율을 곱하여 보험료를 산정하며, 지역 가입자는 세대별 월평균 수입액과 재산 보유 정도에 따라 산정한다.

국민 건강 보험 적용 대상에서 제외되는 자는 의료 급여에 따른 의료 급여 수급권자이다. 의료 급여 제도는 국가가 생활 유지 능력이 없거나 생활이 어려운 저소득 국민의 건강을 증진하기 위해 진료비의 부담을 지원해 주는 제도이다. 의료 급여 수급권자는 1종, 2종으로 구분되며, 1종 수급권자는 입원비를 무료로 받고 외래 진료는 일정 금액을 본인이 부담한다. 2종 수급권자는 일정 비율의 입원료와 외래 진료 비용을 부담한다.

(2) 제삼자 지불 방식의 원칙

우리나라의 국민 건강 보험은 보험 가입자, 보험자, 요양 기관 간의 제삼자 지불 방식으로 운영된다. 보험 가입자인 국민은 매달 보험료를 국민건강보험공단에 납부하고 보험 가입자가 요양 기관에서 제공받은 의료 서비스에 대한 진료비는 제삼자인 국민건강보험공단이 요양 기관에 지불한다. 국민건강보험공단은 보험 가입자와 피부양자의 질병, 부상, 출산 등에 대하여 진찰 및 검사, 약제 및 치료 재료의 지급, 처치 및 수술, 기타 치료 예방 및 재활, 입원, 간호, 이송의 요양 급여를 실시한다. 요양 기관은 의료 기관, 약국, 보건소, 보건 의료원, 보건 지소 및 보건 진료소를 말한다. 건강보험심사평가원은 요양 급여 비용을 심사한 후 결과를 공단과 해당 요양 기관에 통보하며, 이를 통해 요양 급여의 적절성을 평가한다. 제삼자 지불 방식은 보험 가입

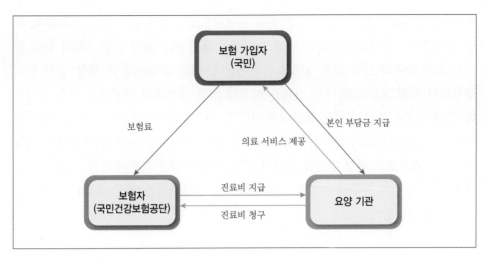

🎨 그림 8-3_ 제삼자 지불 방식

자가 의료 이용을 용이하게 하고 의료 체계의 운영을 쉽게 하는 장점이 있다. 반면 의료비 낭비가 발생할 우려가 있는데, 이를 방지하기 위해 정부는 의료 수가를 통제하고 있다.

(3) 행위별 수가제와 차등 가산율 적용의 원칙

우리나라의 의료 서비스에 대한 진료 수가 기준은 행위별 수가제를 기본으로 채택하고 있다. 이는 진료에 필요한 약제와 재료비를 별도로 산정하고 제공된 진료 행위마다 일정한 값을 정해 의료비를 청구하는 방식이다. 상대 가치 점수제는 행위별 수가제의 단점을 보완하기 위해 고안된 수가 체계이다. 건강 보험 수가는 상대 가치 점수에 점수당 단가(환산 지수)를 곱한 금액으로 결정된다. 상대 가치 점수는 진료 행위별로 투입되는 시간, 노력, 인력, 시설, 장비, 요양 급여의 위험도 등을 고려하여 산출한 가치를 각 항목 간의 상대적인 점수로 표현한 것이다.

(4) 현물 급여의 원칙

의료 보험 제도에서 보험 급여를 제공하는 방법에는 현금 급여형과 현물 급여형이

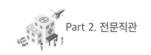

있다. 우리나라의 국민 건강 보험은 현물 급여형으로 운영되며, 보험자, 피보험자, 요양 기관의 3자 참여로 형성되는 가장 보편적인 유형이다. 국민 건강 보험의 현물 급여는 요양 급여와 건강 검진 형태로 이루어진다. 요양 급여는 질병, 부상, 출산 등의 상황에서 직접 요양 기관에서 진료를 받거나 의료 서비스를 제공받는 것을 의미한다. 건강 검진은 질병이 없는 상태에서 예방을 목적으로 건강 서비스를 받는 것을 말한다. 국민건강보험공단은 지역 세대주, 직장 가입자, 만 40세 이상의 피부양자 및 세대원을 대상으로 건강 검진을 실시하고 있다. 건강 검진은 전액 공단 부담이며, 특정 암 검사의 경우 공단과 수검자가 각각 50%씩 부담하지만, 자궁 경부암 검사는 전액 공단이 부담한다.

(5) 의료 전달 체계의 적용 원칙

2000년 이전에는 의료보험법에서 전국을 대진료권과 중진료권으로 구분하여 의료 기관 이용을 권역별로 제한하는 제도가 시행되었다. 그러나 이러한 권역별 제도는 의료 취약지에 거주하는 국민들의 진료를 어렵게 하고 건강하게 살 권리인 기본권을 제한하는 불합리한 제도로 여겨져 현재는 폐지되었다. 현재의 국민건강법에서

📝 **표 8-2_ 의료법상 의료 기관 분류**

의료 기관	종 류	규모 기준	진료 과목	대 상
의원급 의료 기관	의원, 치과 의원, 한의원	30병상 미만	해당 없음	외래 환자
병원급 의료 기관	병원, 치과 병원, 한방 병원	30~100병상 미만	해당 없음	입원 환자
	요양 병원	30개 이상의 요양 병상	해당 없음	
	종합 병원	100~300병상 이하	7개 이상	
		300병상 초과	9개 이상	
	상급 종합 병원	종합 병원 중 요건을 갖춘 경우 상급 종합 병원으로 지정함	20개 이상	중증 질환 환자

출처: 국가법령정보센터

는 질병의 중증도에 따라 단계별 진료 절차를 적용하여 요양 급여를 1단계와 2단계로 구분했다. 1단계 의료 기관(의원)에서는 가벼운 질환을 진료하고, 2단계 의료 기관(종합 전문 요양 기관)에서는 1단계 의료 기관에서 진료하기 어려운 중증 질환을 진료한다. 대형 종합 병원을 이용할 때에는 1단계 의료 기관에서 진료를 받은 후 종합 전문 요양 기관에서 2단계 요양 급여를 받아야 하는데, 이를 위해 1단계 진료를 담당한 의사의 진료 의뢰서를 제출해야 한다.

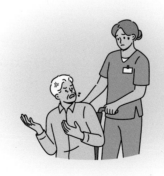

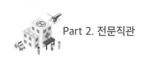

학습활동

1. 보건 의료 체계의 구성 요소에 대해 설명해보자.

2. 보건 의료 체계의 유형을 구분하여 설명해보자.

3. 우리나라의 국민 건강 보험 제도의 특성을 설명해보자.

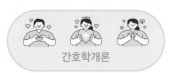

간호학개론

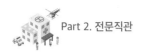

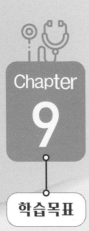

Chapter
9

전문직의
최신 경향과 발전 방향

학습목표

1. 새로운 현장의 환경적·시대적 변화를 이해하고 간호 전문직의 최신 경향을 설명한다.

2. 간호사의 전문성 개발과 발전을 위한 자신의 노력과 성장의 방향을 제시한다.

간호 전문직의 최신 경향

4차 산업 혁명과 인구의 노령화로 인해 간호 활동의 영역이 확대되고 보건 의료 분야가 크게 변화될 것으로 예상된다. 의료 서비스의 발전과 임상 환경의 변화로 의료 분야에 종사하는 인력들은 역량과 기술을 갖추어야 한다. 간호사들은 인공 지능(Artificial Intelligence, AI), 가상 현실(Virtual Reality, VR), 증강 현실(Augmented Reality, AR) 기기를 통한 실습, 로봇 수술(robotic surgery) 과정에 대한 간호의 변화를 통해 고도화된 기술을 활용하여 업무의 부담을 줄이고 새로운 서비스 영역을 개발해야 한다. 이를 통해 임상적 전문성, 환자의 선호도, 사회적 가치를 고려한 최상의 간호를 제공할 수 있다.

1. 초고령화 사회에 따른 간호사 역할 확대

저출산과 기대 수명의 증가로 인해 고령화가 빠르게 진행되고 있다. 2023년 통계청 자료에 따르면 전체 인구 중 65세 이상 고령 인구의 비율이 18.4%이며 향후 계속 증가하여 2025년 20.6%로 초고령 사회로 진입할 것으로 전망했다. 이는 베이비붐 세대(55~63년생)의 노년기 진입으로 2025년에는 노인 인구 1천만 명을 넘어서 급속한 초고령 사회가 진행된다는 것을 말한다. 반면 2023년 합계 출산율은 0.78명으로 1970년 출생 통계 작성 이래 최저치를 기록했다. 감사원의 분석에 따르면 50년 이내로 한국의 인구는 절반으로 감소하며 특단적 대책이 없는 한 저출산 문제가 해결되기 어려울 것으로 분석했다.

노인 인구의 증가와 저출산으로 인한 사회적 변화로 의료 지원 체계의 적절한 변화가 필요하다. 특히 후기 노령층을 중심으로 한 방문 간호와 치매 관리 서비스와 같은 장기 요양 서비스의 중요성이 부각되고 있다. 이에 따라 가정 전문 간호사, 노인 전문 간호사, 호스피스 전문 간호사와 같은 간호 전문직의 수요가 증가할 것으로 예측된다.

제5차 보건 의료 실태 조사(2022년) 결과에 따르면 의사 수는 13만 명, 간호사 수는 44만 명으로 조사되었다. 보건 의료 기관에서 활동하는 의사의 경우 의원급에서

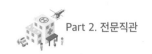

는 4.4만 명, 종합 병원에서는 2.2만 명, 상급 종합 병원에서는 2.1만 명순으로 근무하고 있다. 간호사의 경우 종합 병원에서는 7.8만 명, 상급 종합 병원에서는 5.6만 명, 병원에서는 3.5만 명순으로 활동 중이다. 보건 의료 기관에서 근무하는 간호사는 2016년의 18만 명에서 2020년에는 22.5만 명으로 증가했다. 특히, 요양 병원에서 근무하는 간호사의 비율은 32.7%로 가장 큰 증가율을 보였다. 이러한 결과를 통해 노인 인구의 증가로 간호사의 활동 분야가 인력 수 증가와

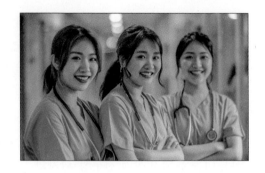

함께 확대되고 있음을 알 수 있다. 따라서 간호사는 저출산과 고령화에 대응하여 전문 간호사 역할을 수행하기 위해 사회 문제와 정부 정책을 파악하고 대비할 필요가 있다.

2023년 보건복지부 성과 관리 보고서에 따르면 1천만 노인 시대에 대비하여 지역 사회를 중심으로 노인 돌봄 체계로 전환하고 있다. 이에 따라 재택 의료 센터의 확대, 의료-요양 통합 판정 추진, 재가 급여의 확충, 장기 요양 통합 재가 서비스 확대, 지역 사회 통합 돌봄, 노인 친화형 공동 주택 등에서 돌봄·의료·여가 등의 복합적 서비스를 제공하는 지역 사회 거주 방안 등을 마련하고 있다. 이로 인해 간호사의 활동 분

📝 **표 9-1_ 보건 의료 기관 종류별 의사와 간호사 현황**

구 분	의 사			간호사		
	2016년	2020년	증감률(%)	2016년	2020년	증감률(%)
전체	97,573	107,031	9.7	179,989	225,462	25.3
상급 종합 병원	21,434	21,596	0.8	45,763	56,244	22.9
종합 병원	19,302	22,068	14.3	59,504	78,131	31.3
병원	10,738	10,890	1.4	30,103	35,425	17.6
요양 병원	5,030	5,920	17.7	21,777	28,888	32.7
의원	38,706	44,129	14.0	14,361	16,934	17.9

출처: 제5차 국민 보건 의료 실태 조사 결과(2022)

야는 급성기 의료 기관에 국한되지 않고 만성 관리를 위한 요양 시설과 질환 예방 및 건강 관리를 위한 지역 사회로 활동 영역이 확대되고 있다.

2. 근거 기반 간호의 실현

근거 기반에 대한 개념은 의학 분야에서 도입되었으나 최근에는 보건 의료 분야 전반으로 확대되고 있다. 간호계에서도 근거 기반 실무(Evidence Based Practice, EBP)가 양질의 간호 제공을 위하여 활용되고 있다. 근거 기반 실무는 과학적 근거를 바탕으로 임상적 전문성, 환자의 선호도, 사회적 가치를 종합적으로 고려하여 최상의 간호를 수행하는 과정이다. 이를 통해 안전하고 효과적인 간호 서비스를 제공하여 환자에게 긍정적인 결과가 나타나도록 한다. 간호 서비스를 전달할 때에는 간호를 필요로 하는 대상자의 요구와 특성을 고려하여 임상 경험과 과학적 연구 결과를 바탕으로 최상의 간호 실무를 수행한다. 근거 기반 간호는 근거 기반 간호 실무, 간호 교육, 간호 연구, 행정적 지원이 보완적으로 작용하여 실현될 수 있다. 근거 기반 간호를 수행하는 간호사는 대상자에게 양질의 간호를 제공함으로써 전문가로서의 역량과 간호의 전문성을 높이는 데 기여하게 된다.

3. 간호법

세계적으로 간호법은 전문 간호 인력의 교육과 양성, 면허 체계를 규정하여 간호 서비스를 받는 대상자의 권익을 보호하기 위한 목적으로 제정되고 있다. 병원과 치료 중심의 의료 체계에서 지역과 예방 중심의 의료 체계로 변화하고 있음에 따라 가정 간호, 방문 간호, 일차 의료, 재택 의료 등이 활성화되고 있다. 특히 코로나19와 같은 신종 감염병의 유행으로 인해 숙련된 간호 인력의 확보가 전 세계적으로 시급한 과제로 대두되고 있어 간호법의 시대적 필요성이 더욱 절실하다.

2023년 국회에 발의된 간호법 제정안의 목적은, 간호법을 제정하여 숙련된 간호 인력을 확보하고 지역 간 인력 수급 불균형을 해소하기 위한 체계적·종합적 간호 정

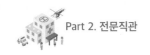

책을 통해 국민 건강 증진과 환자 안전에 기여하는 것이다. 이 간호법 제정안은 2021년 3월 25일 여야 3당에 의해 발의되어 국회 보건복지위원회 심의를 거치며 합의된 대안이었다. 2023년 3월 23일 간호법 제정안은 보건복지위원회를 통과하여 법제사법위원회에 회부된 지 269일 만에 본회의로 직접 부의하게 되었고, 2023년 4월 27일 국회 본회의에서 통과되었다. 이를 통해 한국 간호 역사의 위대한 이정표가 세워졌으며 보다 건강한 대한민국으로 나아가는 새 출발점이 마련되었다.

간호협회는 "간호 법안은 17대 및 20대 국회에 이어 21대 국회에서 3번째로 발의되었으며 2005년 국회 입법으로 시도된 후 무려 18년 만에 결실을 맺은 뜻깊고 역사적인 일"이라고 평가했다. 국제간호협의회(ICN) 파멜라 시프리아노$^{pamela\ cipriano}$ 회장은 윤석열 대통령에게 간호법 제정을 요청하는 서신을 전달했다. 서신 내용은 "간호법은 환자 안전을 보장하고 간호사 채용과 근속 상태를 개선하며, 명확한 규제와 교육 기준 및 절차를 수립하고 적절한 근무 환경을 보장하는 데 필요하다"고 강조했다. 또한 간호법 제정은 WHO가 채택한 "글로벌 간호 및 조산 전략 방향(global Strategic Directions for Nursing and Midwifery, SDNM, 2021-2025)에 명시된 조치를 이행하는 훌륭한 사례가 될 것"이라고 밝혔다. 그러나 국회에서 통과된 간호법 제정안에 대해 2023년 5월 16일 국무 회의에서 간호법에 대해 윤석열 대통령이 재의 요구권(거부권)을 행사하면서 다시 국회로 돌아왔다. 국회는 5월 30일 열린 본회의에서 간호법 원안을 재상정했고 제정안에 대해 재표결을 했으나 투표 결과 부결되어 폐기되었다.

2023년 11월 22일 고영인 의원 외 21인의 새로운 간호 법안이 발의되고 세계 간호협회들이 우리나라의 간호법 제정에 공식적으로 힘을 실어 지지해 주었다. 대한간호협회는 다시 발의된 간호 법안을 환영했고, 유럽간호협회연맹(EFN)과 일본간호협회(JNA), 네팔간호협회(NNA) 등은 대한간호협회가 추진하고 있는 간호법 제정을 지지한다며 대한민국 정부와 정치계는 간호사의 목소리에 귀를 기울여 간호법 제정에 적극적으로 나서 달라고 요청했다. 미국, 독일, 영국, 덴마크, 뉴질랜드, 캐나다를 비롯한 세계 80여 개국이 간호 관련 단독법에 기반하여 간호 인력 양성을 위한 교육 과정과 업무를 명확히 규정하고 있다. 간호법 제정은 여러 의원들에 의해 제정안이 발의되고 2024년 7월 16일 국회 보건복지위원회에 상정되어 8월 28일 보건복지위원회 통과, 법제사법위원회 통과, 국회 본회의에서 재석 290명 중 283표로 가결되었다. 대한민국 간호법은 9월 10일 국무 회의에서 의결되어 2024년 9월 20일 공포되었다.

간호법 제정은 모든 국민이 의료 기관과 지역 사회에서 수준 높은 간호 혜택을 받을 수 있도록 간호에 관해 필요한 사항을 법적으로 규정하고 간호사의 역할과 업무를 명확히 하여 법적으로 보호받게 하며, 동시에 다른 보건 의료인과의 협력 관계를 강화하는 데 기여할 것이다.

2 간호 전문직의 발전을 위한 노력

간호 전문직 발전을 위해서는 간호사의 전문성을 개발하고 향상시키기 위한 지속적인 노력이 필요하다. 이를 위해 임상 연구를 통해 근거 기반 실무를 수행하고 보건의료 정책과 조직의 결정 과정에 적극적으로 참여하는 등 리더십을 함양하고 관리기술을 개발해야 한다. 일반 대중은 대중 매체와 간호사와의 일대일 접촉 경험을 통해 간호 전문직에 대한 이미지를 구축한다. 긍정적이고 전문적인 간호 이미지는 간호 전문직 발달에 영향을 미치기 때문에 간호의 브랜드 이미지를 향상시키기 위해 간호사는 확신을 갖고 최상의 간호를 수행하는 것이 중요하다. 간호 전문직 발전을 위한 기본 태도와 간호의 미래를 위한 전문성 개발을 위해서는 내적요인과 외적 요인을 고려하여 발전 전략을 수립할 수 있다.

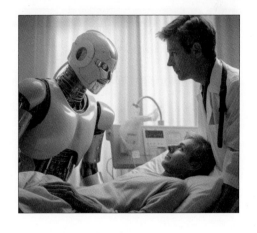

제4차 산업 혁명 시대가 도래하면서 인공 지능, 로봇, 3D 프린팅 등 첨단 기술이 융복합되고 있다. 이와 동시에 세계 인구의 고령화와 의료비 증가, 웰니스(wellness)에 대한 인식의 변화가 나타나고 있다. 이러한 변화로 인해 건강과 보건 의료 분야의 패러다임이 질병의 사후 치료에서 사전 예방으로 변화되고 있으며 개인 맞춤형 복지및 의료 시대로 전환되고 있다.

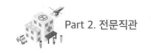

간호사의 역할도 소비자 중심의 맞춤 건강 관리, 병원-지역 사회의 통합적 평생 건강 관리, 질 높은 서비스, 근거 기반 간호 표준화, 전문 영역 역할 확대 등의 방향으로 진화하고 있다. 미국 존스 홉킨스 병원에서는 위치 추적 시스템을 확장하여 간호사 호출 자동화나 환자의 보행 거리와 속도 측정 등에 활용하고 있다. 서울 아산병원에서는 사물 인터넷을 활용하여 환자의 활력 징후를 측정하며 자동으로 전자 의무 기록에 연동되는 시스템을 운영하고 있다. 또한 공용으로 사용하는 인퓨전 펌프에는 실시간 위치 추적 시스템을 적용하고, 병원 내 냉장고 온도를 자동으로 측정하는 장비의 파일럿 테스트 등이 진행되고 있다. 그 이외에 물품 이송 로봇, 간호사 교육용 가상 현실(VR), 휴머노이드(humanoid) 로봇 등이 간호 분야에 점차적으로 적용되고 있다. 간호사들은 새로 등장하는 기술을 활용하여 업무 부담을 줄이고 새로운 서비스 영역을 개척할 수 있으며, 간호의 본질을 이해하고 간호의 기술적 측면과 인간적 측면을 조화롭게 발전시키는 데 필요한 역량을 갖추어 나가야 한다.

📝 표 9-2_ 산업 혁명 시대의 간호 전문직 발전을 위한 과제

영 역	과 제	세부 내용
간호 조직	치료에서 돌봄으로의 중점 변화	• 기능적·도구적 측면의 간호가 인공 지능과 로봇에 의해 대체되면서 간호의 본질에 대한 재검토가 필요
	기술 활용을 통한 업무 부담 완화	• 사물 인터넷, 웨어러블 디바이스, 도움 로봇 이용
	간호 전문성 추구	• 정밀 의료에 기반을 둔 맞춤 의료 발전에 대응한 과학적 지식 필요 • 유전 정보와 유전자 검사 결과 해석 • 윤리적 문제, 사회적 이슈, 상담, 임상 시험 등
	독립적 활동 영역의 개척	• 건강 관리, 만성 질환 관리 영역에서 독자적 활동 확대
인적 자원 개발	새로운 기술에 대한 이해	• 빅 데이터 분석, 유전체학, 약물 유전체학, 인공 지능, 의료 정보 지식
	돌봄, 인간적인 상호 작용 역량	• 환자의 정서, 사회, 영적 건강 등 인간적 또는 관계적 측면에 대한 관심 강조
	전문가 간 협력	• 다학제 팀 속에서 타 전문 직종과 협력 역량
	창의적 혁신 역량	• 새로운 서비스 창출을 위한 혁신적 서비스 모델 디자인 역량
	회복 탄력성(resilience)	• 전문가적 독자적 판단력에 따른 현장 상황 대처 능력

출처: 김광점 외(2018) 4차 산업 혁명과 간호 인적 자원의 개발

학습활동

1. 자신이 생각하는 간호 전문직의 미래 전망에 대해 설명해보자.

_____

_____

_____

_____

2. 한국 간호법 제정 이후 간호계의 변화에 대해 논의해보자.

_____

_____

_____

_____

3. 근거 기반 간호에 대해 설명해보자.

_____

_____

_____

_____

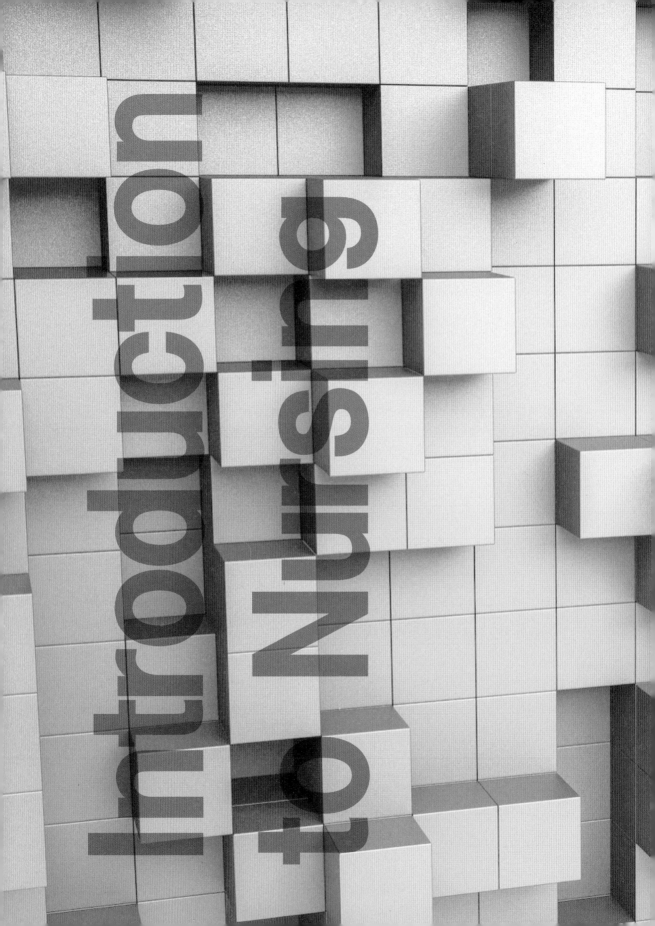

Introduction to Nursing

PART

3

간호 철학

Chapter 10   철학이란 무엇인가

Chapter 11   간호 철학

Chapter 12   간호학에 응용 가능한 철학 사조

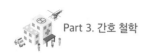

Chapter 10

철학이란 무엇인가

학습목표

1. 철학적 탐구에 대하여 이해한다.

2. 철학의 방법을 확인하고 귀납법과 연역법에 대하여 이해한다.

3. 간호학과 같은 실천 학문에서의 철학의 역할을 이해한다.

4. 철학의 주요 물음을 확인한다.

5. 비판적 사고에 대하여 이해한다.

⁺1 철학적 탐구

철학을 통하여 탐구한다는 것은 무엇일까? 철학은 생각이다. 철학은 단순한 생각이 아니라, 무언가를 이해하기 위해 체계적으로 사고하는 과정이다. 이 과정은 우리의 경험과 활동에 기반한 사고에 뿌리를 두고 있으므로, 단순히 생각만으로는 무언가를 완전히 이해하기 어렵다. 따라서 철학의 탐구를 위해서는 문제의 답을 찾는 과정을 어떠한 방식으로 진행할 것인가에 대한 충분한 고민과 구체적 기술이 선행되어야 한다.

철학적 탐구는 왜 필요한가? 모든 학문 분야에서 앎(knowing)을 확인하기 위한 탐구가 이루어진다. 간호학에서는 경험에 기반한 지식 탐구가 일반적이지만, 철학적 탐구도 중요하다. 기존의 철학적 사유를 토대로 간호 이론을 정립한 경우도 있는데, 간호 이론가들은 철학적 사고를 통해 자신의 주장을 뒷받침하는 근거를 설명한다. 그러나 사유를 통한 인식은 직접적인 경험이 아니므로 의심이 제기될 수 있다. 사실 우리의 감각과 감각에 대한 인지가 전기적 신호에 불과하다는 점을 고려할 때 경험도 한계가 있음을 인정할 수밖에 없다. 대부분 실제 경험을 다루는 과학에서 사유만이 유일한 연구 방법인 경우도 있다. 예를 들어, 무한히 확장되는 우주에 대한 증명은 현재로서는 경험할 수 없으며, 오직 이론적 검증만이 가능하다.

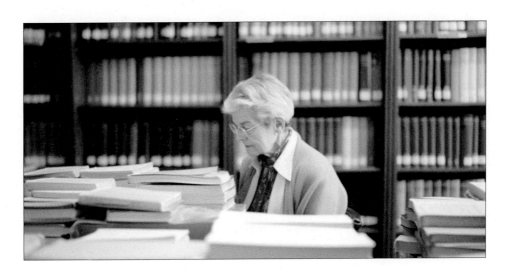

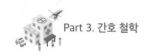

표 10-1_ 철학의 분과

구 분	내 용
존재론 (ontology)	• 실체에 대한 탐색, 존재 그 자체(ens quatenus ens est)를 다룬다.
논리학 (logic)	• 추론과 논증의 원리를 연구하는 분야로 정확하고 일관된 사고를 촉진한다.
인식론 (epistemology)	• 지식, 믿음, 의미 등을 연구하며 어떻게 우리가 세상을 인식하는지에 대한 이론을 다룬다.
윤리학(ethics)	• 도덕과 윤리에 관한 이론을 다루며, 올바른 행동과 가치에 대한 고찰을 제공한다.
미학 (aesthetics)	• 예술과 아름다움에 대한 철학적 연구를 수행한다.
정치 철학 (political philosophy)	• 권력, 정의, 국가 등과 관련된 정치적 주제를 다룬다.
철학 사학 (history of philosophy)	• 철학의 역사를 연구하며 선진과 후진, 동서양의 다양한 철학적 전통을 이해한다.

1. 철학의 분과

철학에는 실체를 탐색하는 존재론, 규명된 지식을 체계화하고 결론에 이르는 과정이 타당한지 검토하는 논리학, 지식의 개념을 다루는 인식론 등이 있다.

2. 철학의 방법

철학의 방법은 먼저 철학적 사유를 이끄는 동기가 선행되어야 한다. 어떤 사람이 주장하는 진리에 의문을 가지게 되면 인간의 오류와 무지를 조사하게 된다. 그다음에 의심을 해본다. 지금까지 당연하게 받아들여 왔던 믿음에 대한 단순한 의심이 시작될 수도 있다. 의심 받는 그 문제를 명료화하고 해결책을 얻기 위해 토론을 진행한 후 비판과 해결점에 대해 판단한다.

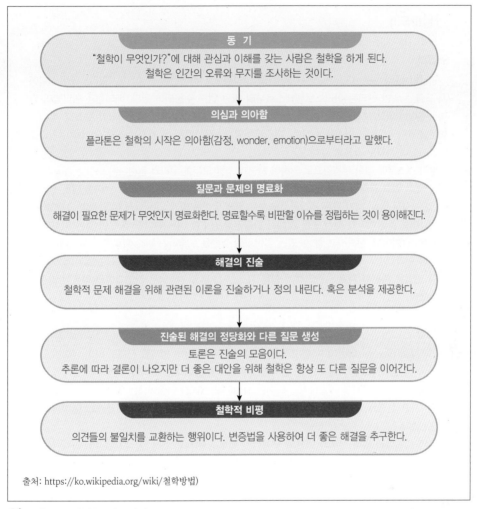

동 기
"철학이 무엇인가?"에 대해 관심과 이해를 갖는 사람은 철학을 하게 된다.
철학은 인간의 오류와 무지를 조사하는 것이다.

의심과 의아함
플라톤은 철학의 시작은 의아함(감정, wonder, emotion)으로부터라고 말했다.

질문과 문제의 명료화
해결이 필요한 문제가 무엇인지 명료화한다. 명료할수록 비판할 이슈를 정립하는 것이 용이해진다.

해결의 진술
철학적 문제 해결을 위해 관련된 이론을 진술하거나 정의 내린다. 혹은 분석을 제공한다.

진술된 해결의 정당화와 다른 질문 생성
토론은 진술의 모음이다.
추론에 따라 결론이 나오지만 더 좋은 대안을 위해 철학은 항상 또 다른 질문을 이어간다.

철학적 비평
의견들의 불일치를 교환하는 행위이다. 변증법을 사용하여 더 좋은 해결을 추구한다.

출처: https://ko.wikipedia.org/wiki/철학방법)

🎨 그림 10-1_ 철학 방법의 과정

　　질문에 대한 답을 찾는 과정은 어떻게 진행될까? 구체적인 사실로부터 일반적 원리를 도출하는 방법이 있다. 이러한 방법을 귀납법(歸納法, inductive method)이라고 한다. 귀납법에서는 우선 가설을 설정한 후, 관련된 개별 사례나 사실을 수집하여 이를 설명하는 방식이다. 반대로 연역법(演繹法, deductive method)은 진리로 수용되는 일반 원리에서 시작하여 논리적인 방법으로 필연적인 결론을 도출하는 과정이다. 즉, 연역법은 이론을 바탕으로 실제를 이해하는 방식이라고 할 수 있다.

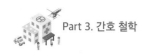

 알아두기

귀납법

귀납법(歸納法, inductive method)은 자연과학 방법론으로 베이컨(Bacon)이 제시했다. 서양 철학에서 도출된 일반 원리는 아리스토텔레스로부터 비판 없이 수용되어 왔다. 베이컨은 귀납법이 과학적 방법이라고 보았으며, 그 이유는 경험론(empiricism)에 기초하기 때문이라고 보았다. 우리가 학문을 하는 데 있어 반성해야 하는 것은 무엇일까? 베이컨은 네 가지 우상을 제거해야 한다고 했다. 그 네 가지는 다음과 같다.

우리 스스로에 대한 우월감으로 인하여 자연과 사물 모두를 우리와 관련하여 보려는 종족 우상, 내가 알고 있고 경험한 한계 안에서 이해하는 동굴 우상, 언어의 주관성으로 언어를 잘못 선택할 수 있는 시장 우상, 내가 만든 세상을 바라보는 틀의 영향을 받게 되는 극장 우상 등이 그것이다.

귀납법을 주장했다고 해서 모든 것에서 관찰만을 강조한 것은 아니다. 중요한 것은 이성과 관찰 간의 균형이다. 진리라고 할 수 있는 일반화된 결론을 도출하기 위해 자료를 수집, 분류, 도표화해야 한다. 이를 "경험주의자들은 자료를 모으는 개미가 되어야 한다."고 표현했다. 그만큼 과학적 방법은 충분한 자료에 근거해야 함을 강조한 것이다. 귀납법은 자연과학의 이론적 발전에 기여했다.

연역법

연역(演繹, deduction)이란 이미 알고 있는 하나 또는 둘 이상의 명제를 전제로 하여 명확히 규정된 논리적 형식들에 근거해 새로운 명제를 결론으로 이끌어내는 추리의 방법이다. 연역을 일반적인 사실이나 원리에서 개별적이고 특수한 사실이나 원리를 이끌어내는 것으로 정의하기도 한다. 하지만 전제와 결론이 모두 특수 명제인 경우도 있으므로 이는 지나치게 협소한 이해라고 할 수 있다.

연역은 귀납과 달리 전제와 결론의 구체적인 내용은 문제로 삼지 않으며 엄격한 논리적 규칙에 의존한다. 귀납에서 추론의 타당성은 전제와 결론을 뒷받침하는 내용에 달려 있다. 귀납적 추론은 근본적으로 관찰과 실험에서 얻은 부분적이고 특수한 사례를 근거로 전체에 적용시키는 이른바 '귀납적 비약'을 통해 이루어진다. 이처럼 연역은 결론의 내용이 이미 전제 속에 포함되어 있다는 점에서 진리 보존적(truth-preserving) 성격을 지닌다.

연역은 전제에 없었던 새로운 사실적 지식의 확장을 가져다 주지는 못하며 이미 전제 속에 포함된 정보를 명확하고 새롭게 도출해낼 뿐이다. 연역은 전제로부터 결론을 도출해내는 것이므로 일정한 명제를 출발점으로 한다. 그러나 모든 연역의 출발점이 되는 최초의 명제는 결코 연역에 의해 도출될 수 없다. 이러한 출발점은 결국 인간의 다양한 경험이나 실천 등의 결과를 일반화하는 과정을 통해 형성된다. 따라서 실제의 학문 연구는 순수하게 연역적 형태로서만 이루어질 수는 없으며 관찰이나 실험 등의 증명 과정과 통합되어 적용된다. 오늘날에는 전제로 삼은 가설을 검증하기 위해 그 가설에서 몇 개의 명제를 연역해 실험과 관찰 등을 수행하는 가설 연역법(假說演繹法, hypothetical deductive method)이 널리 사용되고 있다.

3. 실천 학문에서의 철학의 역할

학문의 모든 영역에서 철학은 필요하지만 사람을 대상으로 하는 실천 학문에서는 철학과 윤리적 성찰을 필요로 한다. 실천 학문에서의 철학의 역할을 살펴보면 다음과 같다.

📝 **표 10-2_ 실천을 목적으로 하는 분과 학문별 철학의 역할**

종 류	내 용
교육 철학 (philosophy of education)	• 교육의 개념, 목적 등에 관한 원리나 교육과 관련된 문제를 철학적 방법으로 연구하는 학문이다. 교육 과정, 학습 방법, 교사와 학생 간의 관계 등 교육과 관련된 이론적인 고민을 다룬다. • 철학적 교육학은 교육이란 무엇인가라는 교육의 본질 또는 이념에서부터 보다 구체적인 문제들, 즉 교육의 목적, 목표, 교육 활동의 주체와 대상 및 내용과 방법, 또는 교육의 장소와 시기, 여러 조직, 제도, 나아가 교육 정책에 관한 문제의 연역적 구명을 꾀한다. • 교육 철학은 교육의 목적, 가치, 윤리 등에 대한 고찰을 통해 효과적인 교육 시스템을 설계하고 이행하는 데 도움을 준다.
심리 철학 (philosophy of mind)	• 몸과 마음 혹은 정신의 관계에 대하여 연구하는 철학 분야이다. • 다양한 심적 상태가 무엇인지, 이러한 마음이 존재한다면 이 마음은 육체와 어떠한 관계를 맺는지 그리고 이러한 심적 상태의 속성들은 어떻게 육체적 속성에서부터 도출되거나 수반될 수 있는지를 연구한다. • 심리학 분야에서 윤리적인 문제, 클라이언트의 정신 건강에 대한 접근 방식, 인격 및 행동 이론 등에 대한 철학적 고찰을 제공한다. • 클라이언트 중심의 정신 건강 서비스를 제공하기 위한 지침을 제시한다.
의 철학 (philosophy of medicine)	• 의학(醫學, medicine)의 본질에 관한 철학적 탐구를 하는 분야이다. • 삶과 죽음, 고통, 몸, 혹은 '몸과 마음'의 주제, 질병에 대한 존재론이나 인식론, 관찰의 한계, 의료 윤리의 문제 등을 탐구한다. • 의학 분야에서 윤리적인 고민과 문제에 대한 해결책을 제시한다. • 환자의 권리, 죽음의 존엄성, 의료 기술의 윤리 등에 대한 지침을 제공하여 의료 전문가들이 윤리적으로 책임감 있게 행동할 수 있도록 한다.
간호 철학 (nursing philosophy)	• 간호 철학은 간호를 통해 추구할 수 있는 적합한 목적과 그 목적의 성취를 위한 수단에 대한 관점을 제공한다. • 간호사의 역할, 환자 간호, 윤리적인 결정 등에 대한 지침을 제공한다. • 환자 중심의 간호, 옹호자로서의 간호, 윤리적으로 적절한 간호 행동 등을 강조하여 간호사의 전문성을 높이고 의료 서비스의 질을 향상시킨다.

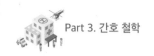

2 철학의 주요 물음

1. 존재하는 것은 무엇인가?

우리는 지각하는 것이 실재라고 생각하지만 지각된 현상(appearence)이 모두 실재(reality)라고 할 수 있는가? 실재하지 않는 자극을 경험하는 정신 질환이 있고 흔하게 착각하는 경우를 생각하면 우리의 감각으로 경험한 것이 모두 실재라고 말할 수 없음을 알 수 있다. 실재는 대상의 본질이자 참모습이며, 반면 현상은 시간과 공간에 의해 제약을 받는다. 이로 인해 실재는 현상과 대립되는 개념이다.

우리는 사물을 어떻게 인식하는지와 그 사물이 진정 무엇인지를 나누어 구분할 수 있다. 로크^{Locke}는 이처럼 여러 가지 관념을 제1 성질(지각과 상관없이 대상 그 자체가 가진 성질)과 제2 성질(그 자체의 성질이 아니라 감각 경험에 나타난 주관적인 특성들)로 설명했다. 예를 들어, 물건의 길이 같은 형태는 제1 성질로 수량화되어 과학에서 중요하게 활용된다. 반면 색은 상황이나 개인에 따라 또는 사람에 따라 다르게 인지되므로 제2 성질이 된다. 그러나 다시 생각해보면 길이를 측정하기 위해서는 색으로 구분된 물체를 인지하여 길이를 재기 때문에 제1 성질과 제2 성질을 완전히 분리해서 생각하기 어려운 경우도 있다.

현상과 실재의 관계를 이해할 때, 이 둘은 단순한 대립 개념이 아니라 더 복잡한 상호 작용을 하고 있다. 예를 들어, 환각은 현실에서 존재하지 않는 것을 감각적으로 경험하는 상태로 나타나지만 실재는 아니다. 환각을 경험하는 사람은 환각을 현상으로 생각할 수 있지만 다른 사람들은 시각과 촉각, 청각 등 감각들 간의 상호 작용을 통하여 감각을 처리한다. 환각은 서로 다른 감각 간의 정보가 일치하지 않기 때문에 실재가 아님을 확인하게 된다.

영화 《매트릭스(matrix)》에는 현실이라고 믿고 있는 세상이 실은 가상 현실인 배경에서 실재를 찾게 되는 주인공이 등장한다. 인공 지능에 의해 만들어진 프로그램에서 현상과 실재에 대한 고민이 왜 필요한지를 보여주는 영화이다.

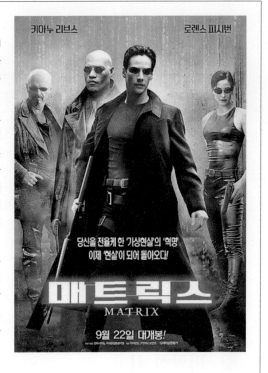

영화 《매트릭스(1999)》

영화 속에서 인간이 경험하고 있는 시공간은 AI에 의해 만들어진 것이다. AI는 인류를 인공 자궁(인큐베이터)에 넣어 놓고 에너지원으로 사용할 뿐이다.

영화 속 이야기일 뿐일까? 우리는 우리가 알고 있는 것이 모두 진짜라고 생각하지만 착각인 경우가 숱하게 많다. 같은 상황에 대한 서로 다른 기억을 경험한 적이 있을 것이다. 또한 우리가 푸르다고 생각하는 하늘도 실제 파란색이어서가 아니라 우주로부터 유입되는 빛이 대기에서 분산될 때 파란색이나 보라색이 많이 퍼지기 때문이다.

영화에서는 진짜 현실을 인류에게 깨우쳐 줄 구원자를 찾는 사람들이 나온다. 그들은 현실이 사실은 가상이었음을 알고 인큐베이터에서 탈출한 인간들이었다. 그들이 깨어날 수 있었던 이유는 무엇이었을까? 아마도 철학을 통해 가능하지 않았을까?

🎨 **그림 10-2_** 영화 매트릭스를 통한 존재론에 대한 이해

2. 무엇을 알 수 있는가?

고대나 중세 철학은 우주의 궁극적 존재나 초월적 신의 존재에 관심을 가졌다. 반면 근세의 철학은 인간 존재의 문제를 비롯하여 이성이나 경험을 근거로 대상을 어떻게 인식하는지를 탐구했다. 인식의 문제를 둘러싼 대표적인 두 흐름은 데카르트 Descartes에 의해 시작된, 연역적으로 증명하려는 입장과 베이컨 Bacon에서 시작된, 경험적 지식의 토대 위에 철학을 확립하려는 입장이 있다. 데카르트에 의해 시작된 대륙의 이성주의(rationalism)는 합리론이고, 베이컨에 의해 시작된 것은 영국의 경험론(empiricism)이다. 이 두 이론은 표면적으로 평행선을 이루고 있는 듯하지만, 계몽주의자들에 의해 통합되어 새로운 철학적 토대를 형성했다.

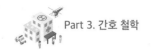

 알아두기

합리론

합리론의 전통은 고대 그리스에서부터 찾을 수 있으나 철학의 사조로 가장 큰 발전을 보인 것은 데카르트와 계몽주의로부터 시작된다. 우리가 보통 어떤 사람에 대하여 "저 사람 참 합리적이네."라고 한다면 그것은 '그 사람이 포함된 시대와 배경과 걸맞는 사람'이라는 판단을 토대로 한다. 합리론은 우주 만물이 이성으로 납득할 수 있게 존재하고 움직인다고 본다.

경험론

경험론은 인식이나 지식의 근원이 경험에 있다는 철학적 입장이다. 경험과 철학은 동떨어져 있는 것처럼 여겨질 수 있으나 앞서 이야기했듯이 인식이라는 것 자체가 경험에 비추어 이루어지기 때문에 '모든 인식이 경험에서 비롯된다.'는 것이다. 경험론의 역사도 합리론만큼이나 오래되어 그 시작은 그리스의 소피스트로 거슬러 올라가지만 근대 합리론에 대립되는 경험론의 출현은 베이컨에 의해 이루어졌다.

+3 비판적 사고

문자로 기록되기 전에는 암기된 정보만이 유일한 지식이었다. 그러나 이제 인터넷을 통한 다양한 정보로의 접근 가능성은 활자로 기록되고 인쇄되어 소장하게 된 것과 중요한 사건이다. 이러한 상황에서 우리에게 필요한 것은 많은 양의 암기된 지식이 아니라 다양한 지식의 융합과 형성된 지식에 대한 비판적 평가와 수정 능력이 되었다. 기존의 지식을 비판적으로 사고하기 위해서는 적절한 태도가 필요하다.

적절한 태도란 지식의 명료성, 정확성과 공정성에 대한 열정, 일관성 없는 기준의 적용에 대한 혐오와 같은 것을 말한다. 적절한 태도를 가지고 있더라도 비판적 사고는 지속적으로 필요하다. 예를 들어, '자기 이익에 대치될 때 진리에 대하여 헌신적인 태도를 가질 수 있는가?', '사회적으로 인정받아 열렬하게 믿고 있는 것에 대하여 의문시할 수 있는가?' 하는 것 등이 그것이다. 비판적 사고는 우리를 규정하고 지배하는 이념과 고정 관념을 밝히고 제도를 검토하도록 한다. 또한 우리의 한계를 인식하도록 하며 우리 삶을 개선시키기 위한 방안을 통찰할 수 있게 한다.

알아두기 – 비판적 사고를 촉진하는 5가지 방법

비판적 사고를 촉진하면 강력하고 건설적인 '무기'를 손에 쥐는 것과 같다. 건강하게 의심해보는 태도와 적절한 윤리, 개방적 사고를 통해 우리는 세상을 더 넓게 바라볼 수 있게 된다.

절대 불변의 진리를 말할 수 있는가? 우리는 그야말로 탈진실의 시대에 살고 있다고 해도 과언이 아니다. 이제 비판적 사고는 선택이 아닌 필수의 역량이 되었다.

1. 한 가지 선택만 생각하지 않는다. 시각을 넓혀라!

뉴스에서 세상의 종말에 대해 이야기한다면 어떤 행동을 취할 것 같은가? 누군가는 벙커에 숨으려 할 것이고 누군가는 남은 시간을 쾌락을 좇는 것에 목적을 둘지도 모른다. 그런데 행동을 취하기 전 뉴스의 내용이 진실인가에 대한 회의적인 태도를 보일 수도 있다. 이렇게 건강하게 의심하는 태도는 매일 접하는 뉴스, 의견들을 걸러주는 역할을 해준다.

2. 반사적 행동 vs 주도적 행동. 비판적 사고를 촉진하려면 주도적이어야 한다.

많은 사람이 인생을 주도적으로 살기보다는 주어지는 상황들에 반응하는 수준으로 살아간다. 누구나 그렇게 사는 것 아닐까 하는 생각이 들 수 있다. 삶은 생각하지 못한 일들의 연속이기 때문에 이러한 일들에 대하여 반응적이거나 아무런 반응을 못하는 것을 말하는 것이 아니다. 아무것도 일어나지 않는 상황에서 일을 일어나게 하고 새로운 자원을 사용하여 무언가를 배우기 위한 도전을 하며 성취하기 위한 매일의 노력을 기울여야 한다.

3. 비판적 사고를 위해서는 다양성을 인정해야 한다.

우리는 어떤 상황 또는 사람에 대하여 선과 악, 옳고 그름, 친구나 적으로 구분하고 싶어한다. 그러나 좀 더 다양한 관점으로 상황을 바라볼 필요가 있다. 그렇게 할 때 잘못 판단할 가능성을 줄일 뿐만 아니라 다양성을 수용함으로써 우리 자신도 수용될 가능성을 높일 수 있다.

4. 유머 감각은 새로운 시각을 제공한다.

좋은 유머 감각은 지능과 관련된다. 자기 자신에 대해 웃을 수 있는 사람은 어둠 속에서 빛을 찾을 수 있는 사람이다. 모든 사람을 웃게 하기 위해 현실을 상대화하고, 아름답게 본래대로 바꾸며 가지고 놀 수 있는 사람이다. 그들은 훌륭한 재능을 가지고 있다.

5. 인지적으로 왜곡할 가능성을 늘 염두에 두어야 한다.

인지적 왜곡은 부정적인 사실에 지나친 긍정을 하거나 긍정적일 수 있는 사실에 비관적 생각을 하도록 한다. 인지 왜곡으로 원하는 것만 보고 생각하게 되면 사고가 제한되고 비판적 사고를 하지 못하게 된다. 따라서 비논리적인 것이나 오랫동안 마음속에 자리 잡은 생각들에 주의해야 한다. 절대적 진리로 간주하기보다는 모든 것을 상대화하여 옳지 않을 가능성을 고려하고, 시각을 넓히는 것이 중요하다.

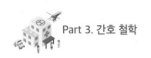

 학습활동

1. 귀납법과 연역법에 대해 설명해보자.

_____

_____

_____

_____

_____

_____

_____

2. 비판적 사고의 필요성 대해 설명해보자.

_____

_____

_____

_____

_____

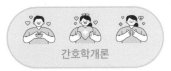

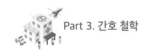

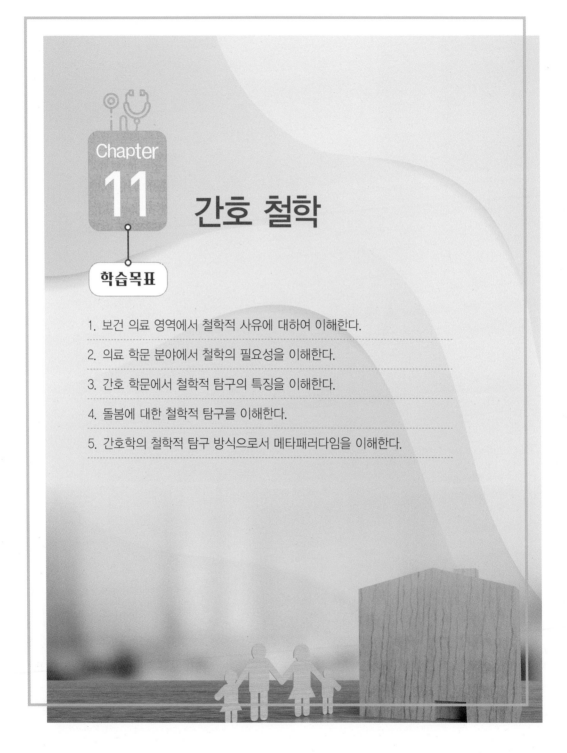

Chapter
11

간호 철학

학습목표

1. 보건 의료 영역에서 철학적 사유에 대하여 이해한다.

2. 의료 학문 분야에서 철학의 필요성을 이해한다.

3. 간호 학문에서 철학적 탐구의 특징을 이해한다.

4. 돌봄에 대한 철학적 탐구를 이해한다.

5. 간호학의 철학적 탐구 방식으로서 메타패러다임을 이해한다.

1 보건 의료 영역에서의 철학적 사유 : 치유의 신과 건강의 신의 존재 이유

질병으로 고통스러워하다 언젠가는 죽음을 맞이하게 되는 인간에게 치유와 보건의 신의 존재는 축복과 선물 같은 일이다. 아스클레피오스는 자연과 음악을 사랑하는 아폴로 신의 아들이다. 아스클레피오스는 가정 교사에게 다양한 식물로 질병을 치료하는 방법을 배워 신체적 치유뿐 아니라 오락과 문화 활동도 제공하여 많은 이들을 치유했다. 그러다 죽은 자를 되살리는 일을 하여 죽게 된다. 아스클레피오스는 자신의 딸이자 건강의 여신인 히게이아를 인류에게 선물로 남겼다. 후에 아스클레피오스는 하늘의 매우 밝은 별이 되어 모든 이의 안내자가 되었다.

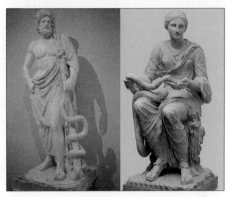

그림 출처 : https://www.dzytig.ch/kunst-kultur/gott-der-heilkunst-asklepios-aesklepios/

🎨 그림 11-1_ 치유의 신 아스클레피오스(왼쪽)와 보건의 신 히게이아(오른쪽)

신화는 만들어진 이야기지만 인류의 경험을 응축시켜 놓아 사실보다 더 진리에 가까운 이야기를 보여준다. 사람이 자신의 한계를 직면해야 하는 때는 많지만 그 중에서 죽음은 누구도 거스를 수 없는 한계점이다. 그럼에도 불구하고 인간은 그 한계를 뛰어넘고 싶어 한다. 신화는 지나치게 과한 욕심을 내려놓으라고 경고한다. 신화 속의 경고는 모든 이에게 안내자가 되었고 많은 사람은 여전히 그 뜻에 의지하고 있다.

건강의 신 히게이아는 병에 걸린 사람이 그 병을 극복할 수 있도록 도와주는 위생과 보건의 신이다. 같은 병이라도 사람에 따라 다른 차도를 보이는 것을 안다면 병은 앓아 내는 과정이 얼마나 중요한지 알 수 있다. 히게이아는 아버지를 도우며 건강의 신에 대한 역할을 익혔고 건강해지기 위해 무엇을 해야 하는지 잘 아는 존재가 되었다. 사람은 누구나 언젠가는 죽음을 맞이하지만 살아 있는 동안 건강을 지키고 회복하기 위해 무엇을 해야 하는지 알려줄 존재가 필요하다.

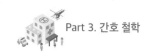

보건 의료 직업을 갖는다는 것은 취약한 상태로 의지할 수밖에 없는 이들에 대하여 끊임없는 윤리적 각성을 해야 한다는 것이다. 그리고 성실하게 치유를 돕고 돌봐야 한다. 때로 환자가 치유되지 않는 방향으로 가려고 한다면 단호하게 이야기하거나 설득해야 한다. 보건 의료직은 단순한 서비스직이 아니다. 선택이 어려운 딜레마 상황이 있을 수 있지만 무엇보다 환자를 존중하는 태도가 중요하다. 보건 의료직은 다양한 상황에서 행동을 위한 의사 결정을 내려야 하기 때문에 자신의 신념과 가치를 탐색하고 이해하는 것이 필요하다.

 ## 2 의료 학문 분야의 철학

대학에서는 의학, 간호학뿐만 아니라 의료와 관련된 다양한 학문과 관련 직업 준비를 위한 과정을 가르치고 있다. 정해진 시간 안에 표준적인 직무 역량을 갖추게 하려다 보니 주어진 지식을 비판적으로 검토하지 못한 채 외우기에 급급한 경우가 많다. 여기서 잠시만 생각해보자. 우리가 대상자의 질병을 치료하고 돌보기 위해서는 질병이란 무엇인지에 대한 정의가 필요하다. 또한 치료와 돌봄을 통해 추구하는 건강에 대해서도 그것이 무엇인지 확인할 필요가 있다. 치료하고 돌보는 방법에서도 그렇다. 그 방법이 정말 효과적인지 생각해보아야 하며, 이 모든 고민에 앞서 '사람'을 이해하고 그들을 중심에 두어야 한다는 것을 기억해야 한다.

질병으로 규정하기까지가 손쉽고 명백한 경우도 있지만, 면밀한 확인과 검토가 필요한 경우도 있다. 결핵은 객담에서 결핵균이 확인되면 질병 진단을 내린다. 그러나 조현병의 망상과 환청 등은 비교적 익숙하지만 조현병에 대한 정의는 어렵다. 미국 정신의학협회의 정신 진단을 위한 통계 편람에 따르면 조현병의 주된 증상이 나타나는지, 증상으로 인한 어려움이 일상에서 얼마나 영향을 미치는지, 이러한 문제가 얼마나 지속되었는지 등을 기준으로 진단을 내린다. 결국 조현병이라는 진단명은 치료를 제안하기 위한 통계적 위치를 보여줄 뿐 한 인간이 경험하는 고통과 두려움을 담지는 못한다. 누군가 자신의 눈에 부적절한 생각과 행동들을 한다고 해서 '정신 질환자'라고 단언한다면 우리는 주의를 줄 것이다. 의료진도 마찬가지다. 의사이니까 간호사니까 믿고 의지하는 사람들에 대해 그들의 삶과 경험, 아픔에 대해서는 관심을 두지 않은 채 '이상한 생각과 행동'에만 집중한다면 크나큰 실수를 하는 것이다. 우리가 하는 일이 '의료'를 위한 것이 아니라 '사람'을 위한 것이기 때문이다. 이것이 의료에서 철학이 필요한 이유이다.

3 간호 철학이란 무엇인가

1. 간호와 철학 : 철학적 탐구의 특성

철학은 본질 탐구를 목적으로 한다. 간호는 철학을 통해 간호학적 지식에 대한 탐색이 가능하다. 간호 철학은 간호를 통해 추구하는 적합한 목적과 그 목적을 성취하기 위한 수단에 대한 관점을 제공하며 간호사가 갖춰야 할 도덕적 규범을 규명해준다.

알아두기

인식론적 물음을 통한 간호 철학

인식론은 우리가 대상 세계를 인식하는 데 있어서 어떤 자료가 근원이 되는가를 탐구한다. 지식을 구성할 때 이성을 바탕으로 하는지 감각 경험을 바탕으로 하는지에 따른 이해는 앞서 연역법, 귀납법을 통해 설명했다.

간호에서의 논리

논리학에서의 핵심은 주장들 사이에 존재하는 형식적 관계를 탐구하는 것이다. 논리학에서 논의되는 충분조건과 필요조건에 대한 이해는 간호의 본질이나 간호 이론을 설명하는 데 있어 중요한 형식적 틀이 될 수 있다.

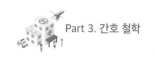

2. 돌봄에 대한 철학적 탐구

돌봄(care)은 간호 학문 분야에서 간호의 본질과 도덕적 특성을 이해하기 위한 핵심 개념이다. 그러나 이러한 돌봄은 간호에만 국한되지 않고, 누구나 돌보는 일을 수행한다. 교사는 학생을 돌보고 역사학자는 역사를 돌본다. 물건을 돌볼 수 있고 사상을 돌볼 수도 있다. 우리는 소중한 것을 지키기 위한 노력을 기울이는데, 이러한 모든 것이 돌봄일 수 있다. 그러나 간호사의 돌봄은 역사를 돌보는 것과는 다르고 교사의 돌봄과 좀더 유사하다. 그 이유는 간호사가 사람을 대상으로 돌보는 역할을 수행하기 때문이다. 사람은 돌봄 없이는 생존할 수 없다는 존재론적 특성을 가지고 있어 돌봄은 인간 고유의 특성으로 볼 수 있다. 또한 질병으로 취약한 대상을 돌보거나 교사에게 의지하는 어린 학생들을 돌보는 사람들에게 도덕적 품성이 요구된다는 점이 유사하다.

구체적으로 어떻게 하는 것이 취약한 대상자를 제대로 돌보는 것일까? 환자의 존엄성을 보호하는 것은 간호의 이상으로 여겨져 왔다. 간호에서 돌봄은 상호 신뢰에 기초한 인간관계 속에서 연민이나 공감 등의 적극적인 정서적 참여를 통하여 이루어진다. 따라서 취약한 대상자를 돌보는 윤리적 태도는 그들이 모두 고유한 삶의 이야기를 지닌 인격체임을 인식하는 것에서부터 시작되는 것이다.

3. 간호학의 메타패러다임

간호학에서는 메타패러다임(metaparadigm)을 통해 간호의 근거를 마련하고 있다. 메타패러다임은 어떤 학문 분야에서 그 분야의 기본적이고 핵심적인 개념들의 집합을 나타낸다. 이는 해당 분야의 이론과 연구에 기초를 제공하며 학문 전반에 걸친 일종의 지침이나 공통된 이해의 틀을 형성한다. 특히 의학 및 간호학과 같은 건강 관련 분야에서 널리 사용되고 있다. 메타패러다임은 이러한 개념들의 상호 작용과 연결을 강조하여 간호학의 핵심 이해를 제공하며, 간호사가 환자를 효과적으로 돌보기 위한 기반을 제공한다.

알아두기 – 간호학에서의 4가지 주요 메타패러다임(본서 3장 간호 이론 참조)

환자(patient)

- 개념: 환자는 간호의 핵심 요소이자 주요 대상이다.
- 의미: 환자 중심의 간호 서비스를 제공하고 환자의 필요에 따라 개인화된 치료 계획을 수립한다.

환경(environment)

- 개념: 환경은 환자와 상호 작용하며 간호 서비스에 영향을 미치는 모든 것을 포함한다.
- 의미: 환자의 주변 환경을 고려하여 간호 환경을 조성하고 환경이 간호 결과에 미치는 영향을 이해한다.

건강(health)

- 개념: 건강은 단순히 질병의 부재가 아니라 신체적, 정신적, 사회적 측면의 전반적인 웰빙을 의미한다.
- 의미: 환자의 건강을 유지하거나 개선하기 위해 다양한 간호 전략을 채택하며, 건강 개념을 확장하여 종합적인 환자 돌봄을 제공한다.

간호(nursing)

- 개념: 간호는 환자의 건강을 돕기 위해 지식과 기술을 활용하는 예방, 치료, 회복 등의 활동을 포함한다.
- 의미: 간호사의 역할과 기능을 정의하며, 간호 프로세스와 간호 계획을 수립하여 환자 돌봄을 제공한다.

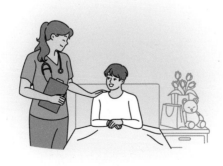

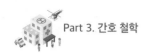

학습활동

1. 간호 분야에서 철학적 탐구가 필요한 이유에 대해 설명해보자.

_____

_____

_____

_____

_____

_____

_____

_____

_____

_____

_____

_____

_____

_____

_____

_____

_____

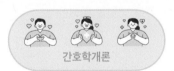

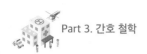
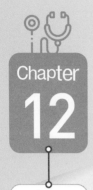

Chapter 12

간호학에 응용 가능한 철학 사조

학습목표

1. 간호학에서 실증주의의 주요 역할을 이해한다.

2. 간호학에서 현상학의 주요 역할을 이해한다.

3. 간호학에서 해석학의 주요 역할을 이해한다.

4. 간호학에서 프래그머티즘의 주요 역할을 이해한다.

5. 간호학에서 실존 철학의 주요 역할을 이해한다.

6. 간호학에서 인간 본성에 대한 생물학적 결정론의 주요 역할을 이해한다.

간호학에서 응용 가능한 철학 사조는 다양하다. 우선 간호는 윤리적 측면을 가지고 있어 윤리학에 대한 이해는 중요하다.(본서 5부 참조) 간호의 중요한 관심사인 '돌봄'은 윤리학에서도 중요하게 다룬다. 윤리적 원칙은 타인에 대한 깊이 있는 이해를 바탕으로 한다는 점에서 간호와의 연결성이 높다. 간호를 제공할 때 환자를 깊이 이해한다는 것은 이들의 개별적인 가치와 가족, 사회적 맥락을 고려해야 한다는 뜻이다. 그러나 간호 윤리는 5부에서 다루고 있기 때문에 본 장에서는 실증주의, 현상학, 해석학, 프래그머티즘, 실존 철학, 인간 본성에 관한 생물학적 결정론에 대해 살펴보고자 한다.

실증주의는 경험 중심의 철학을 말하는데, 간호학에서는 이론적인 지식뿐만 아니라 실제 환자 돌봄 상황에서도 경험을 통한 지식을 강조한다. 실증주의가 경험적 지식을 행위의 근거로 삼는다면 현상학은 경험과 관찰을 통해 현상의 본질을 이해하고 해석하는 것을 강조하는 철학적인 사조이다. 현상학은 환자와 간호사의 경험을 깊이 있게 탐구함으로써 간호학의 이해와 실제 적용을 향상시킬 수 있다. 해석학은 의미에 대한 해석과 이를 통한 이해를 위한 학문으로, 간호사의 판단과 해석의 차이는 간호사가 환자의 상태를 파악하여 보고할 때 결정적 영향을 미친다. 실존 철학은 죽음과 같이 피할 수 없는 존재론적 의미를 탐색하는 데 도움을 준다. 인간의 삶과 활동이 세포들의 생화학적 성질을 따른다는 생물학적 결정론도 인간 본성에 대한 이해를 돕는다는 점에서 간호학에서 활용할 수 있는 이론이다.

1 실증주의

실증주의(positivism)란 용어는 프랑스 실증주의 철학의 전통을 확립한 콩트[Comte]의 철학적 사상에 기반한 논리이다. 그는 실증적 방법을 채택함으로써 과학적 발전의 견고한 토대를 마련하고자 했다. 콩트는 인류가 지적 탐구를 추구해온 방식을 3단계로 보았다. 즉 인간의 지적 발달은 신학적 단계, 형이상학적 단계를 거쳐 실증적 단계에 이른다는 것이다. 과학으로서의 사회학이란 경험적인 사실에 근거한 이론이나 가

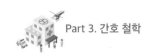

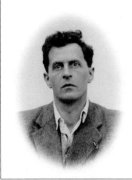

비트겐슈타인(Ludwig Josef Johann Wittgenstein)

실재, 즉 경험은 언어로 묘사되므로 언어와 실재 사이에 성립하는 구조적 동일성을 논리적 형식이라고 했다. 그의 분석 철학은 논리 실증주의에 영향을 미쳤다. 논리 실증주의는 낡은 경험주의와 실증주의의 전통을 20세기로 옮겨 가는 데 큰 역할을 했다. 이들은 신실증주의라는 이름으로 낡은 실증주의와는 달리 현대 논리학에 관심을 갖고 경험 과학적인 방법(귀납법)과 논리적·수학적 방법을 엄밀하게 구별했다.(두산백과 두피디아)

🎨 그림 12-1_ 비트겐슈타인의 철학적 사상

설, 명제를 검증하고 초월적인 것들의 존재를 부정하려고 하는 입장이다. 사실 오늘날 모든 과학은 실증적 방법을 채택하고 있다.

실증주의는 어떤 사실이나 현상의 배후에 초월적인 존재나 형이상학적인 원인을 상정하는 것에 반대하며 경험적으로 주어진 사실만을 인식의 대상으로 한다. 그러나 이론적 배후를 완전히 배제하는 것은 사실 불가능하다. 예를 들어 책상 위에 놓인 컵

📝 표 12-1_ 간호학에서 실증주의의 주요 역할

실증주의의 역할	내 용
과학적 연구	실증주의는 간호학에서 과학적 연구를 진행하는 데 사용된다. 연구자는 관찰 가능한 데이터를 수집하고 분석하여 현상을 이해하려고 노력한다. 이러한 연구 방법은 간호 연구의 신뢰성과 타당성을 높이는 데 도움을 준다.
근거 기반 실천	간호학에서는 환자 돌봄과 의사 결정을 근거 기반으로 수행하는 것이 중요하다. 실증주의는 과학적 연구 결과를 토대로 최신 연구 결과를 도입하고 환자 돌봄에 적용하여 간호의 질을 높이는 데 기여한다.
객관성 강화	실증주의는 연구와 실천 과정에서 객관성을 강화한다. 주관적인 의견이나 믿음에 의한 결정이 아닌 실제 데이터와 사실에 근거한 의사 결정을 내리는 데 도움을 준다.
통계 및 측정 도구	실증주의는 통계 및 측정 도구를 개발하고 사용하는 데 기여한다. 이러한 도구를 사용하여 환자 상태를 정량화하고 모니터링하며 결과를 비교하고 평가하는 데 활용된다.
신뢰성과 타당성	실증주의는 연구 결과의 신뢰성과 타당성을 강화하는 데 도움을 준다. 연구 방법론과 데이터 수집 절차를 엄격하게 따르는 것이 연구 결과를 신뢰할 수 있는 것으로 만든다.

에 대해 객관적 관찰을 기술하려고 할 때 책상, 컵, 공간적 위치 점유 등에 대한 이론적 배경을 무시할 수 없기 때문이다. 또한, 관찰자의 서술도 그가 속한 문화적 요인, 삶의 경험을 기반으로 한 가치 등에 의해 영향을 받을 수밖에 없기 때문이다. 경험주의적 철학이라는 점에서 공통되지만 실증주의와 다르게 논리 실증주의는 경험에 대한 분석적 판단을 통해 실증주의의 한계를 보완할 수 있다.

간호학 자체의 목적은 곤경에 처한 환자를 돕고 환자의 객관적 지표 변화와 주관적 만족까지 그 효과를 확인하는 것이다. 이처럼 주관적 평가는 중요한 의미를 갖는다. 실증주의적 방법에만 의지한다면 환자를 돌보는 전문가로서 간호사의 시각은 사적 관점으로 치부될 수 있다. 따라서 간호학에서 실증주의 견해를 수용할 때는 간호에 내재한 도덕적 차원, 환자와 간호사 등의 주관적 해석의 차원 등을 잘 고려하여 적절히 응용하고 채택해야 한다.

2 현상학

실증주의는 과학의 발전에 힘입어 모든 것을 물리학적, 계량적 방법으로 탐구하려 하여 모든 의미의 근원인 의식 자체를 보지 못했다는 비판을 받았다. 현상학(phenomenology)은 이러한 실증주의를 극복하기 위해 대두되었다. 현상학은 간단히 말해 현상을 중요시하는 철학이라고 할 수 있다. 현상이란 세계가 의식에 나타나는 그 자체를 의미한다. 현상학의 철학은 진리와 본질을 알기 위해 현상을 연구하는 것이며, 철학자 람베르트[Rambert]가 '현상학'이란 명칭을 처음 사용했다. 현상학은 본체의 현상을 연구하는 학문으로 본체의 본질을 연구하는 본체학과는 구별된다. 여기서 본체의 현상과 본체의 본질이 다를 수 있다는 점이 익숙하지 않을 수 있다.

칸트는 현상학을 경험적 현상의 학문이라고 하여 물자체(物自體: 본체)에 관한 학문과 구별된다고 했는데, 이러한 그의 견해는 본질과 현상에 대한 이해를 돕는다. 현상학이 경험적 현상에 관심을 두는 이유는 의식에 나타난 것(현상)에 대하여 사변적인 설명을 지양하고 단순히 현상을 충분히 포착하여 그 본질을 직관에 의하여 파악하고 기술해야 한다고 보기 때문이다. 이러한 지향성을 가진 주요 철학자로는 후설[Hussell]과

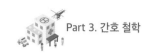

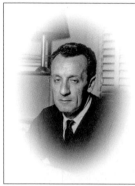

메를로-퐁티(Merleau-Ponty)

인간이 세계를 어떻게 지각하고 경험하는지 심도 있게 다루었다. 특히 인간의 신체를 통해 세계와의 관계를 탐구했다. 그는 지각을 단순한 감각 경험으로 간주하지 않고 의식과 세계가 상호 작용하는 본질적 관계로 파악했다.

그림 12-2_ 현상학 철학자 메를로 퐁티

하이데거^{Heidegger} 등이 있다.

후설의 선험적 현상학인 순수 의식 현상학은 사물의 존재를 소박하게 받아들이는 것을 중지하라고 한다. 그는 일상적인 자연적 태도를 에포케(epoche)를 통해 순수 의식의 본질을 기술하려 했다. 현상학은 우리 생각의 의미와 가능한 모든 인식을 이해하고자 한다. 이를 위해 모든 것이 의식에서 어떻게 드러나는가를 탐구하는 데 기반을 두고 있다. 후설은 의식의 본질을 지향성에서 찾는 것이며 이것은 현대 철학 전반과 실존 철학 형성에 기여했다.

간호학에서는 대상자에 대한 이해, 돌봄 제공, 의사 결정 등을 더 깊이 이해하고 더 나은 돌봄을 제공하기 위한 방법을 찾기 위한 노력으로 현상학에 관심을 갖게 되었다. 간호학에서는 환자 중심적인 접근을 강조하며 환자의 경험과 필요를 이해하고 고려한다. 이에 따라 환자의 경험을 깊이 있게 탐구하고 이해하기 위해 현상학적 접근이 환영받고 있다. 환자 돌봄과 관련된 의사 결정과 상황은 단순한 원인과 결과의 관계를 넘어 다양한 요인과 복잡성을 포함한다. 이러한 복잡성을 더 깊이 이해하고 해석하기 위해 현상학적 분석이 필요하다는 인식이 증가했다.

간호사와 환자 간의 관계는 간호학에서 핵심적인 역할을 한다. 환자를 더 깊이 이해하고 공감하는 긍정적인 관계를 구축하는 데 현상학은 중요한 역할을 한다. 현상학은 심리적 측면을 더 깊이 탐구하는 데 활용되며, 간호학 또한 환자의 심리적, 정서적 요인이 건강과 치유에 미치는 영향을 중시하기 때문에 현상학을 활용한다. 환자들은 다양한 문화적, 신념적 배경을 가지고 있어 이러한 다양성을 존중하고 고려하기 위해 현상학적 접근이 필요하다. 현상학의 주요 개념 중 하나인 '에포케'는 '멈추다', '보류하다'는 뜻으로 철학에서는 매우 오래된 개념이다. 고대 그리스에서부터 회의론적 입장에서는 어떠한 주장이라도 그 반대가 성립될 수 있다고 보았기 때문에 이러한 입장의 철학자들은 확실한 판단은 불가능하다고 주장했다. 이러한 이유로 판단을 보류해야 한다는 것인데, 이것이 에포케이다. 이들은 현상학 영역의 연구를 위해 일상적이고 자연적인 견해 모두에 대한 판단을 보류한다. 또한, 상호 주관성(相互主觀性, intersubjectivity)이라는 개념도 중요하다. 여기서 주관(主觀)은 개인이 가지는 견해나 관점을 의미한다. 모든 사람은 각자의 주관성을 가지고 있으며, 여러 사람이 각자 지니고 있는 주관성을 모으면 주관성 사이에 서로 공통적으로 인정되는 부분이 존재하는데, 이를 상호 주관성이라고 한다.

간호학은 다양한 학문적 영역과 접근 방법을 통합하여 발전해 왔다. 이러한 발전과 함께 현상학적 접근도 간호학에서 중요한 위치를 차지하게 되었다. 현상학은 간호학에서 환자와 간호사의 경험을 깊이 있게 탐구함으로써 간호학의 대상인 인간에 대한 이해를 확장시키고 이를 간호 실제에 적용하여 간호의 질을 향상시키는 데 기여하고 있다. 〈표 12-2〉는 간호학에서 현상학의 주요 역할을 보여준다.

📝 표 12-2_ 현상학과 간호

현상학의 역할	내 용
환자 경험의 이해	현상학은 환자의 경험과 느낌을 이해하는 데 도움을 줄 수 있다. 간호사는 환자가 질병이나 치료 과정을 어떻게 경험하고 이해하는지를 파악함으로써 개인 맞춤형 돌봄을 제공할 수 있다.
간호사 경험의 분석	간호사의 역할과 경험 또한 중요하다. 현상학적 접근을 통해 간호사가 환자 돌봄을 제공하며 경험하는 과정을 분석함으로써 의미 있는 돌봄 제공 방법을 발견하고 개선할 수 있다.
의사 결정과 의미 부여	현상학은 의사 결정과 환자의 의미 부여 과정을 이해하는 데 도움을 준다. 간호사는 환자의 가치, 욕구, 목표를 파악하고 이를 기반으로 의사 결정을 돕는 역할을 할 수 있다.
환자–간호사 관계 강화	현상학적 접근은 환자와 간호사 사이의 관계를 더 깊이 있게 이해하고 개선하는 데 도움을 준다. 간호사는 환자의 눈으로 세상을 바라보고 공감하며, 신뢰를 기반으로 한 긍정적인 관계를 구축할 수 있다.
환자 중심적 실천	현상학은 간호사가 환자 중심적인 돌봄을 제공하는 방법을 개발하는 데 도움을 준다. 간호사는 환자의 욕구와 가치를 중심으로 한 맞춤형 치료 방법과 계획을 개발할 수 있다.

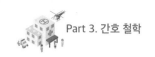
현상학은 간호사가 환자와 간호사의 경험, 의사 결정, 관계 등을 더 깊이 있게 이해하고 환자 중심적인 돌봄을 제공하기 위한 철학적인 도구로 활용될 수 있다.

➕3 해석학

해석학의 어원인 '해석하다(to interpret)'로 번역되는 그리스어 동사는 헤르메네웨인(hermeneūein)이며 신(神) 헤르메스까지 거슬러 올라간다. 철학은 본질적으로 일종의 해석으로 볼 수 있다. 마르틴 하이데거^{Heidegger} 역시 해석학으로서의 철학(philosophy as hermeneutics)을 명시적으로 신 헤르메스와 연관지었다. 해석학은 계몽주의 시대에 이르기까지 문헌학과 신학의 분과로 기능했으며, 주로 텍스트의 해석을 다루었다. 그러나 20세기부터 하이데거와 자크 데리다^{Derrida}의 영향으로 '세상에 존재하는 것은 모두 텍스트'라는 관점으로 발전했다. 이로 인해 해석학의 질문은 기존의 '텍스트를 어떻게 이해할 것인가?'에서 '이해란 무엇인가?'로 변화하게 되었다.

해석학은 간호학에서 중요한 역할을 수행하는 철학적이고 분석적인 접근 방법이다.

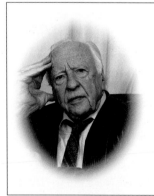

가다머(Hans-Georg Gadamer)

해석학은 어떤 것을 해석하는 작업을 말한다. 이 같은 작업은 해석의 대상이나 해석의 과제에 따라 다양하게 규정된다. 보편적 해석학을 내세우는 가다머는 해석학적 과제는 텍스트와 대화하는 것이라고 말한다. 이 일은 과제가 되는데, 왜냐하면 그것은 자동적으로 발생하지 않기 때문이다. 그는 현대의 실증주의를 비판하며 인문주의의 중요성을 강조했다. 자연 과학적 방법이 정신 과학을 포함한 모든 학문의 방법론으로 되는 경향을 비판하면서 이런 경향은 전통적인 인문주의와 단절하는 것이기 때문에 위험하다고 지적했다.(서울대학교 철학사상연구소, 서울대학교 철학사상연구소)

🎨 그림 12-3_ 해석학 철학자 가다머

해석학은 간호 현장에서 대상자를 포함한 모든 언어, 상징, 의미, 문화적 맥락 등을 이해하고 해석하도록 함으로써 간호사가 환자의 경험을 더 잘 이해하고 깊이 있는 의사소통을 하도록 하는 데 도움을 준다. 〈표 12-3〉은 간호학에서 해석학의 주요 역할을 보여준다.

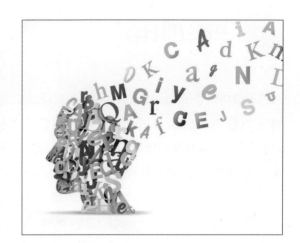

해석학은 간호학에서 환자와의 의사소통, 환자 경험의 이해, 문화적 이해, 의사 결정, 연구, 윤리 등 다양한 측면에서 중요한 역할을 한다. 이를 통해 간호사는 환자 중심적이고 개인 맞춤형의 돌봄을 제공할 수 있다.

📝 표 12-3_ 해석학과 간호

해석학의 역할	내 용
환자와의 의사소통 이해	해석학은 환자와의 의사소통을 깊이 있게 하는 데 중요한 도구이다. 환자가 언어를 통해 표현하는 것뿐만 아니라 비언어적인 신호와 상징에도 주목하며 환자의 요구와 욕구를 파악한다.
문화적 이해	해석학은 환자의 문화적 배경을 이해하는 데 도움을 준다. 간호사는 환자의 문화, 신념, 가치관을 고려하여 돌봄을 제공하고, 이를 통해 환자가 더 편안하고 만족할 수 있는 환경을 조성할 수 있다.
환자 경험의 해석	해석학은 환자가 질병, 치료, 돌봄을 어떻게 이해하고 경험하는지 파악함으로써 더 나은 돌봄 계획을 개발하고 개인 맞춤형 돌봄을 제공할 수 있다.
의사 결정에 도움	간호사의 의사 결정은 환자의 상태와 환경에 대한 이해에 기반한다. 해석학은 이러한 이해를 깊이 있게 할 수 있도록 돕는다. 환자와의 대화를 통해 의사 결정을 함께 고려하고 이해할 수 있다.
간호학 연구	해석학은 간호학 연구에도 적용된다. 환자 데이터와 의사소통 내용을 분석하여 간호 관련 주제에 대한 통찰을 얻고 새로운 돌봄 방법을 개발하는 데 활용된다.
간호 윤리학	환자의 가치, 의사 결정 능력, 의료 결정에 대한 동의, 거부 등을 고려하여 간호사가 윤리적으로 적절한 선택을 할 수 있도록 돕는다.

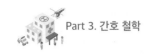

 4 프래그머티즘

프래그머티즘(pragmatism)은 실용주의라고도 하며 넓은 의미로 유용성, 효율성에 근거한 철학으로 볼 수 있다. 기존 철학의 추상적이고 궁극적 원리 추구에 반하여 미국에서 대두되었다. 흔히 사변적 철학으로 인식되는 형이상학과 같은 철학에 반대하여 형성되었는데, 유럽에서도 유사한 주장이 나타났다.

프라그마(pragma)는 그리스어로 '이루어진 사항' 또는 '행동'을 의미한다. 실용주의의 창시자는 퍼스^{Peirce}이다. 그는 어떤 개념이나 신념의 의미와 진리는 그것이 상상할 수 있는 실용적 효과에 있다고 보았다.

실용주의는 단순히 경험에 근거하여 진리는 변화될 수 있다고 본다. '변화하는 진리'에 대한 발상은 고대 그리스의 헤라클레이토스의 "만물은 유전한다."는 주장에서 찾아볼 수 있다. 다윈의 진화론도 실용주의에 힘을 실어 주었다.

간호학은 생명을 지닌 인간의 적응에 관심을 두고 있다. 질병과 건강에 대한 접근에서도 유전적 요인을 고려하여 환자의 건강 상태를 평가하고 예방적 조치를 취하는데, 이것은 진화론적 관점의 영향이기도 하다. 무엇보다도 과학의 발전으로 자연 과학과 사회 과학에서 경험적 증거와 데이터를 중시하게 되었고 과학적 방법론이 성공하여 많은 분야에서 실용주의 접근을 도입하게 되는 원동력이

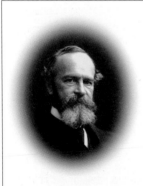

제임스(William James)

심리학자이자 생리학자이기도 한 제임스는 유물론자에 반대함과 동시에 종래의 형이상학적 관념론에도 반대하여 철저한 경험론(radical empiricism)을 주장하고, 의식을 흐름으로 파악하여 의지적, 감정적 요소에 중점을 두었다. 진리는 행위를 하는 데 있어 실용 가치(pragmatical value)가 있는 것이라고 하며 객관적 사물의 반영을 부정하고, 유용하다면 종교적 신앙도 진리에서 배제시키지 않는다고 하여 신앙주의도 용인했다.[철학사전. 임석진 외 21인, 중원문화(2009)]

🎨 그림 12-4_ 실용주의 철학자 제임스

📝 표 12-4_ 프래그머티즘과 간호학

프래그머티즘의 역할	내 용
실용적인 접근	프래그머티즘은 이론보다는 실제 돌봄 제공에 중점을 두는 접근 방법이다. 간호사는 환자의 상황과 필요에 따라 현실적이고 실용적인 방법을 찾아야 한다. 프래그머티즘은 "어떤 것이 도움이 되는가?"라는 질문을 중시한다.
개별 맞춤형 돌봄	프래그머티즘은 환자 중심적 관점을 강조하며 환자의 개별적인 요구와 욕구에 맞춘 돌봄을 제공하는 데 도움을 준다. 간호사는 환자의 상황을 고려하고 환자와의 상호 작용에서 최상의 결과를 얻기 위해 다양한 방법을 제시한다.
연습 지향적	프래그머티즘은 간호사의 실무 경험과 실무 역량을 중시한다. 간호사는 이론뿐만 아니라 실제 상황에서 필요한 기술과 전략을 개발하고 적용하는 데 중점을 둔다.
환자의 목표 달성	프래그머티즘은 환자가 설정한 목표 달성을 중요하게 생각한다. 간호사는 환자와 협력하여 목표를 실현하기 위한 실용적인 방법을 찾고 환자의 목표 달성을 지원한다.
변화와 개선	프래그머티즘은 지속적인 개선과 변화를 중요하게 여긴다. 간호사는 실제 돌봄 과정에서 발견된 문제나 부족한 점을 인식하고 개선하기 위해 적용 가능한 방법을 찾는다.
환자와의 협력	프래그머티즘은 환자와의 협력을 강조한다. 간호사는 환자와 함께 목표를 설정하고 돌봄 계획을 수립하며 환자의 의견과 욕구를 존중하면서 돌봄을 진행한다.

되었다.

실용주의는 간호 분야에서 근거 기반 실무에 기여한다. 간호사가 간호 행위를 결정하는 데 있어 실용주의를 기반으로 한다면 간호사는 이론을 실제 환경에 적용하여 환자의 건강 개선을 위한 실질적인 방법을 찾아내려고 할 것이다. 환자의 필요와 상황에 맞춘 맞춤형 간호 계획을 개발하기 위해 환자에게 간호를 제공한 후의 결과를 근거로 한다면 실용주의적 접근이라고 할 수 있다. 환자 치료를 위한 근거 기반 실천을 위해, 그리고 돌봄과 관련된 계획에 있어 가능한 한 과학적 증거와 데이터를 기반으로 하기 위해 간호에서 실용주의가 중요한 역할을 한다.

과학적으로 충분한 근거를 가지고 있다고 하더라도 어떤 간호 행위가 모든 사람에게 똑같은 결과를 가져오지는 않는다. 환자 간호를 위한 계획에서 일반화된 계획뿐만 아니라 개별적인 필요를 고려해야 하는데, 실용주의는 이러한 부분에서 적절한 근거가 되어 주지 못한다. 또한, 간호학에서 다루는 문제는 단순한 원인과 결과의 관계를 넘어 다양한 사회적, 문화적, 심리적 측면을 고려해야 하기

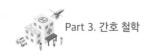

때문에 실용주의가 모든 것을 설명하기 어려울 수 있다. 그럼에도 불구하고 실용주의는 지식이 언제나 성장하는 과정 중에 있으므로 최종적일 수 없다고 본다. 이러한 관점은 문제의 원인을 파악하고 지속적으로 새로운 근거를 받아들여 최선의 선택을 할 수 있도록 도와준다.

프래그머티즘은 이론적인 고찰을 중요하게 여기지만, 이론이 현실 돌봄에 적용 가능한지를 확인하며 행동으로 나타낼 것을 강조한다. 따라서 간호사는 이론적 지식과 경험을 조합하여 실용적이고 효과적인 돌봄을 제공하기 위해 프래그머티즘을 활용해야 한다.

5 실존 철학

실존 철학은 합리주의적 관념론과 실증주의적 사조에 대한 반동으로 생겨났다. 이 철학은 주체적 존재로서의 실존을 중심 개념으로 삼고 있다. 키에르케고르^{Kierkegaard}는 실존의 개념 정립을 위해 헤겔 철학과 비교했다. 그는 객관적이고 합리적인 것이 진리가 아니라 개별적이고 주체적인 것이 진리라고 주장했다. 즉, 주체성이 진리이고 현실이라고 말했다. 하이데거와 함께 실존 철학을 창시한 야스퍼스^{Jaspers}는 칸트, 니체, 케에르케고르의 영향을 받았으며 정신 병리적 현상 속에서 인간의 개성에 대한 강한 탐구가 나타난다고 생각하여 철학적 사고의 원천을 거기서 찾았다.

인간의 존재와 의미에 대해 고찰하는 실존 철학은 간호학에서의 환자에 대한 이해, 환자와 간호사의 경험, 의미 부여, 의사 결정 등과 관련하여 도움을 줄 수 있다. 인간 실존의 문제는 비합리주의적인 경향을 띠면서 개별적 존재의 삶에서 구체적으로 나타난다. 삶은 개별적이고 현실적인 상황들로 구성되어 있고, 모든 상황을 합리적인 인식으로 파악할 수 없으며 직관이나 체험을 통해서도 완전히 파악할 수 없다. 이는 우리의 삶이 이론적이거나 형이상학적인 것이 아니라 현실 속에서 구체적으로 실현되기 때문이다. 〈표 12-5〉는 간호학에서 실존 철학의 역할을 보여준다.

실존 철학은 간호학에서 환자와 간호사의 경험, 의미, 의사 결정, 관계, 윤리 등 다

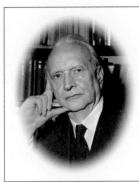

야스퍼스(Karl Jaspers)

야스퍼스는 《세계관의 심리학》(1919)을 통해 인간이 자기 실존 앞에 마주 서게 되는 궁극적 상황은 죽음, 고뇌, 우연, 죄책, 투쟁 등 인간이 회피할 수 없는 상황으로 본다. 이러한 의미에서 이 책은 근대 실존 철학의 최초의 서적이라고 할 수 있다.

🎨 그림 12-5_ 실존 철학자 야스퍼스

양한 측면에서 중요한 역할을 한다. 이를 통해 간호사는 보다 의미 있는 돌봄을 제공하고 환자의 존재와 의미를 고려할 수 있다.

📝 표 12-5_ 실존 철학과 간호

실존 철학의 역할	내 용
환자 경험과 의미 부여	실존 철학은 인간의 의미 부여 능력을 강조한다. 간호사는 환자의 상황과 경험을 이해하고 환자에게 어떤 의미가 부여되는지를 고려할 수 있다. 환자의 삶과 질병에 대한 의미에 대한 질문을 던져 볼 수 있다.
자율성과 의사 결정	실존 철학은 개인의 자율성과 자유의 중요성을 강조한다. 환자의 의료 결정은 환자의 자유와 자기 책임 아래 이루어져야 한다는 관점에서 간호사는 환자의 의사 결정을 존중하고 지원하는 역할을 한다.
의미 있는 관계 구축	간호사와 환자 간의 관계는 실존 철학적인 관점에서 중요하게 다룰 수 있다. 간호사는 환자와의 관계를 통해 서로의 존재와 의미를 공유하며, 의사소통과 돌봄에서 더 깊은 관계를 형성할 수 있다.
윤리적 고찰	실존 철학은 윤리적 고찰과 책임에 대한 논의를 포함한다. 간호사는 자신의 역할과 환자에 대한 책임을 실존적 관점에서 고려하여 윤리적 결정을 내릴 때 인간의 존재와 의미에 대한 고려를 반영할 수 있다.
환자 중심적 관점 강화	실존 철학은 환자의 경험과 필요를 중요하게 여긴다. 이를 통해 간호사는 환자의 고유한 경험을 존중하고 개인 중심인 돌봄을 제공할 수 있다.
환자의 고통과 불안 관리	실존 철학은 고통과 불안에 대한 고찰을 포함하며, 이를 통해 간호사는 환자의 심리적, 정서적 고통을 이해하고 관리하는 방법을 개발할 수 있다.

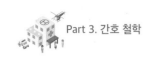

6 인간 본성에 관한 생물학적 결정론

앞서 철학에서 사람의 주관에 대한 관심을 확인할 수 있었다. 생물학적 결정론이란 인간의 주관적 행동과 성격이 개인의 생물학적 특질에 기인한다고 보는 관점이다. 이 이론은 개인의 환경, 문화, 사회적 조건보다는 개인의 생물학적 특질이 사회적 관계와 현상을 이해하는 데 더 중요한 역할을 한다고 주장함으로써 개인의 자유 의지를 과소평가한다.

다윈의 진화론에 따르면 지구상에 지금까지 존재했던 수많은 종 중에 현재 살아 있는 종은 1%에 불과하며, 나머지 99%는 멸절했다. 인간도 동물의 한 종으로 자신의 서식지에서 잘 적응하여 살아남아 있는 존재로서 수십만 년 동안 자연 선택을 통해 살아남았다. 이는 인간이 생물학적으로 성공적인 사례에 속한다는 것을 의미한다. 이렇게 되기까지는 우리를 행동의 주인이라고 생각하는 자유 의지 때문으로 볼 수 있다. 도킨스^{Dawkins}의 이야기처럼 우리 행동의 이유를 분석하면 결국 우리는 우리 자신의 유전자를 많이 퍼트리는 유전자 생존 기계에 불과하다. 유전적 적응도를 높이기 위해 인간은 위험한 환경과 개체로부터 생존하여 짝을 이루었고, 이후에도 잘 살아가기 위해 집단을 이루고 타인의 마음을 읽으며 동맹을 결성해야 했다.

그러나 진화 심리학적으로 볼 때 생물학적 결정만으로 설명되지 않는 부분이 있다. 도킨스조차도 유전자와 같은 생물학적 요인에 의해서만 영향을 받는 것이 아니라고 했다. 우리에게는 문화가 존재하며, 문화는 복제되어 전달된다. 이것을 밈(meme)이라고 한다. 밈도 유전자처럼 자연 선택에 의해 진화하며 행동을 일으키는 지침이다. 유전자는 세포에 저장되지만 밈은 뇌에 저장되고, 유전자는 생식을 통해 전달되지만 밈은 모방을 통해 뇌로 전달된다. 유전자들의 경쟁에 의해 생명의 진화가 이루어졌다면 밈 간의 경쟁을 통해 인간은 마음의 진화를 이끌었고, 이러한 것이 우리 인성과 인성의 진화로 이어졌다고 볼 수 있다.

인간은 문화의 영향을 많이 받으며 그 영향력은 강해서 이해되지 않더라도 따라 해야 하는 상황이라고 판단하면 문화의 요구에 따라 행동한다. 이러한 행동을 '오버 이미테이션(over imitation)'이라고 한다. 이러한 행동은 부정적 측면도 있지만 하나의 문명으로 쌓이는 데 있어서 필요한 것이도 하다.

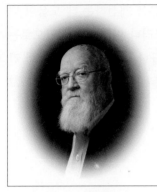

데닛(Daniel Dennett)

그는 '지향성(intentionality)'이라는 철학적 개념을 발전시켜 마음 읽기 능력에 대한 이해의 지평을 넓힌 철학자다. 지향성은 '무언가에 관한 것'이며 마음 읽기란 '어떤 주체의 정신 상태에 관한 믿음', 곧 2차 지향성과 동일하다고 말했다.[과학으로 생각한다(2007. 1. 5.), 장대익]

그림 12-6_ 미국의 철학자 데닛

간호학에서 인간의 본성이 생물학적으로 결정된다는 관점은 생물학적 유전, 생리학, 뇌 과학 등을 중심으로 인간의 건강과 질병을 이해하려는 관점이라고 볼 수 있다. 이러한 관점은 다음과 같은 역할을 한다.(표 12-6)

표 12-6_ 생물학적 관점과 간호학

생물학적 결정론의 역할	내 용
질병 예방과 관리	생물학적 요인이 질병의 원인이 될 수 있다는 개념을 강조한다. 간호사는 환자의 유전적 특성과 생리학적 상태를 고려하여 질병 예방 및 관리 계획을 개발할 수 있다. 예를 들어, 가족력과 유전적 위험 요인을 고려한 암 예방 또는 관리 전략을 수립할 때 활용할 수 있다.
치료 계획과 개인 맞춤형 치료	생물학적 관점은 환자의 생리학적 특성을 고려하여 개인 맞춤형 치료 계획을 수립하는 데 도움을 준다. 간호사는 환자의 생리학적 특성과 생물학적 변화를 모니터링하고 이를 기반으로 치료 계획을 조정할 수 있다.
진단과 감지	간호사는 생물학적 측면에서 환자의 건강을 평가하고 질병을 진단한다. 생물학적 지표와 검사 결과를 평가하여 정확한 진단을 돕고, 이를 토대로 적절한 치료 계획을 수립할 수 있다.
건강 교육	환자에게 생물학적 기초 지식을 제공하여 건강에 미치는 생물학적 영향을 이해하고 예방할 수 있도록 도움을 준다. 환자가 자신의 생물학적 요인을 이해하면 건강을 유지하고 질병을 예방하기 위해 더 나은 선택을 할 수 있다.
연구 및 개선	간호학 연구에서는 생물학적 관점을 활용하여 건강 관련 문제를 연구하고 개선 방법을 탐구한다. 이러한 연구를 통해 새로운 치료법 및 예방 전략을 개발하고 건강 관련 문제에 대한 심층적인 이해를 제공한다.

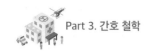

간호사가 환자의 생물학적 요인을 이해하면 치료와 돌봄을 개선하는 데 도움이 되며 질병 예방과 건강 증진을 위한 노력에도 기여한다. 그러나 이러한 관점만으로는 환자의 본성과 건강을 완전히 이해하기 어렵다. 앞서 언급한 밈에 대한 설명처럼 간호의 대상자인 인간을 이해하기 위해서 사회적, 심리적, 문화적, 환경적인 측면도 고려해야 한다.

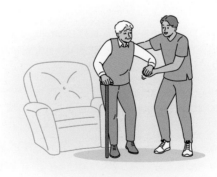

학습활동

1. 간호학에서 응용 가능한 철학 사조의 종류를 나열해보자.

2. 프래그머티즘(pragmatism) 관점에서 간호에 대해 설명해보자.

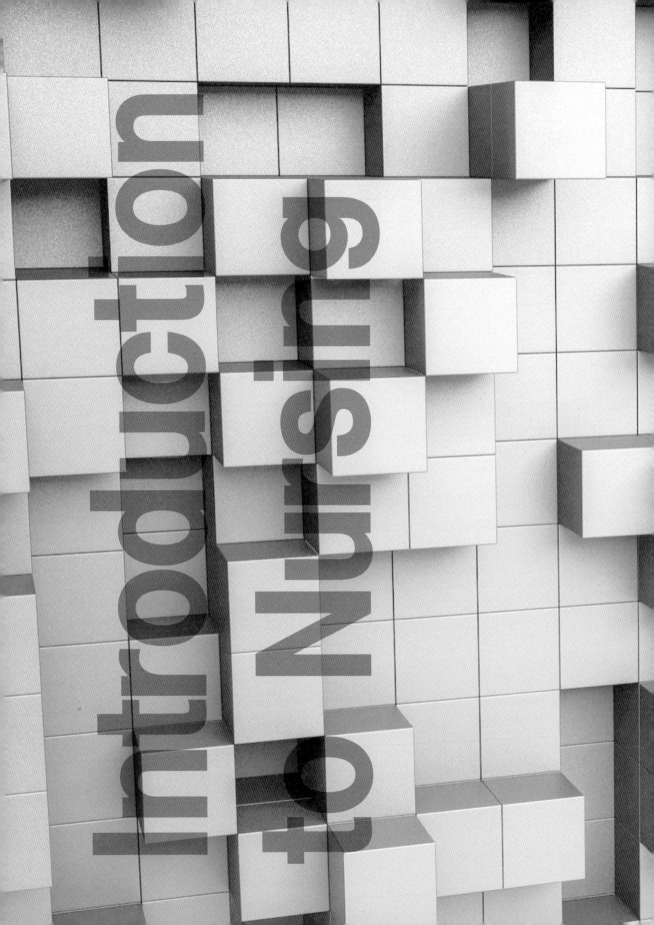

Introduction to Nursing

PART
4 간호 역사

Chapter 13   세계 간호의 역사
Chapter 14   한국 간호의 역사

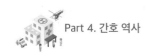

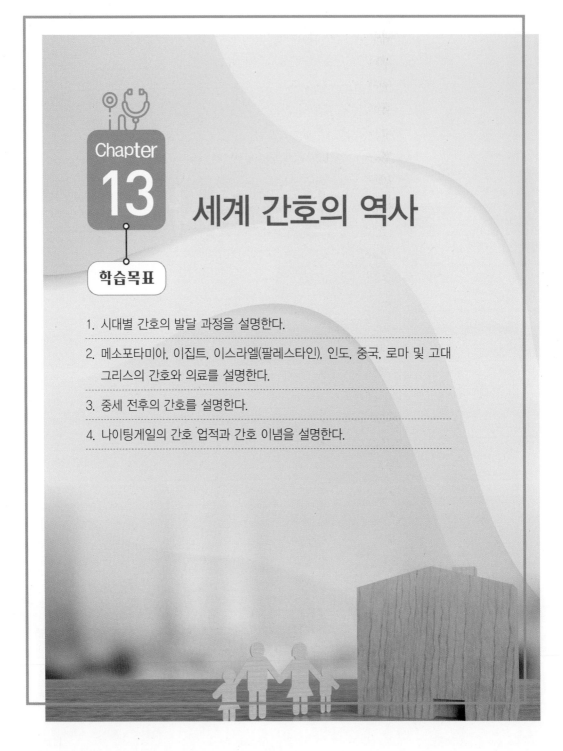

Chapter
13

세계 간호의 역사

학습목표

1. 시대별 간호의 발달 과정을 설명한다.

2. 메소포타미아, 이집트, 이스라엘(팔레스타인), 인도, 중국, 로마 및 고대 그리스의 간호와 의료를 설명한다.

3. 중세 전후의 간호를 설명한다.

4. 나이팅게일의 간호 업적과 간호 이념을 설명한다.

1 간호의 기원 및 발달 과정

1. 간호의 기원

간호는 인류 역사가 시작되기 전부터 시작되었다. 구석기 시대 후기인 약 4만 년 전부터 진정한 의미의 현생 인류인 호모 사피엔스로서의 인간은 동물이 서로 돌보는 것을 보고 간호하는 것에 적용했다. 이 시기에도 돌봄은 어머니들의 모성적 돌봄과 양육의 필요성과 함께 발달하여 왔다. 어머니들의 경험을 통한 모성애적 간호와 가족을 위한 간호는 존재했을 거라 짐작하나 주된 간호는 자기 자신을 지키는 본능적 자기 간호로 추측된다. 따라서 시대의 요구에 부합된 간호는 그 시대 사람들의 종교, 법률, 경제 체계, 도덕관, 문화 전통과 연결되어 있다. 이는 고대 원시 시대로부터 시작하여 현재 생을 영위하는 21세기의 간호 세계에서도 거의 동일하게 적용되고 있다.

2. 간호 역사 학습의 필요성

역사는 과거에 있었던 사건으로 현재에 이르기까지 인류 사회의 발전과 관련된 의미 있는 과거 사실에 대한 인식 또는 기록이다. 역사를 공부하는 것은 과거의 사실을 바르게 이해하고 현재를 사는 우리의 성장을 약속하는 것이며, 그것은 곧 미래를 향한 바른 안목을 길러 나가는 길이다. 과거는 현재로 이어지고 현재는 다시 미래로 나아가기 때문이다.

간호의 본질은 대상자와 간호자 사이에 보살핌과 도움을 주고받는 것이다. 과거부터 현재까지 간호 대상자의 건강 문제에 관해 서로 상생하는 것이 간호의 역사라고 할 수 있다. 따라서 간호의 본질은 간호 역사와 함께했으며 오늘날 전문화되고 체계화된 간호는 인간 생(生)의 주기에 따라 겪게 되는 자연스러운 현상을 받아들이고 상황에 대처하도록 돕는 역할을 하게 되었다. 그러므로 간호 역사에 대한 과거의 경험과 지식을 재조명하여 당면한 간호 문제에 대해 올바른 역사 인식과 대처 능력을 증진함으로써 미래의 발전적인 간호 사업을 계획하고 구상할 수 있다.

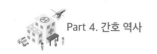

간호 역사를 학습하는 목적과 필요성은 첫째, 과거 간호 지도자들이 그 시대적 상황에 어떻게 대처했고 그들의 사고와 활동이 시대적 변화에 어떻게 기여했는지를 관찰하여 오늘날의 간호 문제 해결을 위한 지침으로 삼기 위함이다. 간호 역사 학습을 통해 비판적 사고(critical thinking)와 논리적 사고(logical thinking) 능력을 기르고 의사 결정(decision making)에 도움을 받을 수 있다. 둘째, 역사적 사건들이 간호 사업에 미친 경향과 역사의 흐름 속에서 간호 사업의 가치를 알아볼 수 있다. 셋째, 역사적 사실을 통해서 미래의 간호 사업을 계획하고 구상하는 데 도움을 얻을 수 있다.

3. 시대별 간호의 발달 과정

간호와 의료는 시대적 돌봄과 인류의 역사와 함께 발달해 왔다.

원시 선사 시대의 여성은 모성애적 간호로 아픈 가족을 돌보는 역할을 했으며 초기에 간호를 제공했던 개인은 종족의 풍습에 의거한 간호 행위를 했다. 이 시기는 모든 물체가 살아서 활동한다는 물활론이 지배하던 시기로 인간의 건강과 질병도 그에 좌우된다고 믿었으며 모성애적인 간호와 가족 간호가 이루어졌다.

고대 상고 시대는 경험 및 풍습 간호가 행해졌고, 더불어 마술적·신화적 치료가 성행하고 주로 가족에 국한된 간호가 제공되었다.

초기 기독교 시대는 예수의 탄생으로 박애 정신과 종교적 사명감을 가진 여집사단이 아픈 사람의 집을 방문하여 가족 이외의 사람을 간호하기 시작했다. 기독교는 로마 제국의 통치하에 있던 팔레스타인에서 시작되어 로마 제국의 유럽 지역까지 전파되었다. 로마인은 초기에 기독교인을 박해했으나 313년 콘스탄티누스 대제가 기독교를 국교로 선포하여 4세기 말 로마 제국의 공식 종교가 되었다. 기독교 박해가 끝난 후 부유하고 유능한 상류층 귀부인(roman matron)들은 자기들의 전 재산을 바쳐 복음의 실천으로 병원 사업과 간호 사업에 헌신했다.

서유럽에서 중세는 서로마 제국의 몰락부터 16세기까지이다. 중세 전반기는 총체적 암흑의 시대로 교회에 의해 지배되었다. 중세 시대로 들어가면서 현실 도피 사상이 만연했으며 수도원 시대를 이루었다. 수녀장들 중 여왕과 귀족 출신의 간호사들

📝 표 13-1_ 시대별 간호와 의료의 발달 과정 요약

간호(사)의 발달 과정 및 단체 활동	세기	간호의 발달	시 대	시대의 상황	치료(의료)의 형태
• 원시인 어머니	0	자기 간호	원시(선사 시대)		• 모성애적 간호 • 자기 종족 양육 및 보호
• 건강의 여신	1		고대(상고 시대)		• 경험 및 풍습 간호 • 병의 원인은 악한 영혼(신과 신전 중심)
• 초기 기독교 여집사단, 귀족 부인	2	가족 간호	초기 기독교 시대 (AD 476년 로마 멸망 까지)	• 기독교인 박해	• 기술적, 종교적(신앙) 의료
• 부유한 귀부인 출현 : 귀부인들이 병원 사업 전개	3		중세(AD 1492년 콜럼버스의 서인도 제도 발견까지)	• 봉건 시대	
• 성 베네딕트에 의해 설립 (몬테카지노 수도원)	4		근대	• 로마 제국의 공식 종교(기독교)	
• 최초의 순수 어거스틴 수녀단	5		현대		
	10	종교적 간호		• 중세 전기(총체적 암흑의 시대) 기독교 중심의 사회와 봉건 제도/수도원의 전성기	
• 기사 간호단	11			• 세기말 십자군 운동과 기사 간호단(200년간)/이슬람 문명	
	12			• 유럽 사회 안정	
• 탁발승단	13			• 걸인간호단이자 수도회(탁발승단(mendican orders)	
• 여러 종교적 간호 단체	14			• 유럽 흑사병(여성 간호 종교 단체 급감)/남자 간호단	
	15				
• 자비수녀단	16			• 14~16세기 신문화에서 인간 중심으로 문화 전환 운동(르네상스)	과학적 의료
• 종교적 자선 수녀단	17			• 16~17 로마 가톨릭 교회의 쇄신 -종교 개혁(간호의 암흑기)	
• 비종교적 고용 간호사	18				
• 나이팅게일 간호사	19	직업적 간호		• 19세기 초 신교 여집단 간호단 설립(직업적 간호)	
• 현대 전문 간호사	20	전문적 간호			현대 의학(간호 발달의 급진 전 및 전문화)

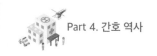

이 많이 나왔고 이들은 성자의 호칭까지 받으며 일생을 간호 사업에 헌신했다. 간호는 정화의 수단이었다. 이들은 나환자 간호와 전염병 유행 시 많은 공헌을 했다.

교회의 여집사들은 대규모로 간호 활동에 종사했다. 봉건 영주의 아내인 장원의 여주인은 장원의 병자들을 돌볼 책임이 있었으며 의사와 간호사의 역할을 겸했다. 중세 서유럽의 봉건 귀족들 사이의 기사도는 귀족 출신 여성 존중의 풍습과 윤리를 가지고 있어 여성 직업인 간호에도 간접적인 영향을 미쳤다.

중세 후반기에는 전쟁, 전염병, 기근, 불안정으로 얼룩졌다. 이 시기에 도시의 인구는 과잉 상태였고, 식수와 식품 공급을 위한 위생 시설은 부족했다. 밀집된 생활 환경과 질병의 만연, 인구의 재배치, 도시의 성장은 간호를 공공 기관 밖으로 나가게 했으며, 그 결과 가정에서 간호가 이루어지도록 했다. 이 시기에 많은 훌륭한 남성들이 간호사가 되었다. 십자군 원정, 군사 간호단, 기사도, 길드, 병원과 의학의 발달, 수도원 제도의 쇠퇴, 탁발승단의 등장, 흑사병과 기타 무서운 전염병으로 인한 유럽의 황폐 등은 간호와 건강 실천에 영향을 미쳤다.

그러나 교회의 지나친 확장과 세력 과잉은 종교 개혁을 초래했고, 더불어 간호의 암흑기가 찾아왔다. 개혁 이후 구교에서 전통적으로 이루어지던 간호 사업에 혼란이 생겼는데, 이는 신교에서의 교권이 확립되지 않아서 사업의 토대가 잡히지 않았기 때문이다. 정부에서 운영하는 병원은 설립되었으나 간호 요원이 제대로 준비되지 않아 교양이 부족한 여성들이 고용되면서 간호의 질은 사상 최저로 떨어졌다. 간호의 암흑기는 뜻 있는 사회 개혁자들의 헌신적인 노력과 과학의 발전, 특히 세균학 등 의학의 급속한 발전기를 앞둔 시점이었다.

16~18세기 사이 유럽 사회는 대격변기로 지리상의 발견을 위시한 과학 기술의 발달이 활발하게 이루어졌다. 인간의 재발견을 위한 열정은 르네상스로 나타났으며, 서구 여러 나라의 르네상스는 종교를 중심으로 전개되면서 종교 개혁 운동으로 연결되었다.

19세기 후반부터 간호 영역에서는 나이팅게일이 출현하여 나이팅게일식 간호 교육과 간호 실무가 보급되기 시작했으며, 간호를 직업적 간호로 만드는 전환기를 맞게 되었다. 오늘날 현대 간호의 근본 이념인 인간 존엄성과 생명 존중 사상은 이 시대에 싹을 틔웠다.

세계 간호 역사를 통해 역사가 간호에 미친 영향을 살펴보고 간호 지도자들이 시대 상황과 변화에 어떻게 대처하고 기여했는지 알면 현재와 미래의 올바른 간호 상황과 비교 검토하여 간호 사업 추진을 위한 혜안이 생길 수 있다.

현재의 보건 의료 및 과학 기술이 4차 산업 혁명과 더불어 복잡성이 증대되어 보건 의료의 한계를 인식할 수도 있지만, 간호 영역은 다양한 방법을 통해 총체적이며 전인적 간호를 지향해 가고 있다. 간호 역사의 재조명은 전문직 간호사에게 독자적인 간호 영역을 구축하는 데 기여할 것이다.

✚2 고대 문명과 초기 기독교 시대의 간호

1. 고대 문명과 간호

원시 시대 혹은 선사 시대에는 수렵과 유목 생활을 했다. 이때는 주로 여성들이 자녀를 양육하고 아픈 가족을 모성애적 보호 본능과 경험, 종족의 풍습에 따라 간호했다. 이들은 해와 달을 비롯한 모든 만물이 살아서 움직일 수 있으며 인간의 행복과 건강은 물론 질병까지 좌우한다고 믿었다. 이러한 물활론적(animism: 모든 것이 살아 있다.) 사고 및 정령 신앙(건강/질병까지 좌우) 때문에 특정 바위나 고목 아래서 기원하는 미신적 관습이 나타났고, 오늘날까지 동서양을 막론하고 이와 유사한 관습이 전해지고 있다.

원시인들은 작은 마을을 형성하며 정착 생활을 하게 되었고, 점차 이러한 마을이 커져 고대 도시를 이루게 되었다. 이들은 주로 농작물이 풍요로운 강가를 중심으로 고대 문명을 발전시켰다. 나일강, 티그리스·유프라테스강, 요단강 등을 중심으로 고대 문명이 일어났다. 한편 동양에서는 인도와 중국이 찬란한 고대 문명 국가를 이루었으나 여러 요인으로 인해 그 문화적 특성이 직접적으로 간호 사업에 큰 영향을 미치지는 못했다.

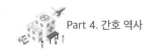

2. 고대 국가의 의료

(1) 메소포타미아

　B.C 3500~3000년경에 티그리스강과 유프라테스강 사이 메소포타미아(Mesopo-tamia)에서 발생한 인류 최초의 문명은 수메르 문명이다. BC 2000년 이후에는 바빌로니아 왕국이 번성했다. 바빌로니아 왕국의 함무라비왕(Hammurabi, B.C. 1800)은 국가의 질서를 확립하고자 법전을 편찬했다. 메소포타미아 지역에서는 법 체계가 매우 발달했는데, 이는 함무라비 법전에 잘 나타나 있다. 함무라비 법

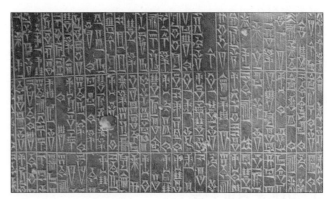

그림 13-1_ 함무라비 법전

은 "이에는 이, 눈에는 눈"이라는 보복(報復)의 원칙에 근거하고 있으며, 이것은 의료 행위에도 엄격하게 적용되었다. 바빌로니아인들은 질병의 원인을 악마나 악령으로 보고 고약한 냄새나 맛이 나는 약을 통해 악마를 물리칠 수 있다고 믿었다. 그들은 악령을 물리치기 위한 식이 요법 외에도 휴식, 마사지, 청결, 처방약 등을 사용했다.

(2) 이집트

　이집트(Egypt)는 B.C. 3000년경 나일강 유역을 중심으로 형성된 고대 문명이다. 이집트인들의 종교는 범신론적이면서도 다신교였다. 그들은 태양신 라[Ra]와 죽음과 부활의 신 오시리스[Osiris]를 비롯해 많은 신을 숭배했으며 영혼 불멸을 믿었다. 그들은 미라 제작 과정에서 다양한 신체 장기를 관찰할 수 있는 기회를 가졌고, 이는 질병의 원인 규명과 치료의 개발에 도움이 되었다.

　점성학의 발달로 질병은 태양과 별의 움직임과 계절의 영향을 받는 운명적인 것으

로 받아들이기도 했다. 제3 왕조의 2대 조세르왕(B.C. 2900~2800) 때 재상이자 태양 신의 제사장이었던 임호텝^{Imhotep}은 의술에 뛰어나 사람의 18개 장기 및 기관과 관련된 총 200가지의 질병을 진단하고 치료해 후일 학문과 의술의 신, 치유의 신으로 추앙받았다. 파리루스 문서에 기록된 고대 의학 문헌을 보면 그 당시 실제로 의료를 제공했음을 알 수 있다. 에버스 파피루스(Ebers papyrus)는 세계에서 가장 오래되고 완성된 의학서 또는 의학 사전으로 알려져 있고, 스미스 파피루스(Smith papyrus)는 이집트의 높은 외과적 기술에 관한 기록이다. 허스트, 런던, 베를린 파피루스(Hearst, London, Berlin papyrus)는 항문 질병 치료에 중점을 둔 소책자이다.

에버스 파피루스에는 현대 과학과 질병에 관한 내용도 들어 있으며, 채소, 무기질, 동물 등에서 700가지의 물질을 약으로 추출한 기록이 있다. 이들 자료에는 3가지 요소, 즉 종교, 마술, 질병의 원인과 치료에 대한 내용이 들어 있다. 환자의 실질적인 치료를 위해 명령하는 사람이 수사 혹은 신부-의사(priest-physician)인지는 확실치 않다.

또한 이집트인들은 공중위생, 배수 시설과 질병과의 관련성을 인지하고 하수 처리 시설, 도살장의 시찰 및 검열을 중요하게 생각했으며 청결, 음식, 운동, 성생활에 관한 엄격한 통제를 성문화했다. 사람들은 신체 부위마다 신이 있어서 노래로 이 신을 부르면 병이 낫는다고 믿었기에 의술(醫術)은 주로 마귀를 육체로부터 몰아내기 위한 것이었다.

이와 같은 마술적 요소 이외에 상당히 합리적인 측면도 있었다. B.C. 1700년경 씌어진 것으로 추정되는 의학 논문은 48건의 수술 사례를 소상히 밝히고 있다. 이 시기의 의사들은 치과, 외과 또는 위 전문가 등으로 구분되었으며, 심장이나 맥박의 중요성을 인식했고 상처를 치료하고 간단한 수술도 했다. 또한 각종 약초의 효능을 연구하고 약품 목록을 작성하기도 했다.

고대 이집트의 여성들은 아내, 어머니, 직업인으로서 그리고 최고위층 신관으로서 상당히 독립적인 사회적 지위를 차지하고 살았다. 대부분의 지배 계층 여성들은 주로 가사를 전담하여 출산과 양육에 주력했다. 의학 관련 내용들을 기록한 일부 문서에서 여성의 출산 능력 및 임신 여부 판별법, 피임법, 생리통 해결법, 조기 출산, 모유 수유법, 출산 후 조리, 피임 실패 등의 내용이 포함된 것으로 보아 당시 여성의 건강 관리가 상당히 체계적으로 이루어졌음을 짐작할 수 있다.

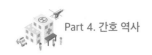

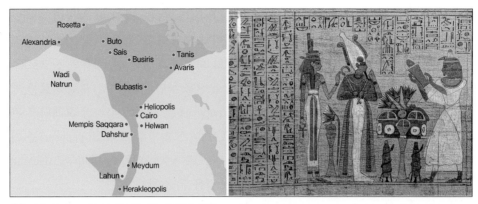

🎨 그림 13-2_ 고대 이집트 지도와 파피루스 기록

(3) 이스라엘(팔레스타인)

셈어족 계통에 속하는 이스라엘(히브리)인들은 12지파로 구성된 유목민으로 메소포타미아 지역과 시리아, 이집트 등을 유랑하다가 B.C. 13세기 후반 모세^{Moses}에 의해 가나안(Canaan: 지금의 이스라엘)에 정착했다. B.C. 1050년경 그들은 왕국을 형성하고 2대 왕 다윗과 그의 아들 솔로몬왕(B.C. 970~933) 때 강력한 세력을 형성하고 주변 팔레스타인 지역을 지배했다. 히브리인들은 대부분의 민족들이 다신교를 신봉하는 데 반해 그들은 유일신 야훼^{Yahweh}를 섬겼다. 야훼는 천지를 창조하고 이스라엘을 선택된 민족으로 삼아 자신의 뜻에 순종하는지 여부에 따라 그들에게 축복과 고난을 주는 신이었다. 이러한 히브리인들의 종교관은 그들의 정치와 문화뿐 아니라 인간의 질병과 치료에 대한 생각까지도 지배했다. 그들은 질병을 신의 징벌로 이해했고 치유는 징벌에서의 해방으로 인식했다.

한편 그들이 경전으로 신봉하는 구약 성서(특히 잠언)에는 가난한 자에 대한 구제를 강조하고 있어 가난한 이들에 대한 사회적 보호가 제도적으로 이루어지지는 않았지만 개인적 차원에서는 널리 이루어졌을 것으로 보인다. 그러나 나병과 같은 특정 질병에 대해서는 간호보다는 배척하는 경향이 컸다. 그들은 선민임을 증명하기 위해 할례 의식(포경 수술)을 시행했다. 이것은 종교적 의식이었으나 히브리 남성들의 성적 건강에 큰 기여를 했다.

(4) 인도

B.C. 2000~1000년경 유목민으로 철기를 사용했던 아시리아 정복자들은 인더스강과 갠지스강 유역에서 농경 문화를 정착시키며 도시 국가로 성장했다. 이들의 삶에 영향을 끼쳤던 대표적인 사조는 브라만교(brahmanism) 혹은 힌두교(hinduism)와 불교(buddhism)였다. 농경 문화 특성상 자연 현상에 대한 절대적인 경외심이 있었으며, 이러한 사상은 총 4권으로 된 베다(veda)라는 경전을 통해 브라만교의 종교적, 도덕적 법률로 성문화시켰다. 이들 경전에는 질병이 신의 벌이라는 인식 아래 질병, 상해, 위생, 건강, 임신 등과 관련된 마법이 소개되고 있으며, 내과, 외과, 아동 질환, 위생 및 질병 예방에 대한 지식이 아편의 사용, 천연두 예방법과 함께 언급되어 있다.

B.C. 500년경 불교가 발생했고, 불교 신자였던 아소카왕^{Asoka}(B.C. 2500)에 이르러 많은 사회 개혁이 일어났는데, 특히 자선 사업과 위생 사업에 큰 발전이 있었다. 그는 10여 곳의 병원을 세웠고, 부속 의학원에서 의사, 간호사, 약사, 요리사, 안마사 등 전문 의료 인력을 배출했다. 초기 의사는 브라만 계층에서 나왔고 간호사는 남자 청년들을 훈련시켰다. 이들에게는 높은 도덕적 규범, 기술, 신용이 요구되었다. 여성들은 주로 분만 개조를 담당하거나 약을 담당했으며, 사회적 지위는 높았으나 가정 관리가 주요 업무였다.

(5) 중국

일찍이 B.C. 200년경 불교가 국교로 공인된 이후에도 유교, 도교의 영향을 받아 다신교적이고 물활론적이며 우상을 숭배하는 사고가 생활 전반에 만연했다. 이러한 종교적 영향으로 중국인은, 건강은 개인이 우주 안에서 균형과 조화를 이룬 상태이며 자연과의 상대적인 상호 작용에 의해 이루어진다고 믿게 되었다. 즉 긍정적, 따뜻함, 건조, 불을 나타내는 양(남성 기운)과 수동적, 어두움, 차가움, 습함, 약함, 생명력 없음을 의미하는 음(여성 기운) 에너지의 불균형이 불편함과 질병으로 나타나거나 혹은 악령과 물활론적인 초자연적 힘에 의해 병이 야기될 수 있다고 여겼다.

병의 진단과 치료에 관한 내용은 많은 중국 의학 고서에 의해 전해지고 있는데, 특히 혈액 순환의 중요성에 기초를 둔 진맥 이론은 중국 의학의 특징을 이루고 있다.

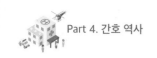

편작(編鵲)은 전국 시대(戰國時代)의 뛰어난 의사로서 맥진(脈診)의 시조로 추앙받았고, 화타(華陀)는 동한(東漢) 말기의 뛰어난 외과 의사로 당시 의술에서의 일반적 사고방식을 과감히 떨쳐내고 전신 마취하에 위장관 절제술을 했을 뿐만 아니라 내과, 부인과, 소아과, 침구 등 의료 전반에 두루 능했던 것으로 전해진다.

유교 사상에 의한 경로 사상과 조상 숭배의 전통은 가부장적 문화를 형성했으며 그 결과 인구 과잉과 기근으로 인한 영유아 사망률이 높았고, 여성의 활동은 가사와 양육으로 극히 제한적이었다.

(6) 고대 그리스

❶ 고대 그리스인의 문화와 건강관

기원전 8~9세기경 오늘날의 그리스 반도와 에게해의 섬, 소아시아의 서쪽 해안 지대에는 고대 그리스인들이 찬란한 문명을 이루고 있었다. 이들은 곳곳에 작은 도시 국가인 폴리스(polis)를 구성했으며, 각 폴리스에는 도시 중앙에 높은 언덕, 즉 아크로폴리스(acropolis)가 있었다. 아크로폴리스에는 각 도시의 수호신을 섬기는 신전이 있었으며, 유사시에는 피난처로 이용되었다. 또한 폴리스의 중심지에는 상업과 교육, 그리고 정치가 행해지는 아고라(agora)가 있었다.

각 폴리스는 같은 민족이라는 인식을 가졌고, 같은 언어와 종교, 문화를 가지고 있었기 때문에 민족적 동질감이 있었다. 그들은 같은 그리스어를 사용했고 올림푸스 12신을 섬겼으며, 이 신들을 섬기는 제전으로 올림픽 경기를 개최했다. 건강에 대한 그리스인들의 관심은 올림픽 경기와 그들의 미술에서 잘 나타난다. 그들은 신들이야말로 완벽한 몸을 가진 존재라고 보았기에 신들과 유사한 몸을 가지길 원했다. 따라서 올림픽 경기는 이러한 존재를 선택하는 것이기도 했다. 많은 그리스 조각이 이상적인 인체를 추구한 것도 그들의 몸에 대한 시각을 나타낸 것이다.

❷ 에스클레피에이온: 에스클레피우스 신전 병원

고대 그리스인의 질병과 치료에 대한 태도는 의료와 치유의 신 에스클레피우스(Asklepios, Aesculapius) 신화를 통해 엿볼 수 있다. 신화에 따르면 에스클레피우스는 죽은 자도 살릴 수 있는 힘을 가진 신으로 묘사되며, 돈을 받고 죽은 자를 부활시켰다가 신들의 왕 제우스의 처벌을 받았다. 고대 그리스인들은 에스클레피우스에 대한 신앙을 가지고 있었고, 질병의 치료를 위해 '에스클레피에이온(asclepieion)'이라고 불리는 그의 신전을 찾았던 것으로 보인다. 에스클레피우스의 지팡이는 카듀세우스(caduceus)로 알려져 있으며 뱀과 비둘기 날개가 있는 모양으로 지혜와 평화를 상징하고 있다. 에스클레피우스 신전 중 가장 유명한 것은 펠로폰네소스반도 북부의 에피다우루스(Epidaurus)와 히포크레테스가 훈련받은 코스(Kos)섬의 에스클레피에이온이었다.

③ 히포크라테스

'의학의 아버지'로 불리는 히포크라테스(B.C. 460~B.C. 370)는 코스섬의 에스클레피에이온 사제의 아들로 태어나 어릴 적부터 에스클레피에이온의 의술을 배웠다. 그러나 그는 질병의 원인이 자연의 법칙을 어김으로써 일어난다는 획기적인 질병관을 주장하면서 환자를 세밀히 관찰하고 기록하도록 하여 병의 원인을 규명할 것을 촉구했다. 더불어 의료인으로서의 높은 윤리관과 이를 실천하는 인격적 생활을 강조했는데, 그의 많은 가르침은 후일 제자들에 의해 수많은 저서로 남아 있다. 히포크라테스 선서는 여러 신들을 증인으로 삼아 계약과 선서에 대해 맹세하는 의식으로 나이팅게일 선서도 그의 교훈을 참고로 하여 후일 성문화되었다.

3. 초기 기독교 시대의 간호

(1) 기독교와 간호

로마 제국 성립 직후 탄생한 기독교는 평화, 평등, 사랑 등 인류 보편적 가치를 추구하는 교리와 지중해 세계를 하나로 통일하고 언어를 헬라어와 라틴어로 통일한 로마제국의 행정적 안정 덕분에 약 300여 년 간의 박해에도 불구하고 빠른 속도로 교세를 확장했다. 로마 제국은 평화를 추구하는 기독교 교리가 전쟁과 영토 확장을 추구하는 제국의 정책과 상반되고 기독교의 평등이 노예 제도와 일치하지 않는 등의 여러 가지 이유로 기독교를 박해했다. 그러나 A.D. 313년 콘스탄티누스^{Constantinus} 황

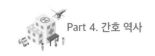

제는 기독교를 공인했고 4세기 말 테오도시우스^{Theodosius} 황제는 기독교를 로마의 유일한 국교로 정했다. 이러한 시대적 배경을 살펴볼 때 간호를 가정의 영역에서 공적영역으로 이끌어낸 것은 기독교라고 할 수 있다.

지금까지의 간호는 주로 가족을 대상으로 여성이나 여성 노예들에 의해 이루어졌으나 기독교의 확대로 기독교인들에 의해 가족의 범위를 벗어난 간호가 이루어지기시작했다. 예수 자신이 환자를 치료하는 데 많은 열정을 보였고, 루가 복음을 기록한루가는 의사였다. 기독교인들은 이웃을 내 몸과 같이 사랑하라는 예수의 가르침을따라 이웃의 환자나 고아와 과부, 가난한 이들을 돌보기 시작했고, 이는 간호 영역의확대로 이어졌다. 특히 로마 제국의 지속적인 전쟁 수행은 많은 부상자를 발생시켰고 그 결과 간호의 수요를 증대시켰다. 즉 기독교의 가르침과 사회적 요구가 부합된결과 가정 외에서도 간호가 필요하게 된 것이었다.

당시 기독교 공동체에는 대부분 오늘날과 같은 개념의 병원이나 보호소가 존재한것으로 보인다. 배교자라 불리는 율리아누스 황제의 한 편지에서는 기독교인들이 병원을 세워 기독교인들과 비기독교인들을 가리지 않고 수용하고 있다고 쓰고 있다.

(2) 여집사 제도

초기 기독교는 여성 신자들 가운데 치유의 기술을 가진 자들을 선정하여 여집사로임명하고 여러 지역을 방문해 병자들을 간호하게 했다. 가장 대표적인 예는 신약 성서 로마서(16장 1~2절)에 나오는 푀베^{Phoebe}라는 여집사이다. 푀베는 겐그리아 지역의여성이었으나 사도 바울에 의해 로마로 파송되어 로마의 기독교인들을 도왔다. 주로이러한 여집사들은 가정에 얽매이지 않는 과부나 미혼 여성들 가운데서 임명되었다.

(3) 로마의 귀부인 간호 사업가들

기독교 공인을 전후해 기독교로 개종한 상류층 부인들도 그녀들의 사회적 지위와경제력을 이용하여 간호 사업에 헌신하기 시작했다. 이들은 4세기 말 기독교 변증학자인 성 제롬^{St. Jerom}(347~420)의 영향을 크게 받았다. 제롬은 성직자들의 편안한 삶을비판했고 수도원적인 고행을 강조했다. 제롬의 영향을 받은 대표적인 귀부인들 가운데는 마르셀라^{Marcella}와 파올라^{Paula}, 파비올라^{Fabiloa} 등이 있다.

❶ 마르셀라

마르셀라$^{St.\ Marcella}$는 제롬의 영향을 받은 귀부인으로서 남편과 사별 후 그녀의 삶을 자선과 기도, 고행에 헌신했다. 로마시 아벤타인 언덕에 있는 자신의 저택을 이용하여 수도원을 만들어 동료들과 함께 병든 자와 가난한 자들을 돌보는 일에 생애를 바쳤다. 그녀는 410년 서고트족의 로마 침공 시 입은 부상으로 사망했다.

❷ 파올라

마르셀라의 친척이기도 한 파올라^{Paula} 역시 로마의 대귀족 집안 출신이었다. 제롬의 편지에 따르면 그녀의 어린 시절은 실크 드레스를 입고 노예들이 옮기는 가마를 타고 다니는 사치스러운 삶이었다. 그러나 32세 때 남편과 사별한 이후 마르셀라의 영향으로 수도원 삶에 관심을 가지기 시작했다. 그 이후 그녀는 성 제롬을 만났고 제롬은 그녀의 삶에 큰 영향을 미쳤다. 그녀는 385년 딸 유스토치움^{Eustochium}과 함께 수도원적인 삶을 위해 로마에서 동방(시리아)으로 떠났다. 그녀는 여러 성지와 이집트를 둘러본 후 베들레헴에 정착했고, 그곳에 두 개의 수도원을 건설했다. 하나는 남성 수도원이었고 다른 하나는 여성 수도원이었다. 그들은 수도원 운영을 철저히 제롬의 지시에 따랐다. 이곳에서 파올라와 유스토치움은 남은 일생 동안 순례자들과 환자들을 돌보았다.

❸ 파비올라

성 제롬의 영향을 받은 또 한 명의 귀부인은 파비올라^{Fabilo}였다. 그녀 역시 로마의 전통 귀족 가문 출신이었다. 그러나 그녀는 남편의 방탕한 삶으로 인해 이혼했고, 남편 사후 재혼했다. 이는 당시 기독교의 가르침과는 어긋나는 것이었다. 그녀는 두 번째 남편 사망 후 공개적인 회개를 통해 교황의 용서를 받았다. 그 후 그녀가 지닌 모든 부를 가난한 자들과 환자를 위해 사용하기로 결심하고 로마에 병원을 설립했다. 그녀는 병에 관계없이 모든 환자를 수용했으며 스스로도 환자를 간호했다. 395년 그녀는 베들레헴을 방문해 파올라가 운영하는 수도원의 순례자 숙소에 머물면서 그 운영을 배웠으며 로마에 돌아와서 또 다른 병원을 설립했다. 그녀는 400년 사망 시까지 간호와 자선에 전 생애를 바쳤다.

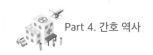

❹ 질병의 확대

- 흑사병, 천연두, 말라리아, 결핵 등의 질병이 확산되었다.
- 건강과 질병의 관계에 대한 생각을 갖게 되었다.
- 하수도, 목욕탕, 상수도, 공중 화장실 등의 설치로 위생 행정에 크게 공헌했다.
- 인간의 거주 환경에 대한 중요성을 강조했다.

❺ 초기 기독교 의료 기관

초기 로마 시대는 의료 혜택이 상류층에만 주어졌으나 2세기경 공공 의료 봉사가 제도화되어 정부 임명의 의사들이 여러 마을과 시설에 배치되었다.

- 다이아코니아 : 4세기경 손님 접대와 병자를 간호하기 위한 시설을 설립했다. 초기 자신의 일을 위해 설립했으나 점차적으로 의료 기관으로 바꾸어 휴게소, 보호소, 진료소의 역할을 했다.
- 제노도키아 : 더 큰 시설과 입원 환자를 받을 수 있는 시설을 갖추어 자선 병원으로 이용되었다. 성 바실 제노도키움이 가장 유명하며 나환자 격리 수용 기숙사 등의 규격을 갖춘 시설로 알려졌다.

4. 초기 로마 문명

이탈리아 중서부의 조그만 도시에서 시작한 로마는 이탈리아반도와 지중해뿐 아니라 오늘날 서유럽 대부분 지역을 지배한 대제국이 되었으며, 도로, 건축, 상하수도, 법률 등 실용적인 영역에서 놀라운 문명을 낳았다. 그들은 그리스 예술품을 모방하기 좋아했고, 학문적으로는 그리스 철학을 숭상했다. 따라서 의학과 간호에 있어서도 그리스의 것을 모방하는 모습을 보였다. 그러나 로마인들은 그리스인들보다 더 건강한 삶을 살았다. 이는 그들의 실용적인 문화와도 깊은 관련이 있다. 상수도의 사용은 신선하고 깨끗한 물을 공급해 주었고, 하수도는 더러운 물을 배수하여 전염병의 발병을 억제시켰다. 그들의 목욕 습관도 위생 유지에 큰 도움이 되었다. 이 모든 것은 공공 보건에 큰 역할을 했다.

그리스와 마찬가지로 로마에서도 간호는 대부분 가정 중심으로 이루어졌다. 평범한 가정에서는 부인들이 간호를 담당했지만 부유한 가정은 주로 노예들이 치료와 간호를 담당했다. 기원후 146년에 코린트가 로마에 정복되었을 때 치료의 능력을 가진 여자 노예들이 더 비싸게 매매되었다는 사실은 이를 잘 설명해 준다.

로마에는 그리스와는 달리 전문 간호인이 존재했다. 2세기 산부인과 의사인 소라누스^{Soranus}는 출산 시 출산을 돕는 전문 여성의 중요성에 대해 기록하고 있는데, 이것은 전문적인 간호 인력이 로마 사회에서 필요했고 실제로 역할을 하고 있었음을 말해 준다.

3 중세 전후의 간호

1. 중세 전기 유럽 사회의 특징

강력한 대제국을 건설했던 로마는 4세기 말~5세기 초 내부로부터 무너지고 있었다. 쇠퇴하는 로마는 대제국을 방어할 능력이 없었고 라인강 동쪽과 다뉴브강 북쪽에 거주하던 게르만족은 국경을 넘어 로마의 영토에 정착하기 시작했다. 가장 강력한 세력을 가진 프랑크 왕국과 로마 교황청의 제휴로 인해 게르만족들은 빠른 속도로 기독교화되었다. 로마 제국은 몰락했지만 기독교는 살아남은 것이다. 그러나 7세기 말과 8세기 초 세력을 떨친 이슬람의 확장으로 아프리카 북부와 이베리아반도는 이슬람화되었다.

9세기경에는 왕족들 간의 권력 다툼으로 내전이 발생했고, 스칸디나비아반도에 있던 바이킹의 침공으로 유럽은 다시 한번 혼란에 빠졌다. 이러한 혼란을 이용하여 지방의 유력자들, 즉 공작과 백작들은 자신의 세습화를 위해 성을 세우고 주위의 농민들을 위협하여 땅을 빼앗는 등 국왕으로부터 정치적 독립을 획득해 갔다.

10세기 말까지인 중세 전기 사회의 두 가지 중요한 특징은 기독교 중심의 사회와 봉건 제도이다. 중세인들은 혼란 속에서도 정신적으로 기독교에 의지했으며, 정치·경제적으로 봉건 제도를 만들어 중세 사회를 안정시키는 방법을 찾아냈다. 특히 이 두 가지는 서로 밀접하게 연결되어 있었다. 정치적인 위계질서는 종교적 위계질서와

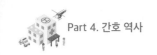

정확히 일치되어 있었다. 유럽 전체에서는 교황과 황제가, 각 지역에서는 공작이나 백작이 대주교 또는 주교와, 마을 단위에서는 기사와 교구 신부가 정치적 권력과 종교적 권력을 나누어 행사하고 있었다.

이러한 특징은 질병과 치료에도 그대로 영향을 미쳤다. 고대의 의학적 지식은 거의 전수되지 못했고, 기독교적 요소와 게르만적 요소가 강화되었다. 이로 인해 고대적 치료법보다는 기도와 약초에 대한 의지가 강해졌다. 때로는 질병이 신의 징벌로 간주되어, 치료법으로 회개가 권장되기도 했다.

(1) 장원 제도와 간호

상업의 쇠퇴와 거주 이동의 금지는 로마 시대의 거대한 도시 대신 마을 크기의 장원을 기본 거주 공동체로 만들었다. 따라서 병자와 병자에 대한 치료 역시 개별 장원에서 해결해야 하는 문제였다. 장원의 농노들은 대체로 가난했고 병과 치료에 대해 거의 지식을 갖추지 못했기에 환자들에 대한 책임은 주로 장원 영주의 부인에게 지워졌다. 영주 부인은 농노의 집을 찾아다니며 환자들을 치료했고 그들에게 질병 치료에 대한 조언을 제공했다.

(2) 베네딕트 수도원과 간호

중세 전반기에 치료와 간호의 기능이 어느 정도 회복하게 된 계기는 서유럽에 수도원 운동이 시작되면서부터이다. 동방에서 시작된 수도원 운동은 6세기경 서유럽 사회가 어느 정도 안정을 보이면서 서방에 확산되기 시작했다. 서방에 최초로 생긴 수도원은 베네딕트^{Benedict}에 의해 설립된 몬테카지노 수도원이다. 베네딕트는 수도원의 운영을 위한 '계율'을 제정했으며, 이 계율은 극도의 고행을 강조한 동방 수도원과는 차이점을 보였다. 계율은 극단적인 신체적 고행보다는 중용과 안정을 중요시했고 청빈과 순결, 복종이라는 이상을 제시했다. 이후로 유럽 전역에는 베네딕트 계율을 따르는 많은 수도원이 나타나게 되었다. 수도사들은 적당한 음식, 수면, 휴식을 취할 수 있었고 기도와 의학과 약학을 비롯한 여러 가지 학문을 수행했다.

또한 베네딕트 계율을 따르는 수도원들은 기본적으로 빈민 구제와 환자에 대한 치

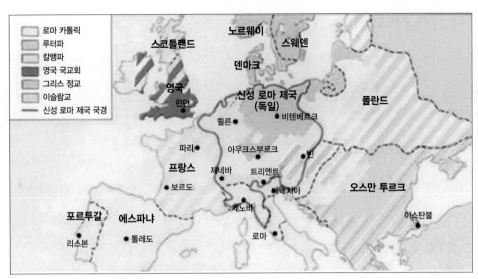

로마 카톨릭
루터파
칼뱅파
영국 국교회
그리스 정교
이슬람교
신성 로마 제국 국경

노르웨이
스코틀랜드
스웨덴
덴마크
영국
런던
신성 로마 제국
(독일)
폴란드
쾰른
비텐베르크
파리
아우크스부르크
빈
프랑스
제네바
트리엔트
보르도
오스만 투르크
베네치아
포르투갈
에스파냐
제노바
이스탄불
리스본
톨레도
로마

그림 13-3_ 중세 유럽의 종교 분포도

료도 감당했다. 베네딕트 계율은 환자에게 가장 먼저 간호가 제공되어야 한다고 주장했다. 이는 그리스도의 본을 따르는 것이었다. 따라서 유럽 대부분 수도원은 수도원 직영의 병원을 운영하고 있었다. 큰 수도원의 경우는 이웃에 수녀원을 운영하기도 했으며 주로 여성 환자는 이들 수녀원에서 담당했다.

(3) 중세 전기의 병원

중세 전기 프랑스의 주요 도시에는 '호텔듀(hotel dieu)'라 불리는 병원이 있었다. 호텔듀는 '하느님의 집'이라는 말이며 주로 병자와 가난한 이들을 구제하는 기능을 담당했다. 이들 가운데는 리용과 파리의 호텔듀가 가장 유명했다. 이들은 주로 성 아우구스티누스의 계율에 따라 수도원처럼 운영되었다. A.D. 542년 리용의 대주교인 사세도스에 의해 설립된 리용의 호텔듀는 순례자, 고아, 빈자, 허약자를 위한 간호 사업을 행했다. 이 병원에서 봉사한 간호사들은 고해 성사하기 위해 모인 평신도 여성과 미망인들로 구성되었다. 파리의 호텔듀는 A.D. 651년 렌더리 주교에 의해 설립되었으며 이후 중세 의학의 중요한 부분을 담당해 왔다. 파리의 호텔듀에는 아우구스티누스 계율에 따르는 자매단이 있어 여자 병동의 간호 업무를 수행했다.

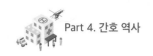

(4) 성지 구호소

중세 전기, 기독교의 성지 예루살렘은 이슬람교도의 수중에 들어갔으나 기독교인들의 성지 순례는 중단되지 않았다. 그래서 예루살렘에는 이들 성지 순례자를 위한 숙소 겸 병원, 즉 구호소가 필요했고, 유럽 각국은 각각 자국민 순례자를 위한 구호소를 설치 운영했다. 이들 가운데는 카를로스 대제(또는 샤를마뉴)가 후원한 프랑크인들의 구호소, 헝가리인들의 구호소, 이탈리아 아말피 상인들이 만든 성 요한 구호소, 성메리 막달레나 구호소 등이 있었다.

2. 이슬람 문명과 간호

7세기 초, 아라비아반도에서는 마호메트에 의해 창시된 이슬람교가 등장해 632년 아라비아반도를 통일하고 세력을 확장하여 나갔다. 이슬람교도들은 그리스의 학문을 수용하고 계승 발전시켰다. 그들은 특히 의학 분야에서 놀라운 발전을 이루었다. 이슬람교도들은 그리스의 히포크라테스와 갈렌의 저서를 번역하고 연구했으며 페르시아, 인도 등의 의학을 수용하여 자신들의 의학과 종합했다. 그들은 당시 유럽 사회와는 비교할 수 없는 놀라운 의학적 지식을 가지고 있었다. 면역학, 해부학, 세균학, 식물학, 치의학, 산과학, 안과학, 병리학, 미생물학, 생리학, 약학, 외과학 등 의학의 거의 모든 분야에서 지식을 축적했다. 11세기경 아비세나^Avicenna는 《의학의 경전(The canon of medicine)》이라는 책을 저술하여 이슬람 의학의 진수를 보여주었다. 이들 이슬람 의학은 이후 유럽 사회에 전파되어 유럽 의학의 발전에 크게 기여했다.

3. 중세 후기의 간호

(1) 중세 후기 유럽 사회의 특징

민족 이동과 이민족의 침입 등으로 혼란했던 전기와는 달리 11세기 이후 유럽 사회는 매우 안정되었다. 인구 증가, 상업의 발달, 도시의 발달, 대학과 학문의 발달, 새로운 수도원 운동 등으로 활력이 넘쳤을 뿐 아니라 아름다운 문명을 꽃피웠다. 특히 이슬람 문명에 대해 그들은 십자군 운동을 일으켜 내부의 힘을 밖으로 표출하고자 했다.

(2) 십자군 운동과 이슬람 의학의 전래

십자군 운동은 기독교인들이 11세기 말부터 약 200년간 이슬람교도들로부터 예루살렘 성지 탈환을 위해 일으킨 군사 운동이었다. 십자군 운동은 군사적인 면에서는 실패했으나 학문, 특히 의학에 있어서는 큰 유익이 되었다. 십자군 운동은 유럽인에게 그들보다 앞선 이슬람의 학문과 의학을 배울 수 있는 기회를 제공했다. 유럽인들에게 전달되지 않았던 고대 그리스 학자들의 저서들이 소개된 것도 이슬람과의 접촉을 통해서이다. 이슬람이 오히려 그리스의 학문과 의학을 간직하여 유럽에 전달하게 된 것이다. 아리스토텔레스, 히포크라테스, 갈렌의 저서들도 십자군 운동을 통해서 유럽에 전달되었다.

(3) 기사단과 간호

십자군이 세운 국가들에는 기사들이 예루살렘 성전과 순례객, 병자들을 보호하기 위해 만든 종교적이면서 동시에 군사적인 단체들이 있었다. 대표적인 것이 신전 기사단, 성 요한 기사 간호단, 튜톤 기사 간호단, 성 라자로 기사 간호단, 성 마리아 기사단 등이었다. 신전 기사단은 군사적인 역할만 감당했지만 나머지 기사단은 구호 활동을 겸했다.

❶ 성 요한 기사 간호단

성 요한 기사 간호단은 이탈리아 아말피 출신 상인들이 예루살렘에 설립한 성 요한 구호소를 기초로 출발했다. 이 구호소는 성지로 순례하는 가난한 이들과 병자들에게 간호를 제공하는 것이 목적이었다. 그러나 1차 십자군 원정 후 이 구호소는 기사들의 보호 아래 십자군 전쟁으로 갔고 이를 중심으로 성 요한 구호소 기사단이 결성되었다. 이들은 원래의 목적에 순례객에 대한 군사적 보호와 성지의 방어라는 목적을 추가했다. 이 기사단은 구호소 자매단(The hospitaller sisters)을 통해 여성을 위

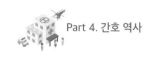

한 성 메리 막달레나 구호소도 같이 운영했다. 성지를 잃어버린 후 그들은 로데스섬과 몰타섬에서 18세기 말까지 활동하며 병원을 운영했다.

❷ 튜톤 기사 간호단

튜톤 기사 간호단은 12세기 말 3차 십자군 원정 중 설립된 독일인 중심의 기사단이다. 이 기사 간호단을 설립한 이유는 격렬한 전투가 벌어지고 있던 팔레스타인의 아크레(Acre)에 독일의 뤼벡과 브레멘 상인들이 세운 야전 구호소를 지키기 위해서였다. 그러나 13세기 초 성지를 완전히 잃은 후에는 순례자와 병자 보호보다는 군사적 기능에 집중했다. 이 기사 간호단은 동부 러시아에 정착했고 독일의 확장에 크게 기여했다.

❸ 성 라자로 기사 간호단

성 라자로 기사 간호단은 12세기 십자군이 예루살렘에 세운 나환자 병원에서 유래했다. 성 요한 기사 간호단이 처음부터 구호에 전적인 노력을 하여 방문객을 구호한 데 비해 이 단체는 구성원들 스스로가 나환자들이었다. 그들은 스스로 규율을 만들고 병원을 운영했다. 그들은 사회에서 격리되고 차별을 받았지만 유럽의 많은 군주들로부터 땅과 재산을 기증받아 유럽 전역에 영지를 소유하게 되었고, 나병 발생률도 감소시켰다. 이 기사 간호단의 업무에 대해서 자세한 기록은 없으나 이들이 사용했던 복장이나 문장(십자표식)은 독일 간호협회에 의해 채용되기도 했다.

(4) 중세 대학과 살레르노

12세기경 도시의 발달과 함께 주요 도시에는 기존의 성당 학교에서 발전한 대학이 나타나기 시작했다. 대부분 대학은 하급 과정에서 7개의 자유 교양 과목(문법, 수사, 논리, 천문, 산수, 기하, 음악)을 가르쳤으나 상급 과정은 의학, 신학, 법학으로 전공별로 나누어 가르쳤다. 법학은 이탈리아의 볼로냐 대학, 신학은 파리 대학, 의학은 이탈리아의 살레르노(salerno) 대학이 유명했다. 옥스퍼드와 캠브리지 대학은 파리 대학을 모델로 한 대학이었다.

살레르노 대학은 10세기 이탈리아 남부 살레르노에 세워진 의학 학교였으며 베네

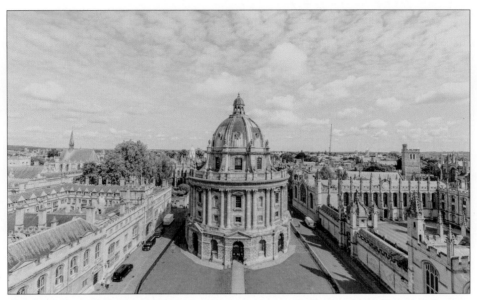

🎨 그림 13-4_ 옥스퍼드 대학교

딕트 수도원에 의해 운영되었다. 12세기경 대학으로 발전한 살레르노 대학은 전 유럽에서 의학생들이 몰려들었으며, 그리스어로 번역된 아랍 의학서를 소장한 도서관이 있었다. 이는 살레르노에서 이슬람 의학을 연구하고 가르쳤음을 말해 준다. 살레르노 대학에서는 여성도 학생이나 교수가 될 수 있었다. 12~13세기에 작자 미상의 '살레르노 요양법'이라는 시(詩)가 유행했는데, 이 시는 살레르노 대학의 명성을 높이는 데 크게 기여했다. 이 시의 일부는 다음과 같다.

"만일 의사들이 고치지 못하면 다음의 세 가지를 의사로 삼으라. 즐거운 마음과 휴식 그리고 적당한 음식이다."

(5) 길드와 간호

중세 도시는 같은 직업을 가진 사람들로 구성된 길드라는 조직들이 있었다. 각 도시의 길드는 처음에 상인 길드뿐이었으나 이후에 수공업자 길드가 분리되었고 그다음에는 다양한 직업별로 다시 세분화되었다. 건축업자, 성직자, 학자 등도 자신들의

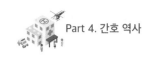

길드를 구성했는데, '우니베르스타스'라고 불리는 대학도 학자들과 학생들로 구성된 일종의 길드였다. 길드는 구성원들 공통의 이익을 위해서 만들어진 조직이었으나 구성원들을 서로 돕는 역할도 감당했다. 한 구성원이 죽으면 동료들은 그 유가족을 돌보았고 자녀 교육을 책임졌다.

(6) 탁발승단과 간호

13세기경에 생겨난 탁발승단은 수도원 내에서 수도를 하던 기존의 수도회(수도승단)와는 달리 수도원에 머무르지 않고 이곳저곳을 다니면서 탁발(걸식)하는 수도회이다. 이들은 수도원에 머무르기보다는 청빈과 고행, 빈민에 대한 구제와 민중 교화를 위해서 민중들과 직접 접촉하는 수도 방법을 택했다. 이들은 재산을 전혀 소유하지 않았으며 생계는 걸식으로 해결했다. 가장 대표적인 탁발승단은 성 프란체스코가 설립한 프란체스코 수도회와 성 도미니크가 설립한 도미니크 수도회였다. 프란체스코 수도회 수도승들은 회색 옷을 입었고 도미니크 수도회 수도승들은 검은색 옷을 입었기 때문에 이들은 각각 '회색 수도승'과 '검은색 수도승'으로 불렸다.

❶ 프란체스코 수도회

프란체스코 수도회를 설립한 성 프란체스코는 아시시에서 부유한 상인의 아들로 태어났다. 그는 가난과 청빈의 삶을 중요하게 여겨 자신이 가지고 있던 모든 재산을 가난한 사람들에게 나누어 주었다. 이런 성 프란체스코의 생각에 감화를 받은 사람들이 성 프란체스코 주위에 모였고, 이들은 성 프란체스코가 정한 계율에 따라 탁발 수도를 수행했다. 이들은 떠돌아다니면서 가난한 자를 돕고 설교로 민중을 교화했다. 특히, 나병 환자를 보살피는 데 헌신했다. 성 프란체스코는 그의 여제자 성 클라라를 통해 여성 수도회를 조직해 이를 '빈곤한 클라라단'으로 불렀다. '빈곤한 클라라단'은 주로 나병 환자를 간호하는 데 집중했다. 또한 그는 남녀 평신도를 위해 '제3 교단'을 만들고 그들로 하여금 병자 간호에 앞장서도록 했다.

❷ 도미니크 수도회

성 도미니크는 가스띨라 출신의 사제였다. 그는 13세기 초 프랑스 남부에 이단 종파가 성행하는 것을 보고 이들을 올바르게 교화하기 위해 도미니크 수도회를 조직했다. 도미니크 교단은 청빈한 삶을 규정했으나 프란체스코 수도회만큼 청빈의 덕을 강조하진 않았다.

도미니크 수도회의 주된 기능은 민중들을 이단에 빠지지 않게 하기 위해 다니면서 선교를 하는 것이었다. 따라서 도미니크 수도회의 수도사들에게는 신학적 지식이 무엇보다도 중요했다. 중세 최고의 신학자이며 스콜라 철학을 집대성한 토마스 아퀴나스도 도미니크 수도회 출신이었다.

❸ 베긴 운동

12세기 말 평신도 여성들 가운데 공동체적 삶을 살고자 하는 이들이 많이 나타나게 되었다. 그러나 수녀원은 그 수가 매우 적었고, 수녀들은 결혼할 수 없으며, 종신서원을 해야 하는 제약이 있었다. 따라서 자유롭게 누구든지 참여하고 언제든지 떠날 수 있는 여성 공동체의 필요성이 대두되었다. 이러한 요구를 만족시킨 것이 베긴 수녀회였다. 그들에게는 설립자도 계율도 없었으며, 소규모의 속인 여성 공동체로서 네덜란드를 중심으로 동시다발적으로 전파되었다. 베긴 단원들은 성찬식, 순결, 자선을 중시했고, 병원에서 환자를 간호하거나 이웃의 빈민을 구호하는 활동을 했다. 13~14세기 베긴 운동(The Beguine movement)은 때때로 이단으로 몰리는 등 교회의 견제를 받았다.

(7) 흑사병과 간호

14세기 중엽 유럽 사회는 흑사병이라는 대재앙을 경험했다. 흑사병은 고열과 구토를 동반하며 피부가 검게 변하여 흑사병이라 불리게 되었다. 1347년 유럽에 도착한 이 병으로 약 4년 만에 유럽 인구의 1/3이 죽었다.

11세기 이후 꾸준히 증가해온 인구를 유럽 사회는 부양할 수 없었고, 사람들은 만성 영양실조와 생존의 한계선상에 놓이게 되었다. 이러한 상황이 엄청난 인명 손실을 가져왔고 유럽인들은 전반적인 공황에 빠졌다. 한 도시에 흑사병이 도착하면 거의 모든 사람이 도시를 버렸고, 가족이라도 병자를 돌보는 자가 없었다. 그들은 흑사병을 신의 벌이라고 믿었으며 회개나 채찍질, 고행을 통해 하느님의 심판을 벗어나

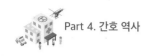

고자 했다. 이것은 당시 유럽의 의학 지식이 이슬람 의학에 비해 얼마나 뒤떨어져 있었는가를 보여준다. 체계적으로 환자를 격리시키고 오염물을 제거하는 대책은 거의 보이지 않았다.

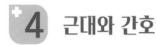

4 근대와 간호

1. 르세상스와 종교 개혁

1500~1700년 사이 유럽 사회는 지리상의 발견을 비롯한 과학 기술의 발달이 활발하게 이루어진 대격변기였다. 이 시기에 나타난 두 가지 커다란 움직임은 르네상스와 종교 개혁이었다. 인간의 재발견을 위한 열정은 르네상스의 형태로 나타났으며, 종교를 중심으로 전개된 르네상스는 종교 개혁 운동으로 연결되었다. 현대 간호의 근본 이념인 생명 존중과 인간의 존엄성은 이때부터 중시되었고, 이것은 현대 간호의 철학 사상으로 자리매김했다.

(1) 르네상스

중세 시대의 문화는 고대 그리스와 로마 문화의 부흥을 발판으로 형성된 신(神) 중심의 문화라고 할 수 있다. 르네상스(rinascita)는 신 중심의 문화에서 근대 문화의 창조를 지향하는 인문주의적 또는 인간 중심의 것으로 바꾸려는 근대 문화 운동이다.

재생과 부활의 의미를 가진 르네상스는 문예 부흥과 더불어 음악, 미술, 건축의 재생은 물론 자연 과학과 인문 과학, 철학에 이르기까지 영향력을 미쳤다. 이는 사회의 개혁이고 근대의 시작이었다. 의학계에는 약리학, 해부 생리학, 특히 전염병의 개념과 연구, 산과와 안과, 순환기 연구 등에 현저한 발전이 있었다. 다만 이러한 변화가 간호계 발전에 미친 영향력에 대한 기록은 없다.

(2) 종교 개혁

중세 유럽 교회의 절대적 권력과 부귀는 면죄부(indulgence) 판매라고 하는 부패와 타락으로 이어졌고, 면죄부 판매에 대한 반대를 계기로 종교 개혁의 기운이 전 유럽을 휩쓸었다. 마틴 루터^{Martin Luther}는 신앙의 근거는 성서라는 신념을 천명하고 그 당시 프로테스탄티즘(protestantism)의 공통적인 교리가 된 면죄부 판매에 대해 반박했다. 루터의 이러한 주장은 독일을 비롯한 유럽에서 대중의 호응을 얻었다. 종교 개혁을 통해 신교도들에게 신앙의 자유가 인정되면서 그동안 억압받던 노동자와 농민들도 권리를 주장하는 시위를 하는 등 사회 전반에 걸친 새로운 변화가 나타났다.

❶ 간호 암흑기

인간의 존엄성 회복을 가져온 르네상스가 여성의 지위 향상에는 크게 영향을 미치지 못했다. 부유층 여성들의 일부에서는 방탕한 생활을 하기도 했다. 또한, 만민이 법 앞에 평등하다고 선포한 프랑스 혁명과 1789년 인권 선언조차 남녀평등을 논하지 않았고 남성 혁명가들은 여성 문제에 대해서는 매우 보수적이었다. 반면, 산업 혁명 이후 많은 노동력이 필요해짐에 따라 여성들이 산업 부문에 활발히 진출하게 되었으나, 사명감 없이 간호직에 종사하는 여성들이 있었기 때문에 간호 분야에 미친 영향은 제한적이었다.

종교 개혁으로 가톨릭 종교단에서 운영하던 병원들이 대부분 문을 닫거나 프로테스탄트에서 운영하게 되면서 수사나 수녀들은 의료 기관에서 축출되었다. 이로 인해 여러 의료와 구호 사업은 중단되었고, 병든 자와 가난한 자들을 위한 간호 인력이 크게 부족해졌다. 이 과정에서 자질이 부족한 집단이 간호 종교단(nursing religious orders)의 위치를 대신한 것이다. 따라서 종교개혁은 간호 역사에서 근대의 간호 암흑기가 나타나는 직접적인 원인으로 작용했다.

❷ 간호 암흑기의 원인

가톨릭 교회의 세력은 약화되었고 교회가 경영하던 구호 사업이나 병원 의료가 중단되었다. 간호 사업을 하던 기관들이 폐쇄됨에 따라 질적으로 우수했던 수녀 간호 요원들은 병원을 떠났다. 병원 설립은 일반인들에 의해 이루어졌으나 간호 요원의

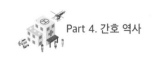

준비가 부족하여 간호의 수준이 격하되었다. 신교도들은 자체 교권 확립을 위한 노력을 활발히 했으나 병원 운영이나 간호 사업에 대한 계획과 관심은 부족했다. 그들은 중세 수녀 단체의 활동에 대해 부정적으로 인식하게 되어 여성의 사회 활동과 지위를 국한시켰다. 또한, 1545년 마지막 종교 회의에서 규정을 만들어 평신도의 간호 활동을 까다롭게 제한했다. 의료 기관 운영권이 대부분 국가 행정부로 이양됨에 따라 사명감 없고 무지한 여성들이 간호를 담당했다.

❸ 간호 암흑기의 병원 상황

간호 암흑기(1650~1850년)는 약 200여 년의 긴 세월 동안 지속되었다. 그동안에 건축된 병원은 많았으나 불결했으며, 비위생적인 환자 관리는 환자의 사망률을 높였다. 치료와 간호보다는 의료 비용에 대한 흥정이나 계약이 앞서는 등 의사나 간호사의 도덕적 수준은 매우 낮은 상태였다. 또한 병원의 비위생적인 환경으로 인해 전염병이 야기되었으며, 전염병 환자에 대한 치료를 중단하거나 거부하는 사례가 많았다. 의료 사업의 이러한 질적 저하는 사회적으로 비판을 받았고, 간호사에 대한 신뢰도 매우 낮은 상태였다.

이러한 암흑기에도 불구하고 의학의 과학적인 발달이 계속되었고 몇몇 뜻있는 사회 개혁자들의 헌신적 노력으로 새로운 빛을 보게 되었다. 산업 발전은 교육의 남녀 기회 균등과 여성의 사회 진출을 증가시켰는데, 이러한 변화는 간호를 하나의 직업으로 인식되는 전환점이 되었다.

(3) 사회 개혁과 간호

❶ 자선 간호단

16~17세기에 프랑스를 중심으로 성 빈센트 드 폴Vincent de Paul과 그를 돕는 프랑스의 여성 유지들에 의해 자선 간호단(sisters of charity)이 창설되었다. 자선 간호단은 병원 개선과 자선 간호를 통해 체계적인 사회 개혁을 실시하고자 했다. 폴 신부는 현대적 의미의 방문 간호와 사회 봉사를 함께 도입하여 영혼의 구원과 빈곤의 타파를 동시에 해결하기 위해 청년들에게 수공과 실업 과목을 교육하고 집단 농장을 설치했다. 폴 신부는 자신을 후원하는 부인들을 중심으로 자선 부인회(dames de charity)가 조직

되자 자선 부인회 회관에서 단체 생활을 하는 그들에게 자신이 직접 간호 훈련을 시켰다. 자선 부인회 회원들은 종교적 서약은 하지 않았지만, 의사에게 순종하기를 권했다. 그때까지도 수녀 간호사들이 의사보다는 신부에게 순종하는 습관이 있어서 의약 업무에까지도 곤란한 경우가 많았기 때문이다.

자선 간호단은 주로 가정을 방문하여 필요한 간호를 제공하고 음식과 약물을 공급했으며 임종 환자 간호와 가족 위로 등의 일들을 수행했다. 또한 정신병자 휴양소와 육아원 등을 설치하고 방문 간호도 실시했다. 종교 의식과 간호의 기술을 혼동하지 않는 원칙을 중요시했고 일정한 복장을 착용하게 했다. 이러한 활동은 근대 직업 간호사 제도의 기초가 되는 간호 사업으로 자리 잡았다.

❷ 정신 병원과 형무소 개선 운동

정신 질환자와 죄수들에 대한 대우는 매우 열악해 인도주의적 부분에서 사회 개혁의 실천이 필요한 시기였다. 교양 있는 행정가로 알려졌던 영국의 자선가 하워드[John Howard]는 영국과 여러 나라들의 감옥을 시찰하고 논문을 통해 참상을 발표해 상당한 반향을 일으켰다. 죄수들과 간수 외에는 본 사람이 없는 형무소 내부가 공개되고 효과적인 개선 방안이 마련되었다.

18세기 말, 사회 개혁 운동에 도움을 준 프라이[Elisabeth Fry] 여사는 여죄수들을 물질적으로 돕고 위로하며 시설 개선 활동을 일으키는 등 광범위한 사회 개혁이 전개되었다. 프라이 여사와 뜻을 함께한 시브킹[Sieveking]은 많은 병원 사업을 지원하여 콜레라 유행 확장을 예방하기 위해 노력했고, 유럽 각국 지도자들, 특히 독일 간호 사업 지도자들과는 긴밀한 관계를 형성했다.

❸ 신교 여집사 간호단

19세기 초, 독일에서는 신교파에서 여집사단이 새로운 간호 사업의 발전을 이끌었다. 신교 여집사 간호단은 독일 라인강변 카이세르스베르트(Kiserswerth)에서 초대 기독교 시대의 여집사 운동(daconess movement)을 새로이 계승하게 되었다.

신교 여집사 간호단의 지도자인 문스터[Fredrike Munster]는 총명함과 뛰어난 지도력으로 출옥한 여죄수들과 고아들에게 도움을 주는 사회 사업을 하던 중 프리드너[Fliedner] 목사를 만나 결혼했다. 그 후 문스터와 프리드너 목사 부부는 빈곤한 환자들을 위한 간

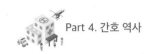

호를 목적으로 작은 병원을 설립하고 젊은 여신자들을 뽑아서 조직적인 간호학 훈련을 했다. 프리드너 목사는 윤리학과 종교의 교리를 가르쳤고, 문스터는 실용 간호학을 가르치고 위생적인 간호법에 대한 실습 교육과 분담제 간호를 실시하고 단체 규칙과 약학도 강의했다. 이곳에서는 논리학을 배웠고 의사들에게도 강의를 받았으며 시험 제도도 채택했다.

문스터는 교육하고 간호한 모든 일을 일기로 기록하여 교재로 활용했다. 그녀는 "봉사 정신을 결코 기술에 희생하지 말라"라는 교육 철학을 강조했는데, 이러한 교육 철학은 신교 여집사 간호단을 이끄는 정신적인 힘이 되었다. 나이팅게일 또한 자신이 간호사가 되기 위한 교육 장소로 이곳을 택한 이유에 대해, 문스터의 교육 철학이 중요한 요인이 되었고 근대 간호 교육의 필요성을 인식하게 되었다고 말했다. 문스터가 이끌고 있는 신교 여집사 간호단에서 교육받은 간호사들은 더 넓은 지역에서 간호를 펼치기 위해 다른 지방에 가서 간호단을 조직했다. 이들은 간호의 암흑 시대를 현대 간호 사업으로 전환하는 중요한 역할을 하게 되었다.

5 현대 간호의 출현과 성장 발달

1. 나이팅게일의 출생과 준비

나이팅게일^{Florence Nightingale}은 1820년 5월 12일, 영국에서 사회적 지위가 높고 부유하며 명망이 높은 집안의 둘째 딸로 태어났다. 나이팅게일은 화려한 생활을 하면서도 소녀 시절부터 병든 사람을 잘 돌봐주었다. 그녀는 이때부터 생의 의의를 심각하게 생각하면서 신이 자기에게 맡긴 사명이 있음을 깨달았다. 17세가 되던 해에는 유럽 여행을 하면서 다양한 사람들과 교류하고 문화를 경험하게 되었는데, 그러던 중 가난하고 병들어 어렵게 살

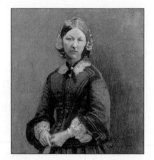

그림 13-5_ 현대 간호의 창시자 프로렌스 나이팅게일

아가고 있는 사람들을 보고 충격을 받았다. 24세 때는 부모의 반대에도 불구하고 간호사가 되기로 결심했고, 간호 사업을 자신의 평생 사업으로 결정하고 간호에 관한 지식을 쌓았다.

1851년 나이팅게일이 31세 되던 해 가족들의 양해와 도움을 받아 문스터와 프리드너 목사 부부가 운영하는 독일의 카이세르스베르트의 신교 여집사 간호단에서 2주간 훈련을 받고 3개월간 실습했다. 1853년 런던의 부인 병원 원장 겸 간호 부장으로 재직하면서 탁월한 리더십과 간호 행정 능력을 발휘했다.

2. 나이팅게일의 전반기 업적(크리미아 전쟁 시 간호 활동)

1854년, 흑해의 권익 문제를 둘러싸고 튀르키예로 뻗는 러시아의 세력을 막기 위해 크리미아 전쟁이 발발했다. 당시 영국은 크리미아 전쟁에 대응할 만한 간호사들이 없었다. 전쟁의 상황은 매우 열악했으며, 하수도 시설도 없어서 세탁도 곤란했고 옷이나 세면도구도 없는 형편이었다. 영국 측 부상병 수는 3,000~4,000명이었고 사망률은 42%나 되었다. 나이팅게일은 이러한 상태에서는 간호할 수 없음을 깨닫고 청소를 시작으로 세탁, 급식 상황을 개선하여 환경을 청결하게 바꾸었다. 은닉된 군대 물자를 찾아내어 이용하거나 사재, 혹은 친지들에게 편지를 써서 원조를 받았다.

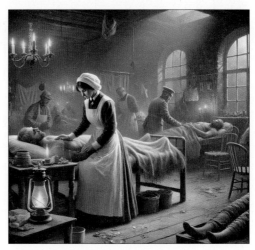

🎨 그림 13-6_ 크리미아 전쟁과 나이팅게일

나이팅게일의 활동은 부상병 간호뿐만 아니라 군대 위생 제도의 혁신과 관리 제도의 개선으로까지 이어져 크리미아의 전 병원을 개혁했다. 그녀는 간호사들에게 엄격한 규칙을 적용하고 200여 명의 간호사들을 재훈련시켰다. 그로 인해 나이팅게일 도착 6개월 후에는 42%였던 사망률이 2.2%로 떨어졌다. 그녀는 병원 문제와 더불어

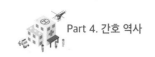

군대 내 다른 부서의 조직 관리도 자문해 주었다. 군인들을 위한 휴게소 설치, 의사들을 위한 의학 실험실, 군의 학교를 설치하는 데도 큰 역할을 했다. 나이팅게일은 하룻밤도 빼지 않고 등불을 들고 침대 사이마다 다니면서 환자의 상태를 살폈다. 그 때문에 나이팅게일은 '등불을 든 여인'으로 알려졌다.

크리마아 전쟁에서 나이팅게일의 헌신적인 활동과 노력은 부상병 간호에서 높은 치료율을 보였을 뿐만 아니라 치료 환경을 개선하는 시발점이 되었다. 아울러 그 당시 간호 사업에 대한 편견을 깨뜨려 전 세계적으로 여성과 간호사의 힘과 지위에 대한 새로운 인식을 확립하는 데 기여했다.

3. 나이팅게일 간호 학교

크리마아 전쟁이 끝난 후 1860년 6월, 나이팅게일의 업적을 기념하기 위해 영국 국민의 성금을 모아 영국 의사당 건너편 템스강변에 있는 성 토머스 병원에 나이팅게일 간호 학교가 설립되었다. 나이팅게일 간호 학교는 간호사의 신앙 생활은 강조했지만 종교적 세력이 교육보다 앞서는 일이 발생하지 않도록 비종교적인 배경에서 교육하여 교육의 목적과 종교적 목적을 분리했다. 또한, 국민의 완전한 기금으로 설립해 운영되었기 때문에 경제적으로 독립한 세계 최초의 간호 학교가 되었다. 이러한 변화는 간호 교육의 새로운 전환점이 되었다. 나이팅게일 간호 학교가 시작된 후 미국, 캐나다, 오스트레일리아, 독일, 북유럽 여러 나라 등에서 나이팅게일 원칙을 따른 간호 학교들이 설립되어 많은 간호사를 양성했다.

4. 나이팅게일의 후반기 업적

나이팅게일은 질병과 사망을 합리적으로 분류하고 병원 보고에서 통계적 자료를 제시하여 영국 군대의 의무 행정을 개선했으며 지방의 농촌 위생과 방문 간호사 양성을 주장했다. 미국 남북 전쟁 때에는 군인 구호 사업을 위한 참고 자료를 제공했고, 인도의 위생 문제를 해결하기 위한 실질적인 계획안을 제안했으며 인도의 총독부 아래 위생국이 설치되는 데 기여했다.

　　나이팅게일은 영국 각 지방에 노무 병원을 세우도록 조언하고, 빈민 병원을 설립할 때도 조언하여 지역 사회 간호 발전에 기여했다. 또한, 앙리 뒤낭이 국제 적십자를 창건하는 데에도 크게 기여했다.

　　1858년에 출판된《병원에 관한 일들(notes on hospital)》에서는 병원 내부의 위생 시설은 외양이나 형식에 치우치지 않고 편리에 중점을 두어야 한다고 강조했고, 병동 관리와 간호에 대한 변화된 생각들을 기록했다. 1859년에 출판된《간호에 관한 일들 (notes on nursing)》에서는 개인위생, 정신 건강과 환경 위생의 중요성, 간호사가 증상 관찰을 중요시해야 하는 이유, 간호 부서장의 감독상 책임과 윤리적인 지침 등을 강조한 내용들을 담았다.

5. 나이팅게일의 간호 이념

　　나이팅게일의 간호 이념은 근대 간호를 확립하고 현대 간호로 전환시킨 소중한 유산이다.

ㄱ 간호는 직업이 아니라 사명이다.

　　'조금도 양보할 수 없는 원칙'을 주장했다.

ㄴ 간호란 병든 사람을 간호하는 것이지 질병을 간호하는 것이 아니다.

　　육체와 정신, 감정의 일체적 간호를 강조한 것으로, 오늘날 전인 간호(total care) 의 개념을 포함한다.

ㄷ 간호 사업은 비종교적이어야 하지만, 간호사 개인의 신앙은 존중되어야 한다.

ㄹ 간호사는 어디까지나 간호사일 뿐 의사는 아니다.

　　간호는 간호사의 손으로 할 것을 주장한 것으로 간호사의 정체성을 드러냈다. 간호사들 간의 연락과 단결을 강조했다.

ㅁ 간호의 일체는 간호사에 의해 관리되어야 한다.

　　교육, 감독, 지도, 생활의 보장 부분에서도 간호사의 손으로 할 것을 주장했다.

ㅂ 웰빙(well-being, 안녕, 복지)이 강조되어야 하며 간호는 더 좋은 상태를 원하는 상태이다.

　　예방 간호와 정신적인 건강의 중요성을 역설했다.

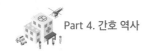

⚫ 간호사는 간호사로서의 가치관과 자신의 긍지를 가지고 간호하는 것이며 자신을 희생하는 것은 아니다.

이러한 견해는 간호가 누구를 위한 희생이 아니라 간호하는 과정에서 성의를 다하는 태도는 자신의 가치관과 긍지임을 강조한 것이다.

한편, 나이팅게일은 간호사의 면허 등록 제도를 반대했다. 그 이유는 형식적인 제도로 자격을 얻은 후에 사명감이 흐려지고 헌신적 태도나 계속적인 노력이 약화될 것을 우려했기 때문이다. 이로 인해 영국의 면허 제도는 나이팅게일이 사망한 이후에 시행되었다.

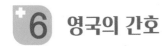 **영국의 간호**

1. 현대 간호의 모체

영국의 구빈법(poor law)은 1601년 엘리자베스^{Elizabeth} 1세 때 제정되었으며 가난한 사람을 국민 모두가 도와주는 제도이다. 구빈법은 1834년에 개정되어 현대에서도 시행되고 있는 영국의 사회 보장 제도(social security plan)의 발판이 되었다. 한편 영국은 종교 개혁 이후 성공회(anglican church)가 왕실의 적극적인 지지를 받아 국교로 인정되어 종교관이 진취적이었고, 교회를 통해 봉사를 새롭게 받아들였다. 영국의 이러한 여러 가지 사회적 조건은 국민 복지를 위해 실질적인 계획을 하는 데 좋은 배경이 되었다.

간호 사업은 구제 사업과 깊은 관계가 있는 만큼 유럽의 다른 나라보다도 영국이 현대 직업적 간호 사업을 먼저 발전시켰다. 영국의 지역 사회 사업은 정부의 뒷받침과 후원으로 전국적인 조직망을 형성하여 가난한 가정을 방문하는 활동을 전개했다. 또한 농촌으로 확대되어 농촌 보건 사업으로 수행되는 등 영국의 간호 사업은 역사적 흐름에 발맞추어 방문 간호가 활발하게 이루어지게 되었다.

1916년 런던에 로열 간호 대학(Royal college of nursing)이 설립되었다. 로열 간호 대학에서는 간호사들에게 특수 분야의 연구 과정(advanced specialized course)을 제공하여 지도자를 양성했지만, 간호사와 같은 기술 분야에 학위를 주는 일에는 매우 인색했다. 보수적인 영국의 교육 제도는 편협하고 폐쇄적인 제도상의 특징이 있었다. 런던 대학교 등에서 간호과를 설치하고 장학금도 지불했지만 학위증은 발급하지 않았다. 이러한 제도는 영국 간호의 지속적인 발전을 방해했다.

2. 병원 간호

영국 간호는 입원 환자의 임상 간호를 강조했고, 교육은 강의보다도 병원 안에서의 실습 교육을 중요시했다. 병원 내에서의 간호 책임자들은 매우 위엄 있는 직위였고, 간호사들은 단결하며 직업적 규율을 엄격하게 지켰으며 환자 간호에 헌신했다.

1123년에 설립된 성 바톨로뮤(st. Bartholomew) 병원은 1500년대에는 극빈 환자를 돌보다가 후일에는 임상 간호가 이루어지는 병원 형태로 변화되었고, 1860년에는 간호사들에게 유니폼(uniform)을 착용시켰다. 이곳은 국제적인 간호사 조직을 창설한 펜위크Bedford Fenwick 여사가 간호 부장으로 근무했던 곳이며 그녀가 역사적인 조직 운동을 펼친 곳이기도 하다.

3. 제1의 간호 혁명

사명감, 간호사의 긍지와 가치관을 강조했던 나이팅게일의 간호는 영국 간호 사업에서 제1의 간호 혁명이라고 할 수 있다. 영국은 성공적으로 기금을 모금하여 나이팅게일 기념 사업의 발판을 마련하고 그 기금으로 성 토머스 병원 내에 나이팅게일 간호 학교를 설립했다. 나이팅게일 간호 학교에서 교육받은 교양과 지성을 겸비한 젊은 여성들은 나이팅게일의 뒤를 따랐는데, 이러한 변화는 세계 간호사의 혁신이며, 오늘날 전문적인 직업 간호사의 입지를 다지는 전환점이 되었다. 20세기 초부터 미국 간호계가 커다란 발전을 하기 전까지 영국의 간호 사업은 세계 간호 사업의 정상이자 모체 역할을 했다. 특히 미국 간호계의 발전에 정신적인 지주가 되었다.

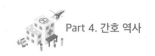

4. 제2의 간호 혁명

펜위크는 1857년 영국 스코틀랜드에서 태어났고 1881년 맨체스터 병원에서 간호 교육을 받았다. 펜위크는 노팅엄의 소아 병원의 견습 간호사로 시작해서 런던 병원의 정규 간호사가 되었고 성 바톨로뮤 병원에서 간호 부장을 역임하면서 간호 사업 개혁에 관심을 갖게 되었다.

펜위크는 특히 간호사의 대동단결을 강조하며 1887년 영국간호협회(british nurses association, BNA)를 결성했다. 영국간호협회는 간호사 조직의 첫출발이며 독자적인 직업으로의 첫걸음이 되었다. 그 후 펜위크는 미국간호협회 조직을 후원하고, 세계 간호사의 대동단결을 위해 1899년 국제간호협의회(international council of nurses, ICN)를 창설하여 활발하게 활동했다.

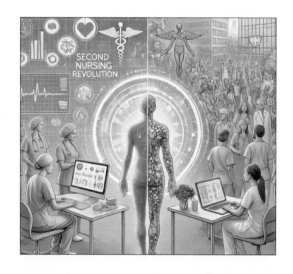

간호사회 조직은 간호사들의 직업적 자유를 뜻하기 때문에 의사들과 병원 관리자들의 반대에 직면하기도 했다. 간호를 공식적이고 독자적인 직업으로 인정하고 면허 시험 제도를 요구했을 때는 강력한 반대에 부딪혔다. 그러나 간호사회 조직은 굴하지 않고 정부에 조건을 걸고 조직적 운동을 전개해 나갔는데, 이것은 제2의 간호 혁명이라고 부를 정도로 용감했고 장기적이었다.

형식적인 제도로 인해 사명감이 흐려지고 헌신적 태도가 약화될 것을 우려한 나이팅게일이 면허의 등록 제도를 반대했던 일은 또 하나의 난관이었다. 하지만 1910년 나이팅게일 별세 후 1919년에 의회에서 면허법이 통과되었고 시험국이 설치되었다. 대부분의 시험 위원들은 간호사들로 구성되는 등 펜위크를 중심으로 한 30여 년의 노력의 결과로 영국의 면허 제도가 시행되었다. 또한, 펜위크는 1893년에 《nursing times》를 발간했는데, 후일 영국 간호사회의 회지가 되었다.

7 미국의 간호

1. 미국이 현대 간호를 주도하게 된 요인

유럽인들은 더 나은 삶에 대한 희망을 안고 아메리카로 이주하여 여러 가지 어려움을 극복하면서 단결된 나라를 만들었다. 아메리카로 이주한 유럽인들은 지위를 공고히 하며 산업을 발전시켰는데, 이 과정에서 여성들은 귀중한 존재였다.

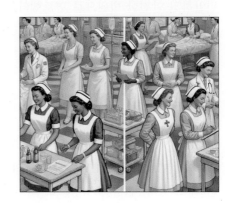

미국 국민의 실용주의적인 사고 덕분에 기술 교육이나 실업 교육 등이 고등 교육 기관에서 시작되었다. 미국은 과감한 개척 정신을 바탕으로 창의력을 발휘하고 풍부한 자원을 활용함으로써 실용주의적 학문들이 연구되고 발전될 수 있는 기반을 마련했다. 또한, 실용주의적 정신은 전문 직업과 연결되어 간호 교육에서도 새로운 시도를 가능하게 만들었다.

여러 나라에서 이주해 온 흑인 간호사들을 잘 수용하여 간호 본연의 정신으로 화합하고 협력했다. 미국의 간호 지도자들은 미국간호협회, 미국간호연맹, 보건간호사회 등 일찍부터 간호 단체를 구성하여 간호 교육 인가 기준을 만들고 간호 교육의 충실화를 위해 노력했다. 또한 영국과는 달리 기술과 실업 교육 분야가 지속적으로 발전할 수 있도록 고등 교육 기관에서 기술, 실업 교육에도 학위 과정을 개설했다.

간호계에 어려운 문제가 발생하면 근본적인 문제 해결을 위해 교육 개혁을 시행했다. 정부나 사회 단체들의 경제적 후원은 장기적인 간호 사업의 목적을 도왔고, 일관성 있는 교육을 통해 질적인 혁신을 꾀했다. 록펠러 재단에서는 예일 대학과 반더빌트 대학에 각 100만 달러의 기금을 주어 간호 교육 방법을 연구하도록 지원했고, 미국 간호 교육 보고서인 〈골드만 보고서〉를 발표하게 함으로써 간호 교육을 촉진시켰다. 또한, 1948년 '미래를 향한 간호(nursing for the future)'라는 〈브라운 보고서〉를 발표하여 간호 발전의 틀을 마련하는 등 지속적인 간호 발전을 거듭해 왔다.

2. 미국의 초기 간호

초창기 미국 식민지 시기의 의료와 간호는 거의 구빈원 수준에 불과했다. 미국의 초기 병원들은 영국과 달리 위생적이지 않았고 전염병이 자주 유행하고 해충들도 많았다. 사람들은 하나의 병으로 입원하면 다른 병까지 얻을 정도였고, 환자를 돌보는 사람 또한 대부분 죄수나 노예였다. 병원에서 근무하는 간호사들도 훈련을 받지 못해 사망률이 50%를 넘었다. 이렇게 초기의 병원 상태는 암담했지만 불과 50년 만에 편안하고 안전한 병원으로 변모했다. 이는 무엇보다 많은 간호 지도자들이 간호 발전을 위해 노력한 결과이며 간호 지도자들의 능력 덕분이었다.

3. 전쟁이 미국 간호에 미친 영향

미국의 독립 전쟁과 남북 전쟁, 1차, 2차 세계 대전은 미국 간호 역사에 큰 영향을 미쳤다. 독립 전쟁에서 여성들은 음식을 나르고 배식을 돕는 정도로 군대 간호를 하는 데 그쳤다. 전쟁의 영향으로 의학이 발전을 거듭하면서 남성은 임상에서 의사로서 독점적 위치를 장악했으나 간호사인 여성들은 여전히 부수적인 존재였다. 남북 전쟁 때 역시 미국 내에는 숙련된 간호사가 없었기 때문에 간호의 필요성이 절실했다. 종교적 사명을 가진 자원봉사자들이 병원, 육군 병원, 야전 병원에서 간호를 제공했는데, 당시 수녀단이 전염병 간호에 기여한 공로는 링컨 대통령으로부터 인정을 받아 많은 지원을 받기도 했다. 그러나 전쟁으로 발생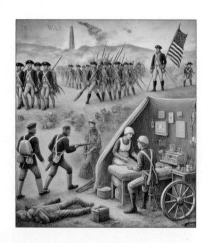한 부상자들과 많은 병자를 간호할 만한 인력이 전반적으로 부족한 상태였다.

제1차 세계 대전에 미국이 깊이 가담하게 되자 국내외로 간호에 대한 수요가 폭증했다. 미국 내에서도 간호사 수요가 폭증했지만 국가적 차원에서 간호 교육 기관의 인가 기준에 대한 준비가 제대로 실행되기 전이었다. 이와 같은 요구를 충당하기에 간호 인력이 절대적으로 부족하자 미국은 간호사를 보조하는 보조 역할을 인정하고 보조 인력을 배출하기 시작했다.

제2차 세계 대전 당시에는 간호와 보건 서비스의 사회적 필요성을 인식하게 되었다. 그래서 1944년, 제1차 세계 대전 때 참가했던 간호사에게 정규군과 동일한 계급을 주는 계획을 임시적으로 승인하여 군 조직 안에 간호 장교단을 조직화하고 그들에게 군 계급장을 수여했다.

4. 미국 간호 교육의 발전

미국의 초기 간호 교육은 간호사 양성소 형태였다. 보스턴의 뉴잉글랜드 모자 병원과 필라델피아 부인 병원에서 의사들에 의해 간호 교육이 시작되었다. 1973년에는 나이팅게일의 간호 교육 기준을 중시하는 세 개의 간호 학교를 설립했는데, 이들은 두 가지 원칙을 갖고 있었다.

첫째, 간호 학교는 교육 기관이다. 값싼 노동력을 제공하기 위한 것이 아니기에 병원과 재정적으로 분리되어야 한다.

둘째, 간호 학교의 장은 의사가 아니다. 간호사가 간호 학교의 장이어야 하며, 권한과 책임을 갖춘 간호 학교 이사회여야 한다.

이와 같은 원칙과 배경하에 운영되었던 초기의 3개 간호 학교는 '세 쌍의 간호 학교'로서 미국 간호뿐만 아니라 세계 간호에도 많은 영향을 미쳤다.

(1) 세 쌍의 간호 학교

❶ 벨뷰 간호 학교

1873년 5월, 뉴욕에 설립된 벨뷰 간호 학교(Bellevue hospital training school)는 영국에서 온 헬렌Helen 수녀에 의해 운영되었다. 헬렌 수녀는 나이팅게일 체제에서 교육받은 사람으로 벨뷰 간호 학교를 성 토머스 병원 내의 나이팅게일 간호 학교와 비슷하게 만듦으로써 후에 이 학교를 벨뷰 시스템으로 알려지게 했다. 규칙적인 강의는 없었으나 계획적인 훈련이 이루어졌으며, 교육적인 목적으로 학생들에게 실습

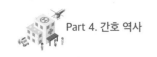

병동을 배정하는 등 교육 체계를 갖추었다. 학교 운영회에 의하여 표준 유니폼이 결정되었으며 1876년에는 《간호 매뉴얼(manual of nursing)》을 출간하여 교재로 사용했다.

② 코네티컷 간호 학교

1873년 4월에 뉴헤이븐에 설립된 코네티컷 간호 학교(Connecticut training school)는 가장 먼저 인가를 받은 간호 학교이다. 베이컨[Georgena Woolsey Bacon] 부인, 그녀의 남편인 의사 베이컨[Francis Bacon], 부유한 자선 사업자인 톰슨[Charles Thompson]의 노력으로 설립되었다. 코네티컷 간호 학교는 간호 학교의 지도적 위치에 서게 되었으며, 1879년에 뉴헤븐 간호 매뉴얼을 제작하여 다른 간호 학교로 보급하기도 했다. 예일 대학교와 합병되고 록펠러 재단으로부터 백만 불의 기부금을 받아낸 초기 간호 학교 중의 하나로, 구드리치[Goodrich]가 최초 간호사 출신의 학과장이 되었고, 나중에는 독립 예산을 가진 단과 대학이 된 최초의 학교였다.

③ 보스턴 간호 학교

1873년 11월, 보스턴 간호 학교(Boston training school)는 매사추세츠 종합 병원에서 개설되었다. 이 학교는 여성교육협회로부터 설립 계획이 나왔고, 의사들의 협조를 구하여 기금을 만들어 매사추세츠 주지사로부터 허가를 얻어서 설립되었다.

첫 졸업 간호사인 린다 리처드는 뉴잉글랜드에서 간호의 사례를 보여주고 여러 프로그램을 실행하고 재조직하여 강의를 했다. 영국식 간호를 연구하며 나이팅게일과 친교를 유지했으며, 1885년 일본의 교토에 일본 간호 학교를 세우는 데 기여했다.

(2) 미국 간호 교육 기관의 발전 과정

① 대학 및 대학원 과정의 간호 교육

미국 간호는 간호 학교가 대학과 연결되어야 한다는 주장과 노력으로 꾸준히 성장했다. 미국 간호 학교 교장들이 꾸준히 회의하며 노력한 결과 1899년 뉴욕 컬럼비아 대학교에서 간호사들에게 대학에서 공부할 기회를 제공할 수 있게 되었다. 너팅[Nutting]

은 1907년 컬럼비아 대학교의 사범 대학으로 부임하면서 세계 최초로 간호학 교수가 되었다. 미네소타 대학교에서는 4년제 간호학과가 정식으로 설치되었으며, 그 이후 여러 대학에서 간호 대학 과정을 신설했다.

1918년 뉴욕의 컬럼비아 대학교 사범 대학 간호 교육과에서 첫 번째 석사 학위 취득이 있었고, 이후 이 대학에서 최초로 박사 학위 과정을 두었다. 이곳에서는 간호 관련 교육자를 양성하기 위하여 교육학 박사 모델을 기반으로 했다. 1960년대에는 보스턴 대학에서 간호 실무 박사 학위가 수여되었고 그 이후로 석박사 학위는 급속하게 확산되었다.

❷ 간호 교육 내용의 변화

간호 교육을 개선하기 위한 노력은 계속되었다. 간호 교육 수업 연한을 3년으로 조정한 것은 1917년 전국간호교육연맹 교육과정위원회에서 《간호 학교 표준 교육 과정(a standard curriculum for school of nursing)》을 출간하면서 간호 교육 과정의 표준이 제시되었다. 1927년에는 《간호 학교 교육 과정(a curriculum for schools of nursing)》으로 개정했고, 1937년에는 《간호 학교 교육 과정 안내(a curriculum guide for school of nursing)》로 개정했다.

❸ 볼턴 법규

볼턴 법규(Bolton act)는 1943년, 볼턴 부인이 제안한 법안으로, 미국 연방 정부 예산으로 간호 교육을 위한 특별 기금을 지원한다는 내용이다. 그 결과 간호 교육 기관 확장, 간호사 재교육, 간호 교육자 양성, 전시를 대비한 단기 훈련 간호사(cadet nurse) 교육 등을 위해 연방 정부의 기금이 사용되었다. 또한, 이를 위한 운영체로 국무성 안에 간호 교육부(division of nursing education)가 만들어졌다.

❹ 브라운 보고서

브라운 보고서는 제2차 세계 대전이 종료될 무렵인 1944년, 전쟁 후의 간호 서비스와 간호 교육에 대한 전반적인 연구와 실행을 위한 프로그램을 기획하기 위해 전국간호기획위원회의 사업 중 하나로 만들어졌다. 브라운[Brown] 박사가 연구 책임자였기 때문에 '브라운 보고서' 혹은 '미래를 향한 간호'로도 알려졌다. 이 보고서에는 간

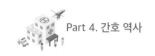

호 교육을 위해서는 공적 또는 민간의 재정 지원이 필요하다는 것과 간호사가 전문
직이 되려면 전문적 교육 기관으로 승인된 교육 기관에서 교육을 받아야 한다는 내
용을 언급했다. 브라운 보고서는 많은 논란을 불러일으켰으나 결국 미국 간호 교육
을 2년제와 4년제로 분리하는 결과를 가져왔다.

5. 미국의 대표적인 단체

(1) 미국간호협회

미국간호협회(american nurses association, ANA)는 등록 간호사를 위한 전문적 단
체로 1911년 조직되었다. 미국간호협회의 설립 목적은 간호에 대한 사명감을 높이고
간호 교육의 수준을 높이며 간호 사업의 가치와 간호사의 명예, 권익 및 기타의 수준
을 향상시키는 것이다.

(2) 미국간호연맹

미국간호연맹은 미국에서 가장 처음 설립된 간호 조직체로서 1893년 미국간호사
양성학교교장협회(american society of superintendents of trainning schools for nurses)
가 주축이 되었다. 이후 1992년에는 미국간호연맹 회원은 간호 교육에 종사하는 사
람뿐만 아니라 간호 교육에 관심이 있는 일반 대중도 회원으로 가입할 수 있게 허
용했다. 미국간호연맹의 주요 임무는 '보건 의료 개혁을 위한 간호 어젠다(nursing's
agenda for health care reform)'를 촉진하는 것이다.

6. 미국의 간호 지도자들

❶ 롭 Isabel Hampton Robb

1896년에 미국과 캐나다의 간호 연맹을 창설하여 초대 회장으로 활약했다. 간호

교육에 대한 대학 과정의 인가를 얻어내어 컬럼비아 대학교 사범 대학에서 보건간호학을 보급시켰고 미국 간호 잡지를 설립했으며, 저서로는 《간호 윤리》, 《병원과 가정에서 간호 원칙과 실제》가 있다.

❷ 너팅 Mary Adelaide Nutting

컬럼비아 대학교 사범 대학의 보건간호학과를 설치했고, 1907년 간호사로서는 최초로 컬럼비아 대학교의 교수가 되었다. 저서로는 도크Dock 등과 함께 저술한 4권의 《간호 역사》가 있다.

❸ 왈드 Lillian D. Wald

빈민가 간호에 힘써 1893년 뉴욕 빈민가인 헨리가(henry street)에서 빈민 간호를 했는데, 그것이 그 유명한 '헨리가 집단 부락'이다. 이것을 토대로 하여 보건 간호를 시작하면서 1912년 미국보건간호협회를 창설하고 초대 회장으로 활동했다.

❹ 구드리치 Annie W. Goodrich

1914년 컬럼비아 사범 대학의 조교수을 역임했고, 끊임없이 간호사의 지위 향상을 위해 힘썼다. 1912년 미국간호교육연맹의 회장을 맡기도 했으나 항상 보건 간호에 관심이 있어 1916년 '헨리가 부락'의 방문 간호사 지도를 맡게 되었는데, 그로 인해 너팅, 왈드와 함께 '위대한 헨리가의 삼총사'로 불렸다.

❺ 마호니 Mary Eliza Mahoney

최초의 흑인 간호사로, 뉴잉글랜드 간호 학교를 졸업한 후 보스턴에서 간호 활동을 하면서 흑인 간호사의 지위 향상을 위해 노력했다.

❻ 스튜어트 Isabel M. Stewart

1916년 미국 간호 잡지(AJN)의 초대 교육부 편집자로 활약했으며 1917년 미국간호교육연맹 회장을 역임할 당시 《표준 교과 과정 안내》를 발행했고 1940년 세계국방간호연맹이 구성되었을 때 교육국을 창설하여 회장이 되기도 했다. 저서로는 《간호 교육》과 도크 등과 공저한 《간호 역사》가 있다.

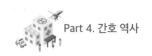

⑦ 딕스 ^{Dorothea Lynde Dix}

주립 병원의 체계를 새로이 만들었으며 죄수들의 대우 개선을 주장했다. 남북 전쟁 때에는 간호사의 총지휘관으로 복무하기도 했다.

⑧ 그레터 ^{Gretter}

디트로이트의 파랜드(farrand) 간호 학교 교장을 역임했으며, 1890년 간호사의 근무 시간을 8시간으로 하도록 주장했고, 나이팅게일 서약(nightingale pledge)을 성문화했다.

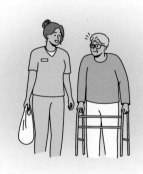

학습활동

1. 시대별 간호의 발달 과정을 설명해보자.

_____

_____

_____

2. 중세 전후의 간호를 설명해보자.

_____

_____

_____

3. 나이팅게일의 간호 업적과 간호 이념을 설명해보자.

_____

_____

_____

4. 간호 관련 국제 조직에 대해 설명해보자.

_____

_____

_____

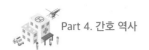
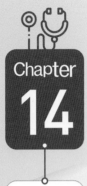

Chapter 14

한국 간호의 역사

학습목표

1. 조선 시대에서 정부 수립 이후까지의 간호를 이해한다.

2. 선교 간호사들의 간호 활동이 한국 간호에 미친 영향을 설명한다.

3. 개항기 간호 교육의 특징을 열거하고 간호 활동을 분석한다.

4. 선교식 간호와 일본식 간호의 특성을 비교한다.

5. 광복 직후부터 정부 수립기의 간호 활동을 설명한다.

6. 정부 수립 이후 대한간호협회의 활동을 설명한다.

7. 간호 교육 제도의 변화를 설명한다.

8. 대한간호협회 등 간호 단체의 활동에 대해 설명한다.

한국 간호의 역사는 고대부터 현대에 이르기까지 사회와 의료 환경의 변화를 반영하여 변천해왔다. 조선 시대 이전까지는 간호라는 개념이 존재하지 않았고 질병이나 부상자의 돌봄은 사회적인 의무가 아닌 가족의 책임이었다. 조선 시대에는 가난한 계층이나 병자들을 돌보는 사회적인 활동이 이루어졌으며, 가정 내에서는 주로 여성이 병자나 약자를 돌보는 돌봄자 역할을 담당했다.

서양의 의학과 간호 체계가 도입되기 시작한 때는, 19세기 말 고종 황제가 국제적인 압력에 의해 개혁을 시도하게 되어 서양 선교사들이 들어오면서부터였다. 이때부터 한국인 의사들이 서양에서 공부하고 돌아와 의료 현장에서 활동하기 시작했으며, 환자들의 돌봄과 치료에 관한 지식을 전수하면서 한국에서의 간호 체계 구축에 기여했다.

본 장에서는 조선 시대부터 현대까지 한국 간호의 변화와 발전을 탐구하고 시기별로 주요 사건과 동향을 살펴보고자 한다.

1 조선 시대의 간호

조선 시대는 고려 시대의 의료 제도를 계승하면서 고려 말기의 문제점을 해결하기 위해 노력했다. 태종은 고려 시대의 의료 제도를 보존하면서 혁신적인 변화를 위해 의녀 제도(태종 6년)를 마련했다. 이것은 조선 시대 간호의 효시가 된다.

의녀 제도는 제민 사상과 유교 이념을 바탕으로 여성 전문 의료 인력인 의녀를 국가가 정책적으로 체계적인 교육을 통해 양성했다는 것을 의미한다. 여성 의료인이 공식적으로 교육을 받았다는 점과 조선 사회의 유교 사상을 반영하며 새로운 직업 여성의 모습을 보여준 점은 역사적으로 상당한 의미를 지니고 있다. 특히 태종, 세종, 성종대를 거쳐 의녀 제도가 확립되어 교육이 체계화되었지만, 연산군 이후 의녀의 임무와 체계는 서서히 약화되었다.

조선 선조 때는 동의보감이 완성되었으며 중국과의 교류를 통해 서양의 학문과 실증적, 의학적 지식이 도입되면서 의학과 간호의 전통적인 관점에 동요가 일어나기 시작했다.

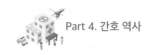

1. 조선 시대의 의료 제도

조선의 중앙 의료 제도는 태조 원년(1392년)에 확립되었다. 고려의 제도를 참조하여 내의원(내약방), 전의감, 혜민서(혜민국), 활인서(동서대비원)와 같은 기관을 설립했고, 태조 6년(1397년)에는 혜민국이 이미 존재함에도 불구하고 제생원을 신설했다. 이는 병자들에게 무료로 약을 나눠 주고 병을 치료하는 의료 인력을 늘리기 위한 목적으로 만든 것이다.

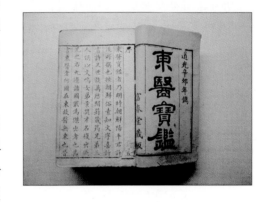

제생원은 주로 서민 중에서 빈민이나 연고가 없는 백성들의 질병을 치료하는 역할을 맡았으며, 전통적인 의술을 활용하여 부인병에 대한 전문적인 치료를 제공했다. 이후 제생원은 혜민서에 통합되면서 세조 12년(1466년)에 내의원, 전의감, 혜민서, 활인서로 구성된 중앙 의료 기관으로 정비되어 조선 시대 말기까지 지속되었다.

- 내의원 : 조선 왕실의 어약(국왕이 복용하는 약)을 제조하는 왕실 전담 의료 기관으로서 왕실과 고위 관료를 치료했으며 내약방에서 내의원으로 개칭되었다.
- 전의감 : 조선 왕실 및 조정 관료들의 진료를 담당했으며 약재의 재배와 수확, 외국 약재의 구입 및 판매, 의료 서적 편찬, 의료를 담당하는 인재의 시험과 선발을 담당했다.
- 혜민서 : 혜민국에서 혜민서로 개칭되었으며, 일반 백성을 대상으로 의료 서비스를 제공하는 대민 의료 기구로서 각 관서의 약재 조달, 의녀의 교육을 담당했다.
- 활인서 : 동서대비원에서 활인서로 개칭되었으며, 주로 전염성 환자들의 구휼과 치료를 담당하던 의료 기관으로 치료 시설을 구축하고 무료로 약재를 나누어 주었다.

지방에는 각도에 의학 교수관을 두고 각 지역의 중심 관청마다 의원을 설치하여 의료 지식을 가르치는 역할을 수행하면서 동시에 지역 내 병자들을 치료하도록 했다.

2. 조선 시대의 의녀 제도

(1) 의녀 제도의 배경

조선 시대는 유교 이념에 따라 남녀 간의 신체 접촉을 금기시키는 내외법(內外法)이 있었다. 의원들이 모두 남성이었기 때문에 왕실 내 여성들은 심각한 질환이 있어도 자신의 신체를 남성에게 보이거나 접촉하는 것을 꺼렸다. 이러한 이유로 인해 여성들은 진료를 받지 못하고 사망하는 사례가 빈번히 발생했다. 그전에는 남성 의료인이 여성을 치료하는 것이 문제로 여겨지지 않았지만, 조선 사회에서는 남녀 간의 엄격한 분리를 유지했다. 따라서 여성들의 치료를 위해서는 여성 의료인을 양성하는 것이 필요하게 되었다.

태종 6년(1406년)에 처음으로 의녀 제도를 창설하여 제생원에서 의녀를 양성하기 시작했다. 국가가 의녀 제도를 마련한 이유는 유교 사상에서 내외법을 실천하는 것이 필수적인 과제로 여겨졌기 때문이다. 의료 지식은 소인들이나 습득하는 것으로 여기다가 의녀 제도를 통해 여성들에게도 동등한 기회가 온 것이다. 그러나 이는 궁극적으로 유교적인 여성상을 실현하기 위함이었다. 의녀 제도는 여성들의 생명을 소중히 하고 여성 의료인을 양성하여 여성들의 질병 치료를 돕는 의료 정책의 일환으로서의 역할을 수행했다.

(2) 의녀의 신분

의녀는 천민 신분이었지만, 인간의 질병을 치료할 수 있는 기술을 보유하고 있었기 때문에 양인 계급에 준하는 사회적 지위를 유지할 수 있었다. 초기 의녀들은 한양에 있는 관비들을 대상으로 교육했다. 관비들에게 의학 교육을 제공하여 의녀로 양성한 이유는 다음과 같다.

- 관비는 국가 소유이므로 국가가 필요한 만큼의 인원을 자유롭게 선발하여 교육시킬 수 있었다.
- 관비는 천민으로서 양가 부녀와는 달리 남성 의원으로부터 쉽게 교육을 받을 수 있었다.

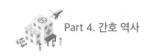

- 국가에서 지정한 장소에서 교육을 받았지만, 교육 후에는 어느 곳에서든지 의료 행위를 수행할 수 있었다.
- 의녀들은 일정 수준의 실력을 갖춘 후에는 일을 그만둘 수 없도록 국가에서 규제를 가할 수 있었다.

　의녀 제도를 처음 만들었을 때는 의녀들의 교육에 주력했으며 그 능력에 따라 직책이 주어지지는 않았다. 그러다 성종대에 이르러 능력에 따라 다른 직책과 대우를 받게 되었다. 특히 내의원의 의녀나 의술이 뛰어난 의녀를 내의(녀)라 불렀으며, 의술을 인정받아 내의원 등의 의료 기관에 근무하면서 매달 급료를 지급 받았다. 이러한 의녀들의 활동은 폐쇄적인 조선 시대에서 여성들이 사회 활동을 하며 영향력을 발휘할 수 있는 기반을 마련하는 계기가 되었다.

(3) 의녀 교육

　조선 시대의 의녀 교육은 서울에 소재한 제생원에서 처음 이루어졌으며, 지방에서는 관청의 노비로서 자질이 있는 동녀들을 선발하여 서울로 보내 교육을 받게 했다. 세조 6년(1460년) 제생원에서 담당하던 업무가 혜민서로 이관되면서 의녀 교육도 혜민서에서 진행하게 되었다. 의녀들은 천자문(千字文), 효경(孝經), 정속편(正俗篇)에 대한 교육을 받은 후 기초 의학 과목과 산부인과 등을 배웠다. 그리고 맥을 짚는 맥경(脈經)과 침을 놓는 침구법(鍼灸法), 약을 제조하는 조제법의 전공 분야를 배웠고, 의술 교육을 위해 목적에 맞는 실습 위주의 교육이 이루어졌다. 의녀들은 의술을 익히는 동안 의관가(醫官家)에 왕래하여 간병하면서 학습하도록 했으며, 서로 실습하면서 침술을 익혔다. 내의원의 의녀는 내의원 소속의 의관 12명에게서 정밀한 의술에 대하여 교육을 받았다.

　의녀는 크게 경기 의녀와 지방 감영 의녀로 구분되었다. 경기 의녀는 내의원과 혜민서에 소속되어 있었고, 내의원 의녀는 혜민서 의녀와는 다른 전문 기술에 중점을 두고 교육을 받아 궁중과 왕실의 부녀자를 진료했다. 반면, 궐 밖의 혜민서 의녀는 일반 부녀자의 진료를 담당했다.

　숙종 2년(1661년)부터 영조 23년(1747년)까지 침술은 침의가로부터, 약의 조제는 약의가로부터 교육을 받는 방식을 유지했다.

의녀의 의료인 자격을 판단하기 위해 두 가지 방법이 사용되었다. 첫째, 혜민서에서 교육을 받은 지방 출신 의녀들을 대상으로 수준을 판단하여 출신 지방으로 파견해 지방 의녀로서 활동할 수 있는 자격을 부여하는 것이다. 둘째, 내의원 의녀 정원에 빈자리가 있으면 혜민서 의녀 중 우수한 3~4명을 선발하여 내의녀로서 활동할 수 있는 자격을 부여하는 것이다.

(4) 의녀의 업무

① 의녀의 주요 업무

왕비나 사대부의 여성들이 질병에 걸릴 경우 의원이 처방을 내리고 의녀들이 치료를 담당했다. 종친 가문의 여성들에게 의녀들이 의원과 함께 참여하여 진찰을 진행하고 처방을 내리도록 했다. 의녀들은 주로 간호, 조산, 진찰, 침구, 명약 등의 간호 활동을 했다.

- 간호 활동 : 의녀가 간호의 임무를 수행했다. 간호할 대상이 있으면 간병인으로서 국내뿐 아니라 국외에 파견되어 국가의 명령에 따라 의무를 수행하는 것이 일상화되었다.
- 조산 활동 : 의녀는 산파로서의 역할도 맡았다. 산서와 부인문의 지식을 습득한 의녀는 출산을 돕는 조산원으로서 활동했다.
- 진찰 활동 : 남녀유별의 도를 따르기 위해 여성을 대상으로 진찰하는 것이 주된 목적이었다. 진찰법으로는 망진(시진), 문진, 이진, 촉진 등을 사용했는데, 이 중 망진과 촉진은 남녀유별의 도에 위배되어 의녀들이 수행하는 것이 일반적이었다. 의녀들은 타진의 한 형태인 진맥을 주로 활용했으며 망진의 방법인 찰색(혈색을 살펴서 병을 진찰하는 방법)을 이용하여 좀 더 정확한 진찰을 하려고 노력했다.
- 침구 활동 : 맥경과 침구법을 활용하여 진맥과 침구 행위를 수행했다. 침술은 많이 사용되지는 않았고, 시구(뜸 요법)를 수행하기도 했다.
- 명약 활동 : 실제 수행하는 의료 절차로 진찰 결과에 따라 약물을 논의하는 것은 주로 의관들이 담당했기 때문에 의녀의 명약 활동은 상대적으로 적었다.

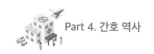

❷ 의녀 업무의 변화

의녀 제도는 태종, 세종, 성종대를 거쳐 체계적으로 정립되다가 연산군 대에 기녀로서 연회에 참석하는 일이 생겨나면서부터 의녀들의 본래 목적이었던 의술에 대한 역할이 가무와 술 시중과 같은 역할로 변화하게 되었다. 이러한 상황은 조선 말기까지 지속되었다. 이로 인해 의녀들의 이미지는 기녀와 동일시되어 '약방 기생'이라는 부정적인 용어로 불리며 여성 의료 인력으로서의 지위가 크게 훼손되었다.

이 외에도 의녀들은 사약 조제, 궁중과 사대부 여성 범죄 수사, 혼수 사치 여부 판단 등의 업무도 수행했다. 또한, 질병의 유무 정도를 판별하는 간심 활동, 신체 조사, 상처 조사, 시체 조사, 글자를 가르치는 업무 등을 수행했다. 의녀는 사회적 존재로서 문자와 의약에 대한 지식을 갖고 다양한 분야에서 필요한 역할을 담당했다. 그러나 낮은 사회적 지위와 의녀 업무의 변화는 현대 간호학의 발전에 방해 요소로 작용했다.

⊕2 개화기와 구한말의 간호

개화기(1876~1880년대)와 구한말(1897~1910년) 시기에는 그전의 보건 의료 체제인 삼의사(내의원, 전의감, 혜민서)가 붕괴되었다. 삼의사는 조선 시대의 의료와 보건을 책임져 왔으나 새로운 시대의 요구에 부합하지 못해 점차적으로 변화의 필요성이 대두되었다.

이때 미국(1882년), 영국(1883년), 독일(1883년), 이탈리아(1884년), 러시아(1884년), 프랑스(1886년)와 수호통상조약을 체결하면서 세계 여러 나라의 공사관이 우리나라에 설치되었다. 이로 인해 기독교 선교회에서 파송된 선교사와 선교 의사, 선교 간호사들이 입국하여 의료 사업을 통한 선교 활동을 시작했다. 특히, 최초로 의료 사업에 종사한 사람들은 미국 신교 교회에 속하는 선교 의사들이었는데, 이들은 의료 기관을 설립하고 의료 활동을 시작하면서 보건 의료 분야에서 중요한 위치를 차지하게 되었다.

1876~1910년까지 보건 의료 체계의 급격한 변화로 간호 분야에도 큰 변화를 겪게 되었다. 근대 서양 간호는 이 시기에 조선으로 전해져 전통적인 간호 체계와 상호 영향을 주고 받으며 혁신적인 근대 간호 체제를 형성하여 지금까지 발전해 왔다.

1. 구한말 서양식 병원의 설립과 간호

(1) 일본 거류민을 위한 서양식 병원의 설립

1876년 일본과 병자수호조약을 하면서 부산, 원산, 인천 등에 일본 거류민을 돕기 위해 병원들이 개설되었다. 이 병원들은 일본인에 의해 설치되어 조선 내 일본 거류민들을 치료하는 의료 시설로 쓰였다.

제일 먼저 설립된 병원은 고종 14년(1877년) 1월에 일본 해군이 부산에 설립한 제생의원(현 부산의료원)이다. 이후 1883년에는 일본 공립 병원으로 개칭되었고, 1896년에는 공립 병원으로 사용되다가 청일 전쟁을 비롯한 일본의 대륙 침략 과정에서 병참 병원으로 전환되었다.

원산 생생의원은 고종 17년(1880년) 5월 개항과 함께 설립되어 고종 21년(1884년)에 일본 해군으로부터 육군으로 이관된 후 고종 23년(1886년) 5월에 공립 병원으로 명칭이 변경되었다. 고종 21년(1884년) 1월에는 인천항이 개항하면서 영사관 부속 의원이 설치되고 고종 25년(1888년) 4월에 인천 공립 병원으로 변모했다. 그 후 청일 전쟁이 발발하면서 인천 병참 병원으로 운영되었다. 목포와 진남포는 고종 34년(1897년)에 개항되면서 공립 병원이 설치되었다.

(2) 왕립 병원 제중원과 간호

❶ 제중원의 설립 배경과 운영

1884년 12월, 미국 공사관의 선교사이자 의사인 알렌^{Horace Newton Allen}은 갑신정변 중 부상을 입은 민영익을 치료하며 당시 왕실의 신임을 얻게 되었다. 그 후 왕실에 왕립 병원 설립을 제안하여 1885년 4월, 최초의 왕립 병원인 광혜원이 설립되었다. 이는

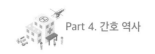

근대 서양식 병원이었다. 광혜원은 '널리 은혜를 베푸는 집'이라는 의미를 담고 있었으나 개원 2주일 후에는 조선 정부의 시혜 정책을 나타내는 왕립 제중원으로 명칭이 변경되었다. 하루에 최고 260여 명의 환자를 진료했는데, 1년 동안 외래 환자와 왕진 환자의 수가 거의 1만여 명에 달했다.

1886년에는 제중원 내에 부인부가 신설되어 북장로 교회에서 파송된 여의사 엘러스Annie J. Ellers가 왕비와 왕실 부인의 진료와 부인병을 담당했다. 알렌과 엘러스의 헌신적인 노력에 대해 왕실에서 관직을 수여하여 의료 사업을 성공적으로 이끌게 되었다.

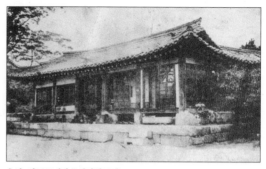

출처: 한국근대간호역사화보집

🎨 그림 14-1_ 제중원 전경

알렌은 1887년 가을에 주 워싱턴 한국 공사관 고문으로 임명되어 본국으로 돌아갔으며, 그 후 제중원은 의사 헤론John W. Heron이 대행하게 되었다. 엘러스는 1888년 3월에 도착한 여의사 호턴Lilias Horton과 교체되어 제중원의 부인부와 왕비의 진료까지 맡게 되었다.

제중원의 병원 경상비는 왕실에서 지원했으며 선교회에서 파견한 의사들이 진료를 담당하여 활발한 의료 사업을 수행했다. 청일 전쟁 이후 왕실의 재정 지원이 어려워지면서 1894년에는 미국 북장로회 선교부로 운영권을 이관했고, 서울, 대구, 광주, 평안남도 선천 등에 설립한 병원도 제중원이라고 불렀다. 서울 제중원은 미국인 사업가인 세브란스L. H Serverance가 기부한 기금을 지원받아 1904년 세브란스 병원을 신축하면서 제중원을 이전했다. 이후 연세 의료원으로 성장하여 오늘날까지 지속되고 있다. 지방의 제중원은 지역의 기독 병원으로 개칭되었다.

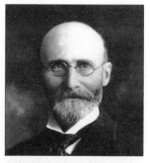

출처: 한국근대간호역사화보집

🎨 그림 14-2_ 알렌

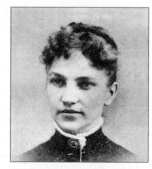

출처: 한국근대간호역사화보집

🎨 그림 14-3_ 엘러스

❷ 제중원의 간호

1885년 4월 3일에 반포된 '광혜원 규칙'에는 병원에서 학생 4명을 선발 배치해 이들이 환자를 간호하며 의사의 지시에 따라 진료 업무를 수행하도록 했으나 간호사의 필요성에 대해서는 언급하지 않았다. 제중원에서는 '공립 의원 규칙'에 따라 제중원 학생과 환자의 간병인이 함께 간호를 담당했다.

제중원 설립 초기에는 약제사 겸 간호사로 일한 언더우드^{Horace Grant Underwood} 선교사가 활약했다. 당시 제중원의 간호에 대한 관점은 전문적인 간호보다는 전근대적인 '돌봄' 측면에서 간호의 중요성을 강조했다.

알렌은 조선 시대의 내외법 관습이 서양 의술을 펼치는 제중원에도 영향을 미치는 상황에서 여성 의료 인력의 필요성을 인식했다.

> "때로 상류 사회의 부인들도 치료했는데 썩 내키는 일은 아니었다. 왜냐하면 마당의 사람을 모두 내보낸 후 통행을 금지하는 데 상당한 시간이 걸리고, 아무도 보는 사람이 없는 상태에서 검사를 해야 하기 때문이다. 이러한 문제를 해결하기 위해 남성이나 여성 모두와 자유로이 어울릴 수 있는 여러 명의 기녀를 뽑았다. 기녀들은 총명하고 곧잘 배웠으나 이들을 계속 데리고 있는 것이 적절하지 않음을 알고 내보냈다."

알렌의 요청에 따라 조선 정부는 황해도와 평안도에 공문을 보내어 13~16세의 총명한 기녀 2~3명씩을 선발하여 제중원에서 근무하도록 했다. 1885년 8월에는 기녀 5명이 간호와 약제사의 임무를 맡았으나 계속 데리고 있는 것이 적합하지 않다고 판단하여 4개월 정도의 업무 수행 후 해임했다. 그 후에는 앨러스 등의 선교사들이 부인 부분을 담당하며 간호 업무를 수행했다.

(3) 선교계 병원의 설립과 간호

❶ 교계 병원의 설립

선교 의사인 스크랜턴^{William Benton Scranton}은 한국에서 부인과 소아를 치료하기 위한 병원의 필요성을 인지하고 외국 부인 선교회에 여의사 파견을 요청했다. 이에 1887년 10월, 여의사 하워드^{Meta Howard}가 도착하여 서울 정동에 위치한 이화학당 구내에

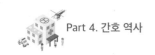

여성 전문 병원인 보구여관을 설립했다. 광혜원이 주로 관리나 양반 계층의 환자들을 담당했다면 보구여관은 가난한 서민 계층의 환자들을 치료했다. 고종 황제는 보구여관에 대해 '시병원'이라는 이름을 지어 서민들에게 중요한 의료 서비스를 제공하고 병자들을 돌봄으로써 사회의 복지와 질병 예방에 기여하는 역할을 수행하고 있음을 인정했다.

여의사인 커틀러 Mary M. Cutler 는 1908년에 동대문 북쪽(전 이화여자대학교 부속 동대문 병원 자리)에 부인 병원 건설을 시작했으며, 1912년에 준공하여 부인 전문 의료 사업을 개시했다. 그 후 보구여관은 동대문으로 이전되어 부인 병원과 합병되었고, 1930년부터는 동대문 부인 병원으로 알려지게 되었다. 이후 이화여자대학교 부속 병원으로 운영되다가 2008년 이대 목동 병원으로 통합되었다.

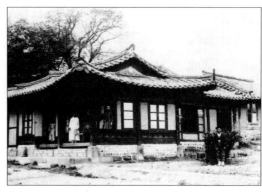

출처: 한국근대간호역사화보집

🎨 그림 14-4_ 보구여관

1892년 영국 성공회는 서울 남부 낙동에 위치한 성 메듀 병원과 인천 외국인 거류지의 외측에 성 누가 병원을 개설했다. 미국 남감리 교회는 원산 구세 병원(1896년), 개성 남성 병원(1902년)을 설립하여 운영했다. 미국 남장로 교회는 1899년 전주 예수 병원과 목포 애태원이라는 나병 요양소를 설립했다. 미국 북장로 교회는 1906년 대구에 병원을 신설했는데, 현 계명대학교 부속 병원인 동산 의료원이다.

호주 장로회에서는 진주 패톤 기념 병원(1904년)을 설립하여 이후 1907년부터 나병 구제 사업을 시작했는데, 의사 매켄지의 공로가 매우 컸다. 평양에는 홀 기념 병원(1894년)과 캐롤린래드 기념 병원(1905년)이 설립되어 서북 지방 의료 사업의 중심지가 형성되었다. 또한, 캐나다 장로 교파는 평양에 제혜 병원(1900년)을 설치하여 함경 남북도 의료의 중심지가 되었다. 이외에 충청도 공주는 북감리교, 청주는 북장로 교파에서 의료와 전도 사업을 시작했으며, 전라도에서는 남장로 교파가 주로 의료 사업을 실시하는 등 기독교 단체들이 여러 작은 도시에까지 진료소를 설치했다.

천주교는 조선 시대 순조, 철종 때부터 소규모의 의료 사업을 추진했다. 1894년부터 명동 천주 교회당 내에 위치한 성 바울 수녀원을 중심으로 진료소를 운영했는데, 이 진료소는 현재의 가톨릭 대학교 의학부의 전신이 되었다. 성당이 있는 여러 도시에서는 범위는 작으나 빈곤한 환자들에게 무료 진료를 제공했다. 안식교인 제7일 안식일 예수재림 교회는 1908년 평안남도 순안에서 의사 로셀^{Rosell}이 진료 사업을 시작했다.

❷ 선교계 병원의 간호

우리나라에서 근대적인 간호 사업을 시작할 수 있었던 것은 1891년 첫 번째 선교 간호사인 영국 성공회의 히드코트^{Emily Heathcote}의 역할이 중요했다. 히드코트는 여의사 쿠크^{Kuk}와 함께 부녀자를 대상으로 하는 소규모의 진료소를 경성 정동에 개설했으며, 이는 나중에 성 베드로 병원으로 명명되었다. 두 번째로 온 성공회 선교 간호사는 웹스터^{Elizabeth Webster}로, 1892년 경성에 도착 후 5년간 성 마태 병원에서 일하다 1898년에 병사했다. 선교 간호사 에드먼즈^{Margaret Edmunds}는 1903년 정동 보구여관에서 간호원 양성소를 설립하기 위한 규칙을 제정하고 간호사 교육을 위한 정규 과정을 개설하여 우리나라에서 최초로 공식적인 간호 교육을 시작했다.

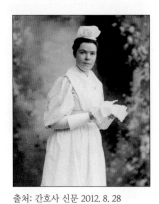

출처: 간호사 신문 2012. 8. 28

🎨 그림 14-5_ 마가레트 제인 에드먼즈

제중원이 세브란스 병원으로 이관된 이후 에비슨^{Oliver R. Avison}은 담당 의사로서 환자 간호에 참여하면서 조선 여성을 간호사로 양성시킬 유능한 간호사 파견을 요청했다. 1895년 장로교에서 파송된 첫 번째 간호사는 제콥슨^{Anna P. Jacobson}이었다. 제콥슨은 제중원에서 근무하면서 소독법, 살균법, 청결법을

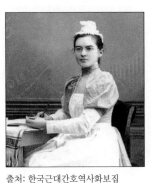

출처: 한국근대간호역사화보집

🎨 그림 14-6_ 에스더 쉴즈

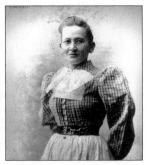

출처: 한국근대간호역사화보집

🎨 그림 14-7_ 안나 제콥슨

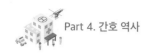

📝 표 14-1_ 개화기 서양인 선교 간호사들

파견 연도	성 명	나 라	공 헌
1891	히드코트 (Heathcote)	영국	• 최초의 선교 간호사(영국 성공회) • 서울 정동에 부녀자를 위한 진료소 개설
1892	웹스트 (Webster)	영국	• 성 베드로회 수녀 5명과 함께 도착(영국 성공회) • 성 마태 병원 근무
1895	제콥슨 (Jacobson)	미국	• 1895년 미국 북장로회 소속 선교 간호사 • 제중원의 첫 공식 간호원
1897	쉴즈 (Shields)	미국	• 1906년 세브란스 간호원 양성소 설립 • 최초의 간호사 협회 조직, 한국의 나이팅게일로 불림
1903	에드먼즈 (Edmunds)	미국	• 1903년 보구여관에 최초의 간호 교육 기관인 보구여관 간호원 양성소 설립

소개하고 간호 체계를 정비했으나 과로와 뇌종양으로 1897년 1월 사망했다. 제콥슨의 후임으로 부임한 쉴즈Esther L. Shields는 미국 필라델피아 종합 병원 간호 학교 출신으로 1897년에 내한했다. 그녀는 나이팅게일 간호 교육을 받았으며, 1906년에 세브란스 병원 간호원 양성 학교를 설립하여 '한국의 나이팅게일'이라는 이름으로 알려졌다.

2. 대한 제국 시대의 근대적 병원 설립과 간호

(1) 콜레라 유행과 검역소 및 피병원 설치

1880년대 후반~1890년대 초까지 중국과 일본에서 콜레라 대유행이 발생하자 조선에서도 다수의 환자가 나타났다. 특히 고종 32년(1895년) 6월에는 경성과 각 지방에서 콜레라가 대유행하여 북쪽 국경 지대에서만 6만여 명이 사망하는 참사가 발생했다. 이에 우리나라에서는 처음으로 전염병에 대한 법령을 제정하여 반포하고 제중원의 에비슨을 콜레라 유행에 대한 방역 책임자로 임명했다. 또한, 검역소와 피병원(전염병 환자를 격리 수용하는 병원)을 설치했으며, 선교회에서 운영하던 진료소 중 일부를 피병원으로 지정하여 운영했다.

(2) 내부 병원(광제원, 관립 병원)과 간호

1894년 제중원의 운영권이 선교사인 에비슨에게 이관된 후 조선 정부는 대민 구호 기관이 없어지면서 새로운 관립 의료 기관이 필요하게 되었다. 이에 고종 36년(1899년) 내부(내무부) 소관으로 내부 직할 병원 설립을 칙령 제14호로 발표하고 '내부 병원'으로 명명했다. 이것은 1900년에 보시원으로 시작하여 광제원으로 개칭되었다. 내부 병원은 외래 중심으로 운영되었기 때문에 별도의 입원실을 마련하지 않았으며, 전염병 환자를 위한 피병원을 따로 설치하여 운영했다.

1899년 6월 1일 내부 병원은 진료를 개시했는데, 오전에는 병원에 내원한 환자들을 진료하고 오후에는 왕진을 가서 진료했다. 내부 병원은 응급 환자가 발생한 경우 즉각적으로 왕진을 가거나 외래를 통해 신속히 진료를 제공하는 응급 환자 진료 시스템을 구축하고 있었다. 이 과정에서 환자들에게 약을 제공하거나 침술을 시행하면서 한약과 양약을 병용하여 치료했다.

1902년 여름 이후, 전국적으로 콜레라가 다시 유행하기 시작하자 광제원은 업무를 확장하여 전국의 콜레라 방역에 참여했다. 이러한 변화를 통해 광제원은 전국적인 콜레라 방역을 위한 기관으로서의 역할을 수행하게 되었다.

1905년 이후, 실질적으로 일본의 지배를 받게 되면서 광제원에 일본인 의료 인력이 증가했고, 이에 따라 병원의 성격도 서양 의술을 전문으로 하는 기관으로 전환되었다. 일본인 의사들은 서양 의학의 전문 과목인 이비인후과, 일반 외과, 안과, 부인과 등을 개설했으며 입원과 수술도 시행했다. 이로 인해 광제원은 서양 근대 의학의 수술을 시

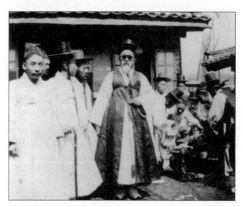

출처: 한국근대간호역사화보집

🎨 그림 14-8_ 광제원

행하는 기관으로 변모했다. 여기에는 3명의 일본 간호부가 근무했는데, 일본 간호부는 전문적인 간호 업무를 수행했으며, 그 외의 부분은 조선인과 일본인이 담당하도록 했다. 1907년 3월 15일에 대한의원이 설립되면서 광제원은 대한의원에 통합되었다.

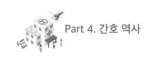

(3) 적십자 병원과 간호

1905년 10월 27일, 고종 칙령에 따라 '대한적십자사 규칙'을 제정하여 반포했다.(그림 14-9) 규칙에 따르면 대한적십자사의 설립자는 '황제 폐하'로 명시되었고, 빈곤한 상병자, 천재 혹은 사변으로 인한 상병자를 구호하기 위한 목적으로 설립되었다.

'대한적십자사 규칙'은 두 달도 채 지나지 않은 12월 20일에 '대한적십자사 관계급 규칙'으로 개정되다. 개정 내용에서는 전시와 평화 시에 상병자와 병자를 구호하고 그들의 고통과 병환을 경감하기 위해 모든 노력을 다하는 것으로 목적이 재규정되었다.

대한적십자사는 1906년 2월에 적십자 병원에서 진료를 개시하며 병원 업무와 관련된 기자재와 의약품을 일본에 주문했다. 그러나 1907년 3월 15일, 대한의원이 창설되면서 적십자 병원은 합병되었다. 이로 인해 1909년 7월 28일, 대한적십자사 관제는 폐지되고 일본적십자사와 병합되면서 대한적십자사의 명칭은 사라지게 되었다.

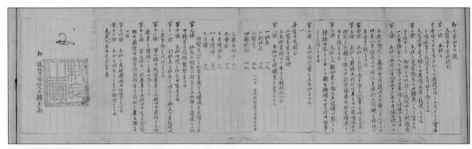

출처: 대한적십자사

🎨 그림 14-9_ 대한적십자사 규칙(고종 황제 칙령 제47호)

(4) 대한의원과 간호

대한의원은 1907년 10월 대한 제국 내부 소관의 서양식 병원인 광제원, 학부 소관인 의학교 부속 병원, 궁내부 소관인 대한적십자 병원을 통합하여 설립되었다. 이는 대한 제국의 최고 의료 기관으로 위생부, 치료부, 교육부로 구성되어 운영되었다.

위생부는 의사, 약제사, 산파의 업무에 관한 사항, 매약 단속에 관한 사항 등을 담당했다. 치료부는 질병 구료와 빈민 시료 등과 같은 업무를 담당했으며, 교육부는 의사, 약제사, 산파의 양성, 교과서 편찬 등의 업무를 수행했다.

'대한의원 관제'는 정규직 간호 인력이 규정되어 있지 않았지만, 개원 당시부터 산파와 간호부를 운영했다. 대한의원은 일제 통감부 주도로 설립되었다. 일본인이 병원 운영을 주도하면서 식민지 의료 기관의 특성을 갖추고 있지만, 동시에 대한제국의 자주적 의료 근대화 사업의 성과를 나타내는 측면도 가지고 있다.

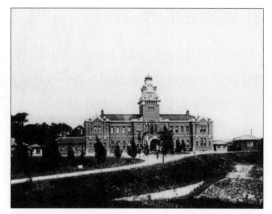

출처: 한국근대간호역사화보집

🎨 그림 14-10_ 대한의원

3. 간호 교육의 시작

1903년에는 정동의 부인 병원(보구여관)에 우리나라 최초의 전문 직업 교육으로서의 간호부 훈련 과정이 설치되었다. 대한제국의 문호 개방 이후 서양의 의료 체제가 국내로 도입되면서 의료 기관에서는 여성 간호 인력의 필요성이 증가했다. 그로 인해 한국인 간호원 양성을 위한 전문적인 직업 교육이 시작되었다. 보구여관 간호원 양성소를 비롯하여 각 지역의 의료 기관에 부속되는 간호원 양성소들이 설립되었다.

1906년에는 세브란스 병원에 간호원 양성소가 설치되었으며, 그 이후에는 평양, 송도, 함흥, 원사, 대구, 광주, 진주 등 여러 선교 병원에서 간호원 양성소가 개설되어 운영되었다. 이러한 간호원 양성소는 의료 기관에서 필요로 하는 인력의 수요를 충족시키기 위해 설립되었으며, 의료 기관은 자체적으로 간호원을 양성함으로써 인력 확보와 동시에 지역 의료 서비스의 효율성을 높일 수 있었다.

정부에 의한 간호부 교육은 1907년 3월, 대한의원에서 산파 및 간호부를 양성하면서 시작되었다. 이는 우리나라의 관립 간호 교육의 시작이었으나 교육 여건이 미흡하여 실제적인 교육은 그 이후에 이루어졌다. 이러한 교육은 정부의 지원과 노력에 따라 점차적으로 발전하여 우리나라의 간호 교육 체계를 구축하는 데 기여했다.

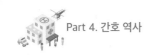

(1) 보구여관의 간호 교육

1903년 12월, 정동 보구여관에 우리나라 최초의 간호사 교육을 위한 정규 과정이 개설되었다. 이 과정은 선교 간호사인 에드먼즈의 노력과 수고 덕분에 실현되었으며, 6명의 입학생을 대상으로 교육이 시작되었다.

이 기관은 한국 최초의 간호 교육 기관이며, 현재의 이화여자대학교 간호 대학의 전신이다. 초기의 간호 교육은 교사와 교재의 부족, 의사소통의 어려움으로 인해 주로 침상 수업과 흑판을 활용하여 교육을 진행했다. 이를 통해 학생들은 환자의 침대 옆에서 학습을 하며 실전에서 필요한 간호 기술과 지식을 습득했다.

초기에는 보구여관 간호원 양성소에서 충분한 교육을 받은 학생들을 확보하는 것이 어려워서 교육 기한을 3년에서 6년 과정으로 확장했다. 이는 학생들이 간호 교육을 받기 전에 책 읽기 등 기본적인 지식과 인성을 갖출 시간을 마련하기 위함이었다.

초기 보구여관에서는 간호원을 학습 간호원, 후진 간호원, 선진 간호원, 위임 간호원, 간호 원장의 5단계로 구분했다. 교육 과정에서 학습 간호원은 견습생을 말하고, 정규 간호학생은 후진과 선진의 두 단계로 나누어 각각 3년간의 교육을 받았다. 학습 간호원은 처음 2개월의 견습 기간을 거친 후 간호복을 착용하고 후진 간호원으로서 3년간의 교육을 받은 후 가관식을 거쳐 선진 간호원으로 진급했다. 이들은 다시 3년간의 교육을 받은 후 졸업식을 거쳐 완전한 위임 간호원이 되었다. 그리고 이들을 감독하는 간호 원장이 있었다.

교육 과정은 1학년 때는 기초 의학과 기본 간호를 학습하며, 학년이 올라갈수록 특수 간호를 학습하도록 했다. 초기에는 12시간 근무제로 강의와 실습을 병행했으나 이후에는 학생들에게 충분한 공부 시간을 제공하기 위해 8시간 체제로 변경하여 운영했다.

1906년 1월에는 한국 최초의 예모식(가관식, 현 나이팅게일 선서식)이 개최되었다. 예모식의 주인공은 이그레이스와 김마르다라는 2명의 간호학생이었으며, 에드먼즈와 쉴즈가 두 학생의 머리에 수련의 상징인 하얀 예모(cap)를 씌워주었다. 예모식은 교육 과정을 완료한 학생들이 간호직을 상징하는 예모를 수여받는 의식을 말한다. 조선 시대 남성의 상징이자 특권으로 여겨졌던 관을 간호 학생에게 수여했다는 것은 사회적으로 그 지위와 역할을 인정받는 상징적인 의미를 지닌다. 두 번째 예모식은

1907년 1월에 김엘렌과 정매티가 대상이었으며, 예모와 함께 간호의 상징인 배지도 수여되었다. 1910년 이전에는 예모식이라는 용어가 사용되었다.

1908년 11월에는 이그레이스와 김마르다 두 명이 졸업했으며, 1909년 12월에는 정매티가 질병으로 인해 사망하여 김엘렌 한 명만이 졸업했다. 그레이스는 총독부로부터 공식적으로 면허를 받은 최초의 의생(한의사)으로서, 독자적으로 병원을 개설하고 의료 행위를 수행할 수 있었다. 이 졸업생들은 보구여관에서 수간호원 역할을 담당하면서 간호원 양성소의 수업

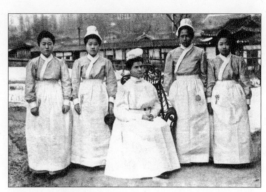

출처: 한국근대간호역사화보집

🖌 그림 14-11_ 보구여관 최초의 가관식: 에드먼즈(가운데), 캡을 쓴 이그레이스(왼쪽)와 김마르다(오른쪽)

에 참여하거나 다른 선교계 병원에 취직하여 한국 간호 역사의 중요한 역할을 수행했다.

한국 최초의 간호 교과서는 1908년 3월에 감리교 인쇄소에서 출판된 《간호교과서》였다. 이 책은 클라라 윅스[Clara Weeks]의 《Textbook of Nursing : Manual of Nursing(1892)》을 한국 실정에 맞게 번역한 것이다. 이 책은 먼저 1905년 중국간호협회(1905)에 의해 《호병요술(護病要術 , Essential of Nursing)》로 한문 번역판이 출판되었다. 한국에서 교과서로 사용하기 위해 에드먼즈와 장재선 등이 번역과 수정을 했고, 여병현 등이 감수를 맡아 출간되었다. 《간호교과서》는 총 39장으로 구성되어 있으며 목차는 〈표 14-2〉와 같다.

1909년 번역에 참여한 장재선은 간호원 양성 학교에서 산수, 한국어, 붓글씨, 받아쓰기를 가르쳤다. 이때 졸업한 김마르다는 일반 간호학 수업에서 《간호교과서》를 교재로 사용했다. 상급반 간호원인 김엘렌은 세브란스의 학교에서 펴낸 한글로 된 《해부학》을 활용하여 해부학 수업을 진행했다.

1910년에는 《간호교과서》 제2판이 출간되면서 보구여관 간호원 양성 학교의 모든 학생들은 이 책을 자습하며 상급반이 하급반에게 설명해 주는 방식으로 공부했다. 간호교과서를 가르치는 수간호원과 상급반 학생들이 함께 공부한 사실은 이 책이 한

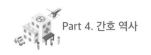

📝 **표 14-2_ 간호교과셔 목차**

1. 총론	14. 간호원의 깨끗함	27. 외과 기계론
2. 신체	15. 병인의 깨끗함	28. 모래 자루
3. 근 계통	16. 기명의 소독법	29. 협판(부목, Splints)
4. 혈맥	17. 기계의 소독법	30. 석고대(Plaster of Paris)
5. 호흡	18. 오줌 기계의 소독법	31. 면호 협판(Starch)
6. 폐장	19. 스펀지(Sponges)	32. 가죽 협판(Leather)
7. 외과 간호법	20. 혈맥 잡아매는 실(Sutures)	33. 이불 터는 기계(Cradle)
8. 청결의 긴요함	21. 드레싱의 소독법	34. 잡아당겨 늘이는 법(Method of Extension)
9. 미균이 병의 근원	22. 몽혼방(수술방, Operating room)	35. 어드히시브 플래스터(Strapping)
10. 미균의 전염	23. 패독 약물론(소독약, Antiseptic Lotion)	36. 밴디지(Bandages)
11. 병인 방의 공기	24. 고약론(연고, Ointments)	37. 인도 고무로 만든 물건들(India-rubber goods)
12. 물의 청결법	25. 각색 기름론	38. 의원의 쓸 것을 예비함
13. 만져서 전염됨	26. 드레싱	39. 몽혼할 병인(수술 환자)을 예비함

국 간호학 교과서로서의 역할뿐만 아니라 한국 여성의 교육 수준 향상에 기여했음을 보여준다. 《간호교과셔》는 상권(1908년)과 하권(1910년)으로 출판되었으며 문화재보호법에 근거해 2016년 등록문화재 제658호로 등록되었다.

에드먼즈는 '간호원'이라는 용어를 새로 만들어 사용했다. '간호원'은 아픈 사람을 돌보고 보호하는 사람이라는 의미를 담고 있다. 이 용어는 1907년 대한의원에서 산파와 간호부를 양성하면서 '간호부'라는 용어와 함께 혼용되어 사용되다가 국민의료령 제정 이후에는

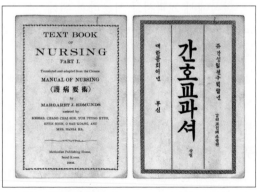

출처: 한국근대간호역사화보집

🎨 **그림 14-12_ 간호교과셔**

공식적인 명칭으로 사용되었다.

보구여관 간호원 양성 학교는 근대 간호 교육의 상징으로, 근대 한국 여성들이 가부장적인 사회의 구속을 벗어나 독립적인 전문 직업 교육의 기회를 접할 수 있는 곳이었다. 이곳은 가부장적 사회에서 여성들이 직면한 한계를 넘어서고자 하는 열망과 도전적 의지를 상징적으로 나타냈다. 보구여관 간호원 양성 학교에서 이루어진 간호 교육은 근대 여성들의 역량과 자아실현의 가능성을 확장시키는 계기가 되었다.

(2) 세브란스 병원의 간호 교육

1906년 9월, 세브란스 병원 내에 세브란스 간호부 양성소가 창설되었다. 초대 교장으로는 선교 간호사인 쉴즈가 임명되었고 기독교 정신을 기반으로 한 인간애에 초점을 두고 교육이 이루어졌다. 1907년, 세브란스 간호부 양성소는 두 명의 여성을 선발하여 교육을 시작했고 1908년에는 7명의 학생을 입학시켰다. 그해 6월 12일, 제1회 예모식(가관식)을 거행했는데 이 중 다섯 명만이 가관 자격을 얻었다. 1909년 신입생 등록자 수는 열 명으로 늘었으며, 1910년에 제1회 졸업생으로 김배세를 배출했다.

1911년 6월 17일 조직된 세브란스 병원 간호부 동창회는 헌법(정관)을 출판했으며 '나이팅게일 간호원 선서'도 인쇄하여 보구여관과 함께 사용했다. 이 선서는 이전부터 사용되었지만, 사진으로 남아 있는 자료는 처음으로 확인되었다. 당시의 국한문 번역문을 현대 맞춤법으로 옮기면 다음과 같다.

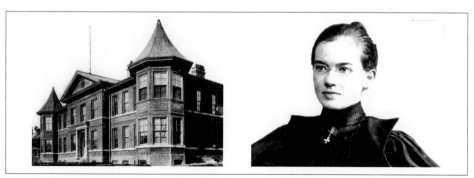

출처: 한국근대간호역사화보집

🎨 그림 14-13_ 세브란스 병원, 에스더 쉴즈 간호원장

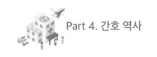

"나는 주의 앞과 증인의 앞에서 다음의 네 조건으로 맹세하나이다. 1. 청결한 마음과 진실한 뜻으로 직무를 행하며 2. 약이 해 있는 줄 알고는 자기나 사람에게 복용케 하거나 시술치 아니하며 3. 근면하여 본직으로 고귀한 위치에 이르게 하며 병인과 자기만 아는 바 병인의 신분에 해로운 모든 일은 입 밖에 내지 아니하며 4. 충심으로 의사를 보조하며 자기가 담당한 병인에게 마음과 몸을 다하기로 함."

간호원의 직무인 환자 돌봄과 보호는 깨끗한 마음과 순수한 의지, 끊임없는 노력으로 이행하며 환자의 개인 정보를 보호하는 간호원의 원칙과 윤리에 대한 선서였다.

(3) 대한의원의 간호 교육

1907년 3월 10일에 반포된 칙령 제9호 '대한의원 관제'는 효율적인 의료 서비스를 제공하기 위해 위생부, 치료부, 교육부를 설치하여 위생 관리, 질병 치료, 의학 교육을 담당하도록 규정했다. 특히, 교육부에서는 의사, 약제사, 산파, 간호부를 양성하도록 하여 간호부 양성이 새로운 업무로 추가되었다. 또한 교과서를 편찬함으로써 간호원과 조산원을 대상으로 한국 최초의 법적 교육 제도를 확립했다. 1909년에는 3부를 폐하고 부속 의학교를 설립하여 의료인 양성 업무를 책임지도록 했으며, 1910년에는 조선 총독부 의원 관제를 공포하여 총독부 의원으로 명칭을 변경했다.

대한의원 부속 의학교는 교육의 체계를 갖추기 위해 수업 연한을 의학과는 4년, 약학과는 3년, 산파과 및 간호부과는 2년으로 정했다.(표 14-3, 표 14-4) 한 학년을 전학기(4월 1일~10월 20일)와 후학기(10월 21일~다음 해 3월 31일)의 두 학기로 구분했으며, 입학 자격은 18세 이상 25세 미만의 품행이 방정하고 신체 검사와 입학 시험에 합격한 자

📝 **표 14-3_ 간호부과 학과표**

학 년	학 기	학 과
1학년	전학기	수신, 해부학대의, 생리학대의, 소독법과 실습, 수학, 일어
	후학기	수신, 해부학대의, 생리학대의, 간호학과 실습, 붕대학 실습, 기계 취급법, 수학, 일어
2학년	전학기	수신, 수술개보와 소독법, 병실 장치법, 간호학과 실습, 붕대학 실습, 기계 취급법, 일어
	후학기	수신, 수술개보와 소독법, 구급법, 간호학과 실습, 붕대학 실습, 기계 취급법, 일어

📝 **표 14-4_ 산파과 학과표**

학 년	학 기	학 과
1학년	전학기	수신, 해부학대의, 생리학대의, 수학, 일어
	후학기	수신, 해부학대의, 생리학대의, 산파학, 수학, 일어
2학년	전학기	수신, 태생학, 소독법과 실습, 산파학과 실습, 일어
	후학기	수신, 육아법, 산파학과 실습, 일어

로 제한했다. 학생들은 학자금을 관비로 지원받았고, 식비, 피복비, 잡비도 지급 받았으며, 졸업 후 의무 복무 기간도 명확히 정해졌다. 1907년에 대한의원 부속 의학교는 우리나라 최초의 관립 간호 교육을 시작했으나 간호부 견습생의 형태로 존재하다가 1910년까지 정식 졸업생을 배출하지 못했다.

1910년, 한일 합병으로 인해 대한의원 부속 의학교는 조선 총독부 의원 부속 의학 강습소로 명칭이 변경되었으며, 수업 연한도 조산부과는 1년, 간호부과는 1년 6개월로 수정되었다. 마침내 1913년에는 조산부과와 간호부과의 첫 번째 졸업생 9명을 배출했다. 비록 1910년 이전에는 정식으로 졸업생을 배출하지 못했지만, 제한적인 교육 환경에서 당시 여성들을 대상으로 정부 차원에서 간호 교육을 최초로 체계화했다는 사실은 의미가 크다.

3 일제 강점기의 간호

일제 강점기는 어려운 시기임에도 불구하고 초기 개화기 간호사들은 사명감과 의지를 가지고 전문적인 간호 직업을 발전시킬 수 있는 기반을 마련하는 데 기여했다. 전문적 단체 활동을 본격적으로 시작하고 항일 구국 운동을 전개하며 조국의 광복을 위해 헌신했다. 이로 인해 보건 의료 제도의 정비와 법제화, 의료 기관의 확대 등이 이루어지면서 간호에 대한 인식이 높아지게 되었다. 또한, 이 시기에는 간호직이 전문적인 직업으로 인식되며 여성의 사회 참여에 대한 폐쇄적인 관점을 극복하는 계기

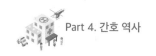

를 마련했다.

특히, 간호 관련 제도의 발전은 간호사의 자격과 면허를 규정함으로써 간호사의 수준과 자질을 향상시키는 방향으로 나아갔다. 간호 실무 영역은 병원뿐만 아니라 보건 간호에도 확대되었으며, 이로 인해 간호사는 국민 전체의 위생과 계몽 활동에 주체적인 역할을 수행했다. 이 시기는 전 국민에게 더 나은 생활 환경과 건강을 제공하는 데 큰 기여를 했던 시기로 평가된다.

1. 간호 제도의 변화

1910년에 한일 합병 조약이 체결된 이후, 일본은 '조선 총독부 및 소속 관서 관제'를 발표했다. 조선 총독부는 보건 및 의료 행정을 경찰 관서에서 담당하도록 조직했으며, 경성의 경무 총감부, 각도의 경무부, 지방의 경찰 관서에서 수준에 맞는 경찰 위생 제도를 마련했다. 1913년에는 '의사 규칙', '치과 의사 규칙'을 제정했으며 1914년에는 '산파 규칙', '간호부 규칙' 등을 제정하여 의료인의 자격과 면허를 법적으로 규정하고 의료인의 교육 조건도 명시했다. 이로써 의료인들은 법적으로 인정받은 자격과 면허를 갖추게 되었으며, 의료인의 교육 수준을 지정하는 데도 큰 영향을 받았다.

(1) 간호 면허 제도의 법제화

간호부의 인원이 증가함에 따라 간호에 관한 법률의 필요성이 대두되었다. 1912년 말에는 간호부의 인원이 총 442명(일본인 402명, 한국인 32명, 외국인 8명)으로 증가했으나 이들의 자격 기준에 관한 강제적인 규정이 없어 일관된 수준을 유지하기 어려웠다. 이에 조선 총독부에서는 1914년 우리나라에서 처음으로 간호와 관련된 법률을 제정했다. 이 법률은 간호부와 조산사의 면허 등에 관한 사항을 규정했다. 1914년 7월에는 조선 총독부령 제108호 '산파 규칙', 10월에는 조선 총독부령 제154호 '간호부 규칙'을 제정하여 공포했다.

'간호부 규칙'은 우리 나라 역사상 최초의 간호 관계법으로 간호부의 자격, 면허, 시험, 신고, 법률 위반 시의 제재 등을 명확히 규정하고 있다.

간호부 교육 기간은 1년 6개월~3년까지, 산파 교육 기간은 1년으로 규정했고, 이후 국가시험에 합격하면 면허를 받을 수 있었다. 간호부 면허 시험은 도별로 시행되었으며, 시험 과목은 간호법, 해부 생리, 소독법, 실기의 4개 과목으로 구성되었다. 조선 총독부 의원이나 도 자혜 의원 같은 관립 간호 학교를 졸업한 경우나 조선 총독부에서 인정하는 간호 학교를 졸업한 경우에는 별도의 시험 없이 간호사 면허를 받을 수 있었다. 그러므로 모든 간호사 지망생이 시험을 통과해야만 면허를 취득하는 것은 아니었으며, 교육 기관에 따라 졸업 후 시험 없이 면허가 부여되기도 했다.

면허를 받을 수 있는 기본 조건은 여성으로서 18세 이상이어야 하며, 정식으로 교육을 받지 않은 경우에도 조선 총독부가 주최하는 시험에 합격한 자는 검정고시 제도를 통해 면허를 받을 수 있었다.

'산파 규칙'에 따르면 조산사의 자격을 얻기 위해서는 만 20세 이상이어야 하고 간호부와 마찬가지로 조산 학교를 졸업하거나 면허 시험에 합격해야 했다. 그러나 도 자혜 의원에는 속성 조산부과가 있었으며, 해당 조산부과를 졸업하면 일부 지역에서 조산을 수행할 수 있었다. 경력을 쌓은 후에는 도 자혜 의원에서 인정을 받아 정식 조산사 면허를 받을 수 있도록 했다. 산파 면허 시험은 도별로 시행되었는데, 교육을 최소 5개월 이상 받은 경우에만 시험에 응시할 수 있도록 규정했다.

(2) 간호 관련 법 개정과 제정

❶ '간호부 규칙' 개정

1920년대에는 간호부의 인원 부족, 일본과 한국의 면허 자격 차이로 인한 문제가 부각되면서 간호부 규정이 개정되었다. '간호부 규칙'의 전문은 1922년에 개정되어 간호사 면허 자격을 강화하고 간호 업무에 관한 규정을 추가했다. 간호 학교 입학 자격은 16세 이상의 연령으로 소학교 졸업 후 2년 이상의 중등 교육 이수로 상향 조정했고, 정규 간호 학교에서 1년 이상 교과 과정을 이수해야만 면허 시험에 응시할 수 있도록 하여 독학이나 취업 경험만으로 자격을 받을 수 없도록 제한했다.

실무 경험이 있어야 간호부 시험에 응시할 수 있도록 규정하면서 실기 시험은 폐지하고 필기 시험은 이전의 3과목에서 6과목으로 강화했다. 또한, 면허가 없는 경우 취업과 유사 영업을 금지했으며, 간호부의 개업 및 폐업 등록을 엄격히 규제했다.

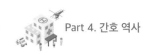
1914년 10월 13일 간호부 규칙 제정 공포

제1조 간호부의 면허를 받을 수 있는 자는 18세 이상의 여자로 아래의 자격이 있어야 한다.
    1. 조선 총독이 정한 간호부 시험에 합격한 자
    2. 조선 총독부 의원 또는 도 자혜 의원의 간호부과를 졸업한 자
    3. 조선 총독이 지정하는 간호부 학교 또는 간호부 양성소를 졸업한 자
    4. 도, 부, 현의 간호부 시험에 합격한 자
    5. 관리, 부현립 또는 일본 적십자사의 간호부 양성소를 졸업한 자

제2조 아래의 사항 중 하나에 해당하는 자는 간호부의 면허를 주지 않을 수 있다.
    1. 신체, 정신에 이상이 있어서 간호부의 업무를 견딜 수 없음
    2. 금고 이상의 형에 처해지는 범죄 또는 간호부의 업무에 관한 죄를 범한 자

제3조 간호부의 면허를 받으려는 자는 본적, 주소, 성명, 생년월일을 기입한 서면에 이력서 및 제1조 각 호의 자격을 증명하기에 충분한 서류를 첨부해 경무 부장(경성에 있는 경무 총장, 이하 같음)에 신청함. 경무 부장은 전항의 신청자에게 간호부 면허증을 교부한다.

제4조 간호부의 성명을 변경하거나 면허증을 훼손, 분실했을 때는 그 사유를 적어 15일 이내에 경무 부장에게 교환 또는 재교부를 신청한다. 분실한 면허증을 발견했을 때는 즉시 경찰서에 제출한다.

제5조 간호부 면허를 받으려는 자는 수입 인지로서 수수료 1원, 교환 또는 재교부를 신청하는 자는 50전을 납부한다. 이미 납부한 수수료는 환부하지 않는다.

생략
⋮

제11조 간호부 시험은 도장관이 행한다. 시험 기일 및 장소는 고시한다.

제12조 시험 과목은 다음과 같다.
    1. 간호법
    2. 해부 생리의 대의
    3. 소독법
    4. 실기에 관한 사항

제13조 전조 제4호의 시험은 전조 제1호 내지 제3호의 시험에 합격한 자에 이를 행한다.

제14조 간호부 시험을 받으려는 자는 본적, 주소, 성명, 생년월일을 적은 서면에 이력서를 첨부하여 도장관에게 제출한다.

제15조 간호부 시험에 합격한 자에게는 합격 증서를 교부한다.

⋮
부칙

본령은 1914년 11월 1일부터 시행한다.

❷ '조선 간호부 규칙'과 '조선 산파 규칙' 개정

1931년에는 '간호부 규칙'과 '산파 규칙'이 각각 '조선 간호부 규칙'과 '조선 산파 규칙'으로 명칭이 변경되었다. 간호부와 산파 양성 교육 기관을 확대하기 위하여 간호부 양성소와 간호부 학교뿐만 아니라 이에 유사한 학교에서도 학생을 배출할 수 있도록 개정했다. 1942년에는 간호부의 연령 제한을 18세에서 17세로 낮추었으며, 1944년에는 다시 16세로 조정했다. 조산사의 연령 제한도 만 20세에서 19세로 조정했는데, 이는 아시아 침략을 위한 일본 제국주의의 정책을 반영한 것이다.

(3) '조선 의료령'의 제정

1944년, 조선 총독부는 기존 의료 분야에 관련된 다양한 법규를 조정하기 위해 '조선 의료령'과 '조선 의료령 시행 규칙'을 제정하여 공포했다. '조선 의료령'은 의사, 치과 의사, 의생(한의사), 보건부(보건 간호사), 조산부, 간호부를 대상으로 관련된 사항을 규정했고, 특히 간호부와 산파에 관한 사항은 조선 총독부의 지도와 감독을 받도록 명시했다.

조선 의료령이 제정된 배경은 일제가 전쟁을 위하여 인적, 물적 자원을 총동원하면서 한국 민심이 악화되자 조선 총독이 의료 관계자를 직접 지배하고 통제할 수 있는 수단으로 활용하기 위함이었다. 해당 법규에 따라 간호부의 연령 제한은 16세, 산파의 연령 제한은 19세로 변경했다. 해방 이후에는 미군정과 대한민국 정부가 일제 강점기에 제정된 법규를 대부분 인정했기 때문에 1951년 '국민 의료령'이 제정되고 시행될 때까지 '조선 간호부 규칙'과 '조선 산파 규칙'이 간호 분야에서 주요한 역할을 수행했다.

2. 간호 교육

대한제국 시절(1903년)부터 일제 강점기 이후까지 간호의 정규 교육을 통해 간호 인력을 지속적으로 양성했다. 한일 합방(1910년)이 체결되자 식민지 정책이 본격화되면서 대한의원이 조선 총독부 의원으로 명칭이 변경되었으며 의사, 산파, 간호부를

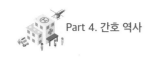

교육하기 위해 부속 의학 강습소를 운영했다.

조선 총독부는 전국적인 관립 의료 시설망을 구축했으며, 경성에 위치한 조선 총독부 의원을 최고 기관으로 설정했다. 또한 수원, 청주, 공주, 전주, 광주, 대구, 해주, 진주, 평양, 의주, 춘천, 함흥, 경성의 13개 도의 도청 소재지에는 자혜 의원을 설립하고 자혜 의원 내에는 간호부 양성소를 마련하여 간호 인력을 양성했다. 1920년대 이후에는 조선 총독부로부터 선교 계통의 사립 간호 교육 기관의 인가가 활발하게 이루어지게 되었다.

(1) 관립 간호 교육

❶ 조선 총독부 의원과 자혜 병원의 간호 교육

1911년 2월, '조선 총독부 의원 부속 의학 강습소 규칙'이 일반 대중에게 알려지면서 관립 간호 교육이 구체화되었다. 이 규칙에 따르면 수업 연한은 조산부과 2년, 간호부과 1년 6개월로 설정되었고, 조산부과는 학년당 20인, 간호부과는 학기당 20인으로 학생을 모집했다. 과정에 입학하기 위해서는 나이가 17세 이상~25세 이하인 한국인 여성으로서 신체 건강하고 품행이 방정한 자여야 한다는 전제 조건이 필요했다. 일반적으로 보통 학교 3학년을 수료한 경우는 간호부과에 입학하고, 4년을 수료한 경우는 조산부과에 무시험으로 입학할 수 있었다. 그 외의 경우에는 일본어 시험을 통해 자격을 얻어야 했다.

1912년에는 '조선 총독부 의원 부속 의학 강습소 규칙'이 개정되었다. 교육 대상을 한국인 여성에만 국한한다는 조항을 없애고 한국인과 일본인, 남녀를 불문한다는 내용을 추가했다. 간호부과의 무시험 입학 조건을 수업 연한이 4년인 보통 학교 졸업자로 상향 조정했으며, 간호부과를 졸업한 자에 한하여 조산부과에 무시험으로 입학할 수 있도록 하고 조산부과의 수업 연한을 1년으로 단축했다. 조선 총독부 의원과 각 도의 자혜 의원에서 교육을 받은 조산부와 간호부 졸업자들은 특별한 시험 절차 없이 간호부 또는 산파 면허를 취득했다.

1913년에는 '조선 총독부 자혜 의원 조산부 및 간호부 양성 규정'이 제정되어 중앙의 조선 총독부 의원과 각 도의 자혜 의원이 간호 인력을 양성하는 교육 기관으로 규정되었다. 각 도의 자혜 의원에는 산파과, 간호부과, 속성 조산부과를 갖추고 전문적인 교육을 제공했다. 1916년 '조선 총독부 의원 및 도 자혜 의원 조산부 간호부 양성 규정'을 제정하여 서울과 지방의 관립 간호 교육의 입학 조건과 수업 시간의 기준을 통일하여 학생들이 동등한 교육 기회를 누릴 수 있도록 했다.

❷ 일본적십자사 조선 본부의 간호 교육

1917년 3월, '일본적십자사 조선 본부 간호부 양성 규정'이 공포되면서 조선 지역에서 적십자사 간호 교육이 개시되었다. 일본적십자사 조선 본부는 간호 교육의 목적을 '상해자, 병자의 간호에 관한 학술과 적십자 사업 및 육해군 위생 근무의 방법을 교육하는 것'으로 정했다. 이를 위해 조선 총독부 의원, 대구 자혜 의원, 평양 자혜 의원 등 조선 내 3곳의 관립 의원에 간호 교육을 위탁했다.

일본적십자사 조선 본부의 간호 교육은 조선 총독부 의원이나 도 자혜 의원의 관립 간호 교육 제도와 차이가 있었다. 일본적십자사는 입학 자격, 수업 연한, 교과 과정 등 다양한 측면에서 뛰어난 수준의 간호 교육을 실시했다. 입학 조건은 가사의 부담이 없는 만 16세 이상~25세 이하의 범위로 설정했으며 고등 소학교 졸업 수준의 학력을 요구했다. 그러나 이 학력의 요구는 일본의 교육 체계를 기준으로 한 것이기 때문에 실제로는 한국 여성들의 입학 기회를 제한하게 되었다. 이로 인해 1920년 제1회 졸업생부터 1926년까지 간호부 면허를 받고 졸업한 사람은 모두 일본인이었다.

❸ 대한적십자사의 간호 교육

1919년 우리나라가 상해에 임시 정부를 수립한 시기에는 대한적십자사가 '대한적십자회'로 부활했다. 1920년에는 '적십자 간호부 양성소'를 개설하여 독립군 부상병 간호에 필요한 인력을 자체적으로 양성했다. 그러나 이들은 일제 치하의 교육 과정에 포함되지 않았기 때문에 간호사로서의 면허를

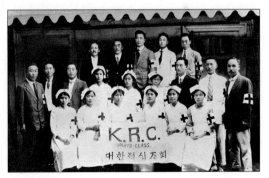

출처: 대한적십자사

🎨 그림 14-14_ 대한적십자회 응급 구호반(1920)

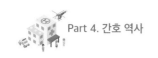

받은 기록은 없다. 적십자 간호부 양성소는 1923년에 경성 적십자 병원이 설립되면서 병원으로 이관되었다.

(2) 사립 간호 교육

① 선교계 간호 교육

일제 강점기 시기의 조선 총독부는 초기에는 기존의 사립 학교들을 인정해 주었지만, 1915년 이후에는 사립 학교를 통제하는 정책을 시행했다. 이 정책은 사립 학교의 수업 언어를 일본어로 변경하고 교원 자격 조건을 강화하여 반일적인 성향을 가진 교원을 배제했다. 기독교계 학교의 종교 교육을 철저하게 통제하여 선교계 교육 기관은 조선 총독부의 인가를 받지 못하거나 확대가 제한되었다. 이러한 정책은 일제의 식민지 지배를 강화하고 일본의 통제력을 확고히 하기 위한 것이었다.

1920년대에는 간호사에 대한 수요가 급증하여 간호부와 조산부의 인력 부족이 심각한 문제로 대두되었다. 이에 조선 총독부는 간호부 공급을 확보하기 위해 다양한 대책을 마련했다. 교육령을 개정하여 입학 자격을 완화하거나 교육 기간을 단축하는 등의 조정을 통해 인력 부족 문제를 해결하기 위해 노력했다. 또한, 사립 간호 학교에서도 관립 간호 학교 수준의 교육을 제공하여 학생들이 입학 자격과 교과 과정에서 요구되는 기준을 충족하면 졸업생이 무시험으로 간호부 면허를 취득할 수 있도록 했다.

세브란스 병원 간호부 양성소는 선교계에서 가장 중요하고 규모가 큰 간호 교육 기관으로 많은 졸업생을 배출했다. 그러나 조선 총독부의 인가를 받지 못하여 무시험으로 면허를 취득하는 것은 어려웠다. 이후 1924년에 조선 총독부로부터 인가를 받게 되어 다른 사립 학교와는 달리 무시험으로 졸업생들에게 간호부 면허증을 부여할 수 있게 되었다. 세브란스 병원 간호부 양성소는 일정 기간 4년제 교육을 제공하기도 했으며, 그 결과 졸업생들은 간호사로서 활동하거나 조산사로서 개업할 수 있게 되었다. 이 외에도 동대문 부인 병원과 평양의 보구여관 등도 있었다.

일본의 제국주의 침략 전쟁이 점차 확대되자 일본은 조선의 모든 인적 물적 자원을 전쟁에 동원하는 총동원 체제를 강화했다. 그럼에도 불구하고 1931년에는 평양 연합 기독 병원 간호부 양성소, 1942년에는 원산 구세 병원 부속 간호부 양성소 등 모두 세 곳의 선교계 간호 학교가 조선 총독부로부터 인가를 받아 운영되었다.

일제 강점기 동안 선교계 간호 교육은 사립 간호 학교의 한 부류로써 중요한 역할을 수행했다. 그러나 1930년대 후반부터는 일본 정부가 서양인 선교사를 귀국시키는 정책을 시행하면서 선교계 간호 교육이 크게 위축되었다. 이로 인해 간호부의 수요가 증가하면서 1944년 조선 간호부 규칙을 개정하여 간호 학교를 확충하기 위한 노력을 했다. 개정된 내용에는 독립된 간호 학교에서만 간호부를 배출할 수 있도록 했던 규정 외에도 '이에 준하는 학교'에서도 간호부를 양성할 수 있다는 조항이 추가되었다. 이로써 일반 여자 고등학교 학생도 특정한 간호 과정을 이수하면 졸업 시 간호부 면허를 받을 수 있게 되었다. 그러나 이러한 조항은 간호 교육의 수준을 저하시키고 간호 분야에서의 전문성과 질적 수준에 대한 문제점을 불러일으키는 결과를 가져왔다.

❷ 조산부 양성소

1900년대 중반 이후, 한국 정부에서는 안전한 출산과 산모와 아기의 건강을 위한 노력이 강조되면서 산파 교육의 필요성이 제기되었다. 1908년 7월에는 이종문이 서울에 '생산구호원'과 '호산학교'를 설립하여 한국 여성들을 대상으로 호산부과와 간호부과로 나누어 간호 교육을 진행하는 것을 목표로 외국의 산파 전문가를 초빙했다. 실제로 이러한 기관들이 어떤 활동을 펼쳤는지에 대한 자세한 기록이 없어 정확한 사항을 파악하기는 어렵다. 그러나 의료 선교사나 국가 기관 외에 민간에서도 산파와 간호부의 필요성을 인식하고 독립적인 산과 의원을 설립하여 산파 교육 기관을 운영하는 시도가 있었다. 이러한 노력은 조산부 양성소 설립에 중요한 영향을 미쳤다.

1909년 11월 윤치성은 중부 교동에 사립 '조산부 양성소'를 설립했다. 이후 1910년 1월에는 조산부 양성소가 총회를 개최하여 소장과 부소장 등의 임원을 선출했으며, 한국 정부로부터 공식적인 인가를 받았다. 해당 양성소는 일반 부인들을 대상으로 임산부의 위생에 관한 교육과 계몽 활동을 실시했다. 그 당시 신문에 산과 학생을 모집하는 광고가 게재되었는데, 입학 자격은 18~30세의 보통의 학식을 갖춘 자로서 품행이 단정하며 한글, 한문, 독서, 작문 시험에 합격해야 했다.

조산부 양성소의 학생들은 2년간의 교육을 받은 후, 1913년 3월에 제1회 졸업식을 했고, 이는 조선 산파 졸업의 효시로 평가되었다. 《매일신보》라는 일간지는 3월 25일~27일까지 '재자재원'이란 제목하에 졸업생 이자원(22세), 허경자(20세), 박몌례(22세)

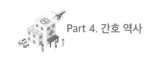

의 소개 기사를 게재했다. 이들의 성품을 온숙한 자, 온화하고 지혜로운 자, 도덕적 가치를 갖춘 자 등으로 표현했다. 이들은 한문의 소양을 갖추고 조산부 양성소에 입학하여 2년 동안 학업에 전념했으며, 우수한 성적을 거두어 우수 졸업생으로 선정되었다. 특히, 이자원은 최우수 성적을 달성했으며, 재학 기간 동안 실제로 100건 이상의 견습을 수행했다. 이러한 언론의 주목은 조산부 양성소 졸업생에 대한 사회적 관심을 불러일으키는 계기가 되었다.

조산부 양성소는 난산으로 고통받는 수많은 부인들을 구제했다. 1913년 10월에는 조산부 양성소의 영구적인 존재와 확장을 조선 총독부에 청원하여 승인을 받았다. 비록 정부의 인정과 사회적 지원을 받았지만, 재정적인 어려움으로 인해 조산부 양성소는 1916년에 문을 닫게 되었다. 조산부 양성소는 약 7년의 짧은 기간 동안 운영되었지만, 졸업한 학생들이 조산원을 개업하여 산모의 순산을 도우며 보살피는 데 충실한 의료 전문가로서 뛰어난 역량을 발휘했다. 이들은 다양한 관립과 사립 의료 기관에서 배출된 간호부, 산파들과 함께 한국 의료 분야에서 중요한 위치를 차지하게 되었다.

3. 간호 실무

구한말 시기에는 병원 내에서 간호 활동이 이루어지는 것이 일반적이었으나 보건 의료에 대한 수요가 증가하면서 간호사의 수요도 증가했다. 이로 인해 간호사의 배출이 늘어나면서 간호 업무의 범위 역시 병원 간호에만 국한되지 않고 보건 간호, 조산 간호, 학교 간호 등으로 확대되었다. 이러한 변화는 간호사들이 다양한 분야에서 능동적으로 참여할 수 있는 기회가 되었고 간호 서비스 향상에도 기여했다.

(1) 병원 간호

일제 강점기의 병원 간호는 독일로부터 영향을 받은 일본식 간호와 선교사들이 주도한 선교계 간호로 구분된다. 일본식 간호에서 간호부의 역할은 입원 환자의 치료 보조와 외래에서 의사를 보조하는 일이 대부분이었고, 이외의 업무는 보호자나 '쓰

끼소이(곁에서 시중드는 사람)'에게 맡겼다. 일본의 남존여비 사상으로 간호부는 환자 중심 업무보다는 의사의 진료 보조 역할에 중점을 두었다. 그러나 선교계 간호에서 간호부의 역할은 입원 환자의 간호에 중점을 둔 임상 간호를 중요시했다. 1930년대 부터는 일본이 신사 참배를 강요하고 만주 사변과 대동아 전쟁을 일으키면서 선교사 들을 추방하는 정책을 시행하여 대부분의 서양인 병원이 철수했다.

(2) 공중 보건 간호

일제 강점기에는 보건 간호 분야에서 일본 정부 주도의 공공 보건 간호와 선교사 들이 주도한 민간 보건 간호가 존재했다. 공공 보건 간호 활동으로는 공산파 제도, 지 방 위생 담당 부서의 활동, 학교 보건 담당, 보건원 제도 등이 있었 다. 한편, 민간 보건 간호 활동은 주로 선교 병원과 선교 단체를 중 심으로 이루어졌다.

1910년대에는 선교 병원의 선교 간호사들이 병원 간호를 수행하 는 동시에 사회 구제 사업과 모자 보건 사업 등 다양한 활동을 했다. 특히 1920년대 초반에는 선교 본 부에서 보건 간호를 담당하는 선 교 간호사를 파견하면서 보건 간 호가 본격적으로 발전되기 시작했 다. 1923년에는 경성 태화여자관 공공 보건소(기독교 공중 보건 회관) 가 서울에 건립되면서 보건 간호 가 본격화되었다. 1924년에는 선 교 간호사인 로젠버거^{E. Rosenberger}와 동대문 부인 병원 간호 학교 졸업

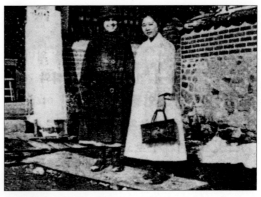

출처: 한국근대간호역사화보집

🎨 그림 14-15_ 가정 방문에 나선 로젠버거 간호부와 한신광 조산부

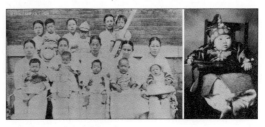

출처: 한국근대간호역사화보집

🎨 그림 14-16_ 태화여자관 아동건강회(우량아 선발 대회)와 1등상 아동(1928)

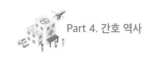

생인 한신광이 함께 영유아가 있는 가정을 방문하여 보건 사업을 시작했다. 이들은 오전에는 가정 방문을 통해 보건 활동을 수행하고, 오후에는 진찰소 내소자에게 의료 서비스를 제공했다.

태화여자관(현 태화기독교사회복지관)의 보건 간호 사업은 1926년에 첫 공중 위생 강습회를 개최하여 큰 주목을 받았으며, 1929년에는 세브란스 병원과 동대문 부인 병원이 연합하여 '경성연합아동건강회'를 조직했다. 이 단체는 아동 건강 진단, 육아 건강 관리, 임부 산전 진료, 방문 간호, 전염병 예방 접종, 학교 보건 교육, 보건 관련 계몽 강연, 가난한 어린이를 위한 무료 목욕탕 건립 운영, 우유 공급소 설치 등의 다양한 사업을 전개하여 지역 사회에서 중요한 역할을 수행했다.

4. 전문 단체

(1) 조선간호부회

1908년, 쉴즈와 쉐핑은 선교 간호사들로 구성된 '재조선졸업간호부회(Graduate Nurses' Association in Korea)'를 창립하여 간호 사업의 진흥과 간호원 양성소의 교육 프로그램을 효과적으로 진행하기 위한 방법을 연구했다. 1911년에는 '재선서양인졸업간호부회'로 명칭을 변경했으며, 1922년에는 총회에서 단체는 그대로 유지하면서 조선인 간호부와 서양인 간호부를 별도로 조직하기로 결정했다. 이에 따라 1923년 5월 12일에 현재 대한간호협회의 전신인 '조선간호부회(The Korean Nurses' Association)'가 창립되었다.

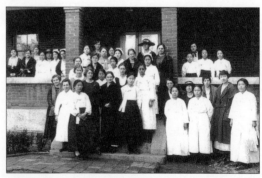

출처: 한국근대간호역사화보집

그림 14-17_ 조선간호부회 창립 총회(1923)

1925년 3월에는 《조선간호부 회보》가 창간되었으며, 이후 1926년 4월에는 국제간호협의회에 가입하기 위해 재선서양인졸업간호부회가 조선간호부회로 흡수, 통합되었다.

조선간호부회의 초대 회장으로 서서평(쉐핑)이 선임되었다. 서서평은 조선간호부회 회장으로 10년 동안 역임하면서 간호 교육의 확립, 방문 간호 및 간호사의 구직 활동, 항일 운동 등 다양한 분야에서 활동했다. 간호 교육의 표준화를 위해 교과서 출판, 방문 간호 및 교과서 번역 작업에 참여했다. 1925년부터 1934년까지 34회에 걸친 《조선간호부 회보》를 발간하여 간호 수준과 간호의 가치를 향상시키는 데 기여했다.

(2) 국제간호협의회

1929년 7월, 조선간호부회는 일본에 강탈당한 조선의 운명을 세계에 알리고 조선의 독립을 위하여 국제간호협의회(ICN)에 가입하기 위해 노력했다. 이를 위해 캐나다 몬트리올에서 개최된 ICN 제6차 총회에 서서평, 이효경, 이금전을 파견하여 회원국으로 가입 신청을 했는데, 일본에서도 1928년 12월에 일본제국간호부회가 가입 신청을 진행하고 있었다. 이로 인해 ICN의 1국가 1단체 가입 원칙에 따라 조선간호부회의 가입 신청은 거절되었고, 대신 조선간호부회와 일본제국간호부회를 통합하여 가입할 것을 권고받았다. 결국, 1932년 일본제국간호부협회가 결성되어 1933년 ICN 가입이 승인되었다. 조선간호부회는 1923년 5월에 창립되어 1937년까지 활발한 활동을 전개한 후 일시적으로 활동을 중단했다가 1948년 대한민국 정부 출범과 함께 '대한간호협회'로 명칭을 변경했다. 그리고 1949년에 정식으로 ICN 회원국으로 가입하게 되었다.

5. 독립운동

일제 강점기 동안 간호부와 산파들은 전문 의료인으로 활동하면서 국내외에서 저항 운동과 독립운동에 적극적으로 참여했다. 3·1 만세 운동, 군자금 모집, 임시 정부 지원, 노동 여성 운동, 비밀 첩보 활동 등 다양한 분야에서 투쟁했다. 이 중 13명은 전문직 여성의 특성을 살려 조국의 광복을 위해 헌신해 국가 독립 유공자로 인정받았다.

대표적인 인물인 박자혜는 조선 총독부 의원 부속 간호부과와 조산부과를 졸업한 후 조선 총독부 의원 간호부에서 근무하던 중 3·1 만세 운동(1919년)을 겪었다. 이때 병원에 부상 환자들이 몰려오자 많은 부상병을 치료하다가 민족의 울분을 느끼고 함께 근무하던 간호사들을 결집시켜 만세 시위에 참여할 것을 주장했다. 이를 계기로 '간우회'라는 간호부로 조직된 독립운동 단체를 조직하여 활동했다. 일본 경찰의 추격을 피해 만주로 도피한 후 단재 신채호 선생과 결혼하여 독립운동을 함께 했으며, 서울로 돌아와 조산원을 개원하여 산파로 활동하면서 독립운동가들을 후방에서 지원했다.

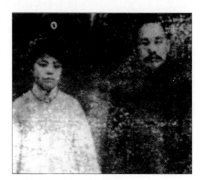

🎨 그림 14-18_ 박자혜와 신채호의 결혼 (1920)

1919년 3·1 만세 운동에 참여했던 한신광은 해방 이후에도 마산에서 여성 운동가로 활동하면서 대한간호협회와 대한조산협회 활동에도 참여했다. 대한민국 임시 정부가 수립된 이후에는 항일 여성 단체인 대한민국 애국부인회에서 많은 간호부가 활동했던 것으로 알려져 있다. 세브란스 병원 간호부들은 '서울 종묘 앞 만세 시위'에 참석하여 부상자들을 치료하는 도중에 일본 군경에게 체포되기도 했다.

일제 강점기의 대표적인 민족 해방 운동 조직인 '근우회'에서는 정종명(초대 중앙집행위원장), 김태복(평양 지회 집행 위원), 한신광(근우회지 창간호에 '근우 운동과 재정 방침에 대하야' 투고)이 활약했다.

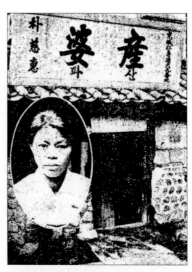

🎨 그림 14-19_ 박자혜(1895~1943) 산파소

한국 간호부와 간호 학생들은 국내뿐만 아니라 블라디보스토크의 신한촌 및 연해주의 다른 지역에서도 독립운동을 지원하고 부상자 간호 등 다양한 항일 구국 활동에 참여했다. 간호부들은 자신들의 간호 업무에 충실하면서 동시에 민족의 미래를 개척하는 다양한 활동에 전력을 다했다. 특히 여성의 사회적 경제적 지위 향상과 인간으로서의 권리 확보에 적극적으로 참여함으로써 사회적으로도 높

은 평가를 받았다.

대한간호협회는 2008년부터 '간호 역사 뿌리 찾기' 사업을 추진하여 2012년에는 26명의 간호사 독립운동가의 활동을 담은 《간호사의 항일 구국 운동》을 발간했다. 2020년 8월 26일에는 '간호 표석 2호'인 '박자혜 산파 터'를 서울 종로구 인사동 남인사마당 입구에 설치했다. 2021년에는 2012년 책에 수록된 간호사 독립운동가와 추가로 발굴된 운동가를 포함하여 총 74명의 독립운동가의 생애를 담은 《독립운동가 간호사 74인》을 발간했다.

4 광복 직후부터 정부 수립기 간호

1945년 해방된 우리나라는 대한민국 정부가 공식 출범(1948년)하기 전까지 남한은 미군 통치하에, 북한은 소련(현 러시아)의 통치하에 놓이게 되었다. 이러한 상황에서 새로운 보건 의료 체제 수립이 필요하게 되자 간호계는 법적, 제도적인 지원을 받아 행정 및 교육 분야에서 상당한 변화가 있었다.

미군정 시기에는 보건 행정의 전문화와 강화를 위해 일제 강점기의 경무청 위생과를 보건후생국으로 승격시켰다. 1945년 9월 24일에는 보건후생부로 개편되면서 산하에 간호사업국, 의무국, 예방 의약국, 약무국, 후생국, 위생국 등의 여러 부서가 신설되었다. 특히 간호 사업을 담당하는 독립적 직제인 '간호사업국'은 최초의 정부 행정 부서로서 간호 사업을 수행하기 위해 설립되었으며, 최초의 간호 사업 국장으로 손(홍)옥순이 임명되었다. 간호사업국은 보건간호과, 기관간호과, 조산사업과의 체제를 갖추고 3년 동안 활동했다. 이를 통해 지방 각 도의 간호 사업 체계를 정비하고 간호 교육과 행정 분야의 인식을 향상시키는 중요한 계기를 마련했다.

그러나 대한민국 정부의 공식적인 출범으로 인해 정부 기구가 재편성되면서 간호사업국은 간호사업과로 격하되어 인원이 대폭 축소되었다. 이로 인해 간호 사업에 큰 어려움이 발생했다. 더욱이 남북한의 대치 상황에서 국방 예산의 증액 등으로 예산이 삭감되어 간호 행정 조직은 '계' 단위 조직으로 축소되었고, 시도 간호사 업계

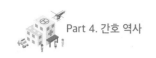

는 서울시만 유지하게 되었다. 이로 인해 간호 사업의 운영과 확장에 어려움을 겪었으며 간호사들은 더욱 힘든 상황에서 간호 서비스를 제공해야 했다.

1. 간호사업국

(1) 간호사업자문위원회 설립 및 주요 사업

간호사업국은 당시 유명한 의료계 및 교육계 인사들로 구성된 간호사업자문위원회를 설립하여 다양한 간호 사업을 검토하여 결정했다. 이를 통해 다음과 같은 주요 사업들을 추진했다.

- 전국적인 간호 교육의 교과 과정 제정
- 간호 학교 입학 자격을 중졸 이상으로 제정
- 3년 교육 과정 중 최종 1년 동안 조산 교육 실시(당시 초급 교사 교육과 동일한 내용 포함) 제정
- 전국의 간호 학교 심사 및 인가 절차 마련
- 지방 행정 간호직 설치 및 보건 간호사 강습 실시
- 전국적으로 간호 단체의 조직화 권장
- 간호사와 조산사 면허 발급 중앙화(이전에는 각 도지사가 면허를 담당 및 제정)
- 검정고시 폐지

(2) 보건 간호사 강습 및 지방의 보건 행정

정부는 보건 사업의 일환으로 보건 간호사 양성을 지원하기 위해 강습을 실시했다. 강습은 기존 간호사 면허를 보유한 사람들을 대상으로 실시했으며, 이론과 실습을 포함하여 2회로 나누어 각각 6주 동안 진행했다.

이 교육을 수료한 35명의 간호사들은 각 시도(제주도 제외)의 보건 기관에 배치되어 다양한 업무를 수행했다. 주로 전염병 예방과 관리에 중점을 두고 장티푸스, 파상풍, 천연두 등과 같은 예방 사업부터 아동 복지 사업, 가정 방문 간호 등의 다양한 분야

에서 활약했다. 이는 지방 행정 조직에서 최초로 간호사를 배치한 사례로 보건 간호 분야에서 선구자적인 역할을 수행했다. 이러한 정부의 노력은 보건 간호사들이 현장에서 중요한 역할을 수행하며 보건 사업의 발전과 지역 사회의 건강 증진을 위한 기반을 마련하는 데 큰 도움을 주었다.

(3) 현대 간호 강습 및 간호 지도자 강습 실시

간호사업국에서는 해방 이전에 단기 양성 과정을 이수한 사람들과 검정고시를 통해 간호사 면허를 취득한 사람들을 대상으로 현대 간호 강습(재교육)을 실시했다. 이 교육 과정은 학력과 경력에 상관없이 기존의 간호사를 대상으로 1~3개월 동안 최신 지식과 환자 간호 방법을 학습시키는 것을 목표로 했다. 또한, 간호사의 복장도 현대적인 유니폼으로 변경하여 전문성과 현대적인 간호 이미지를 강조했다.

조산사들 역시 3개월 동안의 강습 과정을 통해 교육을 받았다. 이러한 노력을 통해 간호사들은 환자 간호를 중심으로 한 역할과 책임감을 명확히 이해하게 되었으며, 양질의 간호 서비스를 제공하기 위해 지속적인 교육을 받아야 할 필요성을 깨닫게 되었다. 이로써 자신의 직업에 대한 긍지와 자부심을 더욱 확고히 할 수 있게 되었다. 이는 현대 간호사의 역할과 중요성에 대한 인식을 변화시키는 중요한 계기가 되었다.

간호 지도자의 양성을 위해 2개월 과정의 간호 지도자 강습 과정이 개최되었다. 이 과정은 현대 간호 강습을 수료하고 현직에서 추천받은 우수한 간호사들을 대상으로 진행되었는데, 수간호사, 감독 간호사, 간호 부장 등이 우선적으로 선발되었다. 간호 지도자 강습 과정을 성공적으로 수료한 간호사들은 사회 각 영역에서 주요한 간호 지도자로서 활동했다.

(4) 면허 제도의 중앙화와 검정고시 제도 폐지

간호사업국은 초기에 각 도지사의 관할이었던 간호사와 조산사의 면허 제도를 중앙화하면서 면허 발급 절차를 일원화했다. 1946년, 간호사의 역할과 간호 업무의 중요성을 고려하여 이전에 시행되던 간호사 면허를 취득하는 검정고시 제도를 폐지하기로 결정했다. 이 결정은 간호사가 맡은 중요한 업무와 책임을 고려할 때 검정고시가 부적절하다고 판단한 결과이다. 1948년까지 3년 이상의 실무 경력을 가진 간호사

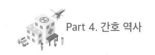

들에게 시험 응시 기회를 부여하여 단계적으로 검정고시 제도를 폐지했으며, 1949년에는 완전히 폐지했다. 검정고시 제도는 6·25 전쟁이란 특수 상황으로 1951년 일시적으로 재도입되었으나 1962년 의료법 개정을 통해 완전히 폐지되었다. 이로써 간호사 면허를 취득하기 위한 절차가 효율적이고 일관성 있게 운영될 수 있게 되었다.

(5) 간호 교육 제도 개선

간호사업국은 간호 교육의 개선을 위해 전국 간호 교육의 교과 과정을 제정하고, 지역별 간호 학교를 심사하고 인가하는 역할을 수행했다. 1946년에는 간호부 양성소를 폐지하고 대신 고등 간호 학교로 개편했다. 고등 간호 학교의 입학 자격은 중학교 4년을 졸업한 자로 제한했으며, 교육 연한은 3년으로 통일했다.

8.15 광복 직후, 간호 교육 기관은 보건후생부의 관할에 속해 있었다. 그러나 1945년 10월에는 군정청 내에 학무국이 설치되었고, 1946년 7월에는 문교부로 승격되었다. 1947년에는 문교부의 간호 교육과에 간호계를 설치하여 1년 6개월 동안 운영했다. 이로 인해 전국의 17개 간호 교육 기관 중 6개교(의학 교육 부속 기관)는 문교부 소속으로, 나머지는 보건후생부 소속으로 간호 교육 감독 기관이 이원화되어 간호 교육 발전에 어려움을 겪었다. 그러나 1957년에는 모든 간호 교육 기관을 문교부의 관할로 이관했으며, 전국 간호 기관 내에는 간호 직제를 도입하여 보건 간호사를 2명씩 배치했다. 이를 통해 간호 교육의 통일성을 확립하고, 간호사들의 전문성과 역량을 강화했다.

1948년에는 세브란스 병원을 선두로 하여 대구 동산 병원, 안식교 병원, 전주 예수 병원 등에서 간호사 교장제를 도입했다. 세브란스 병원은 초대 교장으로 이영복을 임명했으며, 이는 의사 교장 대신 간호사가 핵심적인 역할을 맡았다는 사실에 의미가 있었다. 이와 같은 변화는 간호 학교 전반에 걸쳐 적용되었으며, 간호학 교사들도 별도로 임명되어 교육 과정을 지도했다. 해방 이전에는 간호사와 조산사의 교육 과정을 분리하여 운영했지만, 해방 이후에는 이를 통합하여 간호 교육 과정에 조산사 교육을 포함하여 운영했다. 학생들은 3년 동안의 교육 과정 중 최종 1년 동안 조산 교육을 받아 졸업하면서 간호사와 조산사의 자격을 동시에 취득할 수 있었다. 이러한 변화는 간호 교육 분야에 혁신적인 발전을 이루어내는 데 기여했다고 볼 수 있다.

2. 대한간호협회

간호사업국은 간호사업자문위원회를 통해 전국적인 간호 단체를 조직할 것을 권장했다. 이에 따라 1946년 9월, 간호사업국 주최로 회원 자격을 통일하여 새로운 조선간호협회를 구성하기로 결정하고 발기 총회를 준비했다. 1946년 11월, 한국인 간호사들로만 구성된 '조선간호협회'를 창립하여 제1회 정기 총회를 개최했다. 총회에서 손(홍)옥순이 초대 회장으로 선출되었다. 현재의 '대한간호협회'는 1923년 조직된 '조선간호부회'의 후속 조직으로, 당시의 총회를 제1회로 인정하여 1923년 5월 12일을 창립일로 정하고 있다.

1948년 8월에는 조선간호부회가 대한민국 정부 수립과 함께 '대한간호협회'로 명칭을 변경했다. 이후 1949년에는 스웨덴 스톡홀름에서 개최된 제9차 국제간호협의회(ICN) 총회에서 대한간호협회가 정회원으로 등록되었다. 이는 국제 간호사회에서 대한민국의 간호사 단체를 국제적으로 인정했다는 의미이며, 국제 간호 사업의 교류와 발전에 기여할 수 있는 기반을 마련한 것이었다. 대한간호협회는 해방 이후 최초로 국제 무대에 진출하여 한국 여성 활동 분야에서 새로운 활력소로 자리매김했다. 또한 1949년 우리나라 정부가 세계보건기구에 가입하고 대한의학협회가 세계의학협회에 가입한 사실을 고려할 때 같은 해에 대한간호협회의 국제적인 진출은 역사적으로 매우 중요한 성과이다.

3. 국군 간호 장교단

1946년 1월, 대한민국은 국방력을 강화하기 위해 육군의 전신인 '남조선국방경비대'를 창설했다. 그리고 약 3개월 후, 경비대 내에 의무국이 설치되어 의료와 보건 분야에서 의무적인 역할을 수행하는 최초의 조직으로 발전했다. 같은 해, 6월에는 국방부의 전신인 통위부 내에도 의무국이 설치되었으며, 1948년 5월에는 군 내의 환자 치료와 장병들의 건강 증진을 목적으로 우리나라 최초의 병원인 제1 육군 병원이 설립되었다.

광복 이후, 군 병원의 운영은 군의관과 위생병만으로는 어려움을 겪었다. 이에 군

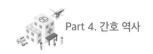

병원에서 전문적인 간호 인력에 대한 필요성이 대두되면서 국방부 의무감이 대한간호협회를 방문하여 간호 장교단 창설을 위한 간호 장교 지원을 요청했다. 당시 여성의 군 복무에 대한 분위기가 비호의적이었음에도 불구하고 민간 종합 병원에서 근무하던 150여 명의 간호사가 지원했다. 1948년 8월, 31명의 간호사가 대한민국 최초의 여군이자 소위로 임관하여 육군 간호 장교단이 창설되었고, 육군 병원과 후송 병원에 배치되어 각기 교육 훈련을 받았다. 이때부터 국군의 간호 인력인 간호 장교가 처음으로 배출되기 시작했다. 간호 장교들은 간호 업무를 전문적으로 수행하며 일반 행정 업무와 진료 및 간호를 담당했다.

1948년 10월 여수·순천 사건이 발생했을 때, 간호 장교들이 처음으로 부상병 간호에 참여했다. 이후 1950년 한국 전쟁, 1951년 지리산 공비 토벌 작전, 베트남전 등에서 응급 처치와 환자 간호를 통해 국가 위기와 재난 상황에서 중요한 역할을 수행했다. 간호 장교들은 국가적 위기와 재난 상황에서 의료 서비스와 간호 업무에 기여함으로써 군 병원의 건강을 지키고 국가의 안전과 복지를 유지하는 데 크게 기여했다.

5 한국 전쟁과 전후 복구기의 간호

한국 전쟁(1950~1953)은 우리나라 사회 전반, 간호 사업과 간호 교육에 막대한 피해와 고난을 초래했다. 전쟁으로 인한 혼란과 간호 인력 부족으로 정부와 국민들은 간호의 중요성과 교육의 필요성을 깨닫게 되었다.

1. 한국 전쟁에서의 간호 활동

한국 전쟁이 발생하자 국군 간호병과 소속의 120여 명의 간호 장교들은 10여 개의 육군 병원과 2개의 정양 병원에서 헌신적으로 간호 활동을 했다. 전쟁 중에 군 소속 간호 인력이 부족하자 서울 군의 학교 내에 2년제 간호 교육 과정을 운영했으나 인력 부족을 해결하기는 역부족이었다. 이에 민간 간호사를 현지 간호 장교로 임관하기도 했으나 간호 인력의 부족은 갈수록 심화되면서 간호 장교들의 업무 환경은 매우 열악해져만 갔다.

한국 전쟁 당시 간호 사업을 관장하던 정부 행정 조직인 간호사업과는 부산에서 업무를 수행했다. 전쟁 중에 대부분의 의료 기관과 간호 학교가 피난을 가서 부상병 간호와 피난민 구호 업무를 했다. 서울 의대 간호 학교, 세브란스 간호 학교, 적십자 간호 학교가 각각 피난지인 부산 송도, 거제도, 제주도에서 간호 교육을 지속하면서 피난민 간호 사업을 수행했다.

한국 전쟁에 16개 국가의 군 인력 파병 시 간호사들도 파견이 되었으며 당시 파견된 간호사들은 자국 군인들의 부상병 간호와 한국 간호사들의 협조자로서 병원

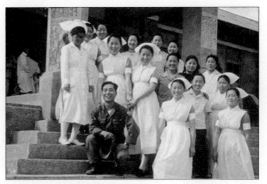

출처: 연세대학교 간호대학

🎨 그림 14-20_ 1951년 4월 거제도 장승포 세브란스 간호 학교

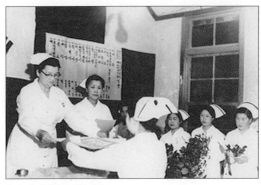

출처: 연세대학교 간호대학

🎨 그림 14-21_ 1953년 2월 거제도 전시 학교 졸업식

간호와 간호 학교 운영을 지원했다. 이외 피난민 구호소, 육아원 등에서의 활동과 대한간호협회에 간호 교과서, 공책, 기타 일반 구호 용품, 구호 물자를 지원함으로써 협회 운영과 우리나라 회원들에게 많은 도움을 주었다.

2. 의료법 개정과 간호 제도의 변화

1951년 9월, 국회에서 국민의료법이 통과되었다. 이 중 간호와 관련된 내용은 다음과 같다.

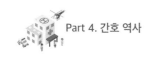

의료업자로 의사, 치과 의사, 한의사, 보건원, 조산원, 간호원을 명시(제4조)했고, 의료업자 명칭이 간호원, 조산원, 보건원으로 개정되었다. 이러한 명칭 개정은 전문직으로 간호사의 역할을 명백히 하려고 노력했던 간호계의 결실이었다.

간호사 면허는 국가시험 없이 보건부 장관이 지정한 학교 졸업자와 지방 행정의 장이 시행하는 자격 시험에 합격한 자로 명시하여 1949년 폐지되었던 검정 시험 제도를 부활시켰다. 대한간호협회의 이의 제기에도 당시 전쟁 중 의료인 양성을 위한 교육 기관과 의료인의 부족을 이유로 검정 시험 제도는 1962년 의료법이 개정될 때까지 유지되었다. 또한 간호사, 조산원, 보건원의 자격 시험을 지방 행정장이 시행하게 했다. 이는 일제 강점기 보건부 행정에서 발전하지 못한 내용이다.

간호사, 조산원, 보건원에 대한 임무는 "간호사는 상병자 혹은 산욕부에 대한 요양상의 간호 또는 진료 보조를, 조산원은 조산 또는 임산부, 산욕부 및 신생아의 보건 및 요양 지도를, 보건원은 보건 지도와 요양을 지도함"으로 규정했다. 또한 간호사, 조산원, 보건원은 의사의 지시 없이 위생상 위해가 발생할 우려가 있는 행위, 진료 기구 사용, 의약품 투여, 의약품에 대한 지시를 못하도록 하여 간호사의 업무를 의사의 보조 업무로 국한하고 독자적인 역할을 인정하지 않았다. 이는 일제 강점기 응급 처치를 요할 때 주치의 지시 없이도 치료 기계, 의약품 제공, 지시가 가능(1922년 개정 간호부 규칙 제8조)했던 것보다 역할이 후퇴된 것이다. 간호사의 정원 규정으로는 입원 환자 5인에 1인씩, 외래 환자 30인에 1인씩 두고 30인마다 1인을 증원하도록 했다.

1955년 7월 보건사회부령 제3호에 따라 의정국의 조산간호과를 간호사업과로 개편했고 주요 업무는 국민의료법 제2조에 의한 간호원, 조산원, 보건원의 면허 등록, 지도, 감독, 자격 시험 및 배치, 교육, 동업자회 지도 감독, 간호고등기술학교의 지도 및 교재 지정에 관한 사항 등이었다.

3. 간호 교육 제도의 변화

광복 이후 현대적 간호 제도 도입으로 간호의 선진화를 위한 간호 사업의 노력은 한국 전쟁으로 인하여 침체와 혼란을 겪게 되었다. 1952년 개정된 대한민국교육법 시행령에 의해 1953년부터 고등간호학교가 간호고등기술학교로 개칭되었다. 입학

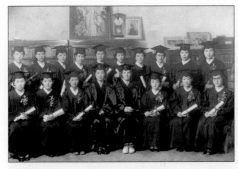

출처: 한국간호 100년(2001), 대한간호협회

🎨 그림 14-22_ 1958년 연세대학교 간호학과 제1회
졸업생과 교수

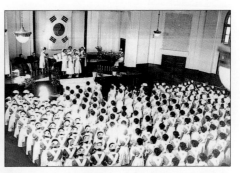

출처: 한국간호 100년(2001), 대한간호협회

🎨 그림 14-23_ 서울대학교 부속 간호 학교 제10회
가관식

자격은 중학교 졸업자로 간호과와 조산과를 둘 수 있도록 했고, 교육 기간은 3년이었다. 1953년부터는 부산 일신 부인 병원에서 6개월 과정의 조산원을 위한 교육 과정도 운영되었다.

　1955년 이화여자대학교 의과 대학 간호학과는 우리나라 최초의 4년제 정규 대학 간호 교육 과정이 설치된 곳으로 1959년 15명의 간호 학사를 배출했다. 이후 1957년에 세브란스 간호 학교가 연세대학교 의과 대학 간호학과로 승격(3년제가 승격해서 1년 후에 졸업)하면서 1958년 우리나라 최초로 16명의 간호 학사를 배출했다. 1959년에는 서울대학교 의과 대학 부속 간호고등기술학교가 서울대학교 의과 대학 간호학과로 승격되어 4년제 대학 과정의 간호 교육이 이루어졌고 1963년 36명의 간호학사를 배출했다.

4. 대한간호협회의 활동

　한국 전쟁으로 인하여 약 300여 명의 간호 인력이 손실되었다. 1950년대에 대한간호협회 회원은 약 1,000명이었다. 대한간호협회는 전쟁 중 부산의 임시 사무소에서 업무를 수행하면서 1953년 5월 총회를 개최했다. 주요 안건은 간호 교육 수준 향상, 간호원 자격 시험 폐지 건의, 국제간호협의회(ICN) 대표 파견 및 대표 선출, 간호원 처우 개선, 회지 출간 등이었다. 또한 이 회의에서 대한간호협회 추천으로 간호 사업에 20년 이상 헌신한 회원들에게 정부의 표창장과 협회의 기념 메달이 증정되었다.

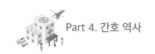

(1) 국제 활동 및 업적

1949년 국제간호협의회(ICN)에 정회원으로 가입한 대한간호협회는 1953년 제10회 브라질 ICN 총회에 처음으로 김온순 회장과 이영복 부회장이 정회원 자격으로 참석했다.

한국 전쟁이 종료된 직후에는 대내외적으로 어려운 상황에서 다양한 국제 교류와 간호사들의 해외 유학 등으로 세계적으로 한국의 간호를 알리는 계기를 마련했다. 1954년부터 1957년까지는 간호 학생들의 연구 향상을 위한 전국 간호 학생 간호술 대회를 개최했다.

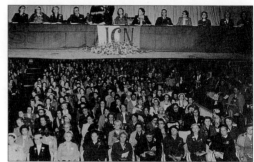

출처: 한국간호 100년(2001), 대한간호협회

🎨 그림 14-24_ 1953년 제10회 ICN 브라질 총회 참석

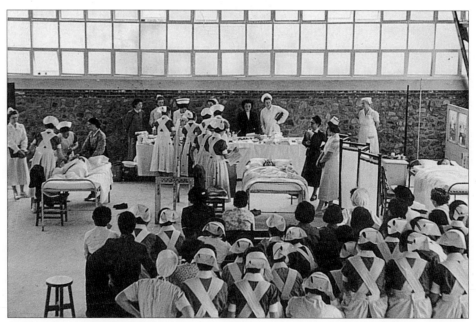

출처: 한국간호 100년(2001), 대한간호협회

🎨 그림 14-25_ 전국 간호 학생 간호술 대회

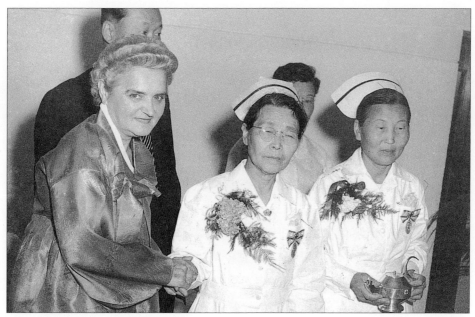

출처: 한국간호 100년(2001), 대한간호협회

🎨 그림 14-26_ 플로렌스 나이팅게일 수상자 이금전, 이효정

국제적십자위원회에서는 나이팅게일의 업적을 기념하기 위해 전시 혹은 평상시 환자나 부상자에 대한 헌신적인 공로가 있는 이에게 나이팅게일 기장을 수여하고 있다. 우리나라에서는 1957년, 최초로 국립 마산 결핵 요양원 간호 과장인 이효정이 나이팅게일 기장을 수상했고, 1959년에는 보건 간호의 선구자인 이금전이 수상했다.

(2) 대한간호 발행

대한간호협회는 1953년 7월 일반 간호사 자신의 수양을 증진하고 간호 사업에 대한 일반인들의 사회적 이해를 높이며 세계적 의료 및 간호 지식 교류를 위하여 협회의 공식 잡지인 《대한간호》를 발간했다.

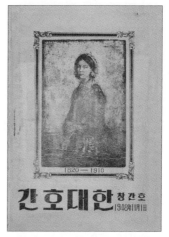

출처: 한국간호 100년(2001), 대한간호협회

🎨 그림 14-27_ 대한간호협회 창간호

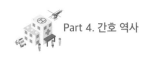

6 성장기의 간호(1960 ~ 1999년)

우리나라는 1960년대 이후 경제 개발 정책으로 경제가 호전되고 산업화, 도시화, 정보 기술화 산업 등으로 고도의 성장을 이루게 된다. 1970년대 국민 소득의 증가, 생활 수준의 향상으로 의료에 대한 수요가 증가하면서 1977년에 500명 이상의 사업장에서 직장 의료 보험 제도가 처음으로 실시되었고, 1989년 7월에는 도시 지역 자영업자까지 확대하면서 전 국민 의료 보험 제도를 실시하게 되었다.

간호계는 1960년대 이후 보건 의료 관련법 변화에 따른 제도적 개선, 간호의 학문적 발전, 간호사의 면허 제도 확립, 간호 교육 제도의 현대적 개선으로 간호의 성장과 발전을 이루게 된다. 대한간호협회를 중심으로 업무 분야별 간호사 제도를 법제화하고 병원에서의 간호 실무의 변화, 간호 학술 연구, 간호 교육, 한국 간호사 윤리 강령 제정, 간호 전문직 단체의 조직 활성화, 3년제 간호 대학 졸업자를 위한 계속 교육 기회 확대, 간호사의 사회적 경제적 지위 향상을 위해 노력했다. 또한 활발하게 해외로 진출하여 국가의 경제에 기여했고, 국제 교류 증가 등으로 우리나라 간호사에 대한 인식을 높이고 간호사의 사회적 영향력을 확대시켜 전문직으로서의 입지를 굳혔다.

1980년 이후 간호사들의 정계 입문이 이루어져 간호 교육은 양적, 질적 발전과 더불어 간호 실무 영역의 확대 등으로 실무적으로도 빠르게 변화하면서 발전했다. 또한 해외 취업 위주의 국제 교류에서 선진 간호 학문을 연마하는 학문적 교류와 간호 단체의 국제적 교류도 활발해졌다.

1. 의료법 개정과 간호 제도의 변화

1951년 개정 공포되었던 국민의료법이 1962년 3월 20일 의료법으로 바뀌었고 1973년 2월 16일 다시 전문이 개정되어 간호 제도에 많은 변화를 초래했다. 그 중 분야별 간호사 자격 인정으로 간호사의 역할 확대에 대한 법적 근거가 마련되었다.

개정된 내용 중 간호와 관련한 주요 사항은 〈표 14-5〉와 같다.

1980년 12월 농어촌 보건 의료를 위한 특별 조치법에 따라 보건 진료원 영역이 생

표 14-5_ 간호와 관련한 주요 사항

개정 연도	개정 내용
1962년	• 의료업자(오늘날의 의료인)를 의사, 치과 의사, 한의사, 조산원 및 간호원으로 명시하고 보건원 제도 폐지 • 간호원의 임무는 "상병자 또는 해산부의 요양상의 간호 또는 진료의 보조에 종사하여 국민 보건의 향상을 도모하고 국민의 건강한 생활 확보에 기여함"으로 규정 • 보건사회부 장관이 실시하는 간호원 국가 시험 제도 신설로 간호원 면허 검정고시 제도를 1962년에 완전히 폐지함 • 조산사 면허는 간호사 면허 소지자로서 조산사 수습 과정을 1년간 이수한 자에 한하여 부여함 • 의료업자의 연차 신고제로 간호사는 매년 5월 중 취업 동태를 보건사회부에 신고하도록 함 • 의료업자는 중앙회를 설립하고 당연히 중앙회의 회원이 되어야 한다고 규정함으로써 간호사는 의무적으로 간호사회에 가입하도록 함 • 의료법 시행 규칙에서 의료 기관의 입원 환자 5인에 대해 간호원 2인을 두도록 간호원의 정원을 규정함
1973년	• 의료업자를 의료인으로 개정 • 업무 분야별 간호사 자격 인정으로 보건 간호사, 마취 간호사, 정신 간호사를 규정했으며, 이들은 1년 이상의 과정을 이수한 후 별도 자격증을 부여함 • 간호고등기술학교 폐지 • 간호원 면허는 간호학을 전공하는 대학, 전문 학교 또는 간호 학교를 졸업한 자, 보건사회부 장관이 인정하는 외국의 간호 학교를 졸업하거나 외국의 간호사 면허를 가진 자로서 국가시험에 합격한 자에게 부여함 • 의료보조원법을 폐지하고 의료기사법이 제정되면서 간호 보조원(현 간호조무사)에 관한 법 조항이 의료법에 신설되었고, 간호 보조원은 도지사의 자격 인정을 받도록 하여 간호 보조 업무에 종사할 수 있도록 함 • 진료 기록부에 포함되어 있던 간호 기록을 별도의 간호 기록부로 작성하여 보관하도록 함 • 매년 1회 이상 회원에 대한 보수 교육을 종합 병원 또는 병원에 위탁하여 실시하도록 하고, 보수 교육 대상은 의료 기관에 종사하는 자로 하며 보수 교육 기간, 교육 과정 등은 대한간호협회 등 중앙회에서 정하도록 함

졌다. 일정 기간의 교육을 이수한 간호사에게 일부 진료권이 부여되고 의료 취약 지역에서 경미한 의료 행위를 할 수 있도록 하여 의료 기관 중심 간호에서 간호사의 영역이 확대되었다.

1987년의 의료법 개정에서 간호사의 명칭이 간호원에서 간호사로, 조산원의 명칭이 조산사로, 간호 보조원은 간호조무사로 변경되어 1988년 3월부터 시행되었다. 1990년 의료법 개정에서는 업무 분야별 간호사에 가정 간호 분야가 신설되어 기존 업무 분야별 간호사인 보건, 마취, 정신 간호 분야를 포함하여 4개 영역으로 확대되었다.

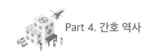

2. 간호 교육 제도의 변화

1962년 1월 교육법 개정으로 간호고등기술학교가 초급 대학 수준의 간호 학교로 승격되었다. 간호 학교의 입학 자격은 고등학교 졸업자로 하고 3년제 교육 과정으로 운영했다가 1973년 완전 폐지되었다. 1970년 2년제 실업계 전문 학교법이 공포되어 타 전문 학교와 달리 간호 학교의 교육 기간을 3년으로 하는 간호 전문 학교로 개편되었고, 1979년에는 다시 간호 전문 대학으로 개편되었다.

4년제 간호 학사 교육 과정은 1955년 이화여자대학교를 시작으로 연세대학교(1957), 서울대학교(1959), 가톨릭대학교(1964), 경희대학교(1968)의 순으로 개설되었으며 1968년에 이화여자대학교와 연세대학교가 처음으로 간호학과에서 간호 대학으로 승격시켰다.

대학원 석사 과정은 1960년 이화여자대학교에서 최초로 개설했고, 연세대학교(1963), 서울대학교(1964)순으로 개설되었다. 박사 과정은 1978년 연세대학교에서 최초로 개설했고, 1979년 이화여자대학교에 개설되면서 간호 교육 수준이 향상되어 간호 전문직의 발전에 기여했다.

1990년대에 들어서면서 간호계는 학사 과정의 3년제와 4년제로 이원화된 간호 교육을 일원화시키기 위해 독학사 제도, 방송 대학 간호과 설치, 3년제 교육 과정을 이수한 간호사에게 특별 과정을 개설하는 등 계속 교육 기회의 확대를 위한 노력을 했다. 1991년 한국방송통신대학교의 보건위생과에 간호학 전공 과정의 설치로 1992년부터 전문 대학을 졸업한 간호사가 3학년으로 편입할 수 있게 되었다. 1992년 독학 학위 전공 과정에 간호학 전공 분야를 개설했고, 1994년 초당대학교에서 처음 대학 부설 간호사 학사 학위 특별 과정(RN-BSN: Registered Nurse-Bachelor of Science Nursing)을 개설한 후 많은 정규 대학에 RN-BSN 과정이 개설되어 3년제 대학을 졸업한 간호사에게 간호 학사 학위 취득 기회가 확대되었다.

3. 간호 인력의 해외 진출

1960~1970년대에 유학, 취업, 이민 등 다양한 이유로 간호 인력의 해외 진출이 활발

해졌다. 간호사의 해외 진출은 1960년 서독에 간호사를 파견한 것이 처음이었다. 민간 차원으로 시작한 파견이 한독 간호 요원 협정으로 정부 차원의 파견으로 전환되어 1975년까지 약 5,300명의 간호사가 파견되었다. 이들은 외화를 벌어들여 국가 경제 발전에 크게 공헌했다. 이후 1964~1973년까지 베트남 전쟁에 파병된 대한민국 군인들의 치료 및 간호를 위해 간호 장교가 파견되었으며, 1970년 한국과 베트남 정부 간의 협약에 의해 한국 베트남 의료원이 준공되어 간호사가 파견되었다. 1970년대 중반 이후 사우디아라비아 등 중동 지역의 취업과 미국으로의 취업 이민이 크게 증가했다.

해외로 나간 간호사들이 세계 선진국의 간호 지식과 기술을 경험하여 국내 간호 전문직 발전을 촉진했고 한국 간호사들의 역량을 세계에 알리는 계기를 마련했다. 또한 국내 및 해외 취업의 보장으로 인해 간호사가 사회적으로 인정받는 전문 직업으로 인식되었다. 그러나 간호사의 해외 진출로 국내 병원, 군 병원 등 의료 현장은 간호 인력이 부족해졌다. 이에 따라 간호 인력 수급을 맞추기 위한 간호 교육의 양적 증대, 1967년 육군 간호 학교 창설, 1966년 의료보조원법 개정(간호 보조원의 업무, 훈련 담당 기관, 훈련 기간 등을 공포)으로 단기간에 많은 수의 간호 보조원이 양성되었다.

4. 전문직으로서의 간호사 위상 확립

당시 대부분 병원 조직의 간호 부서는 간호과 단위였고, 1971년 전주 예수 병원과 1974년 이대 목동 병원 등이 간호부 단위로 존재했다. 이후 1979년 한양대 병원이 간호부로 승격되고 경희 의료원, 강남 성모 병원, 한강 성심 병원 등이 뒤를 이어 승격되면서 더불어 부서장의 권한도 강화되었다. 이후 간호 부서장이 이사 대우를 받는 병원도 등장하게 되었다.

대부분 병원의 간호 부서 직제는 간호 부장, 간호 과장, 간호 감독, 수간호사, 주임 간호사, 일반 간호사순으로 구성되어 있었다. 이 중 간호 감독은 권위적 명칭, 일제 강점기의 잔재, 애매한 역할 등을 이유로 500병상 이상 병원들이 간호부 체제로 개편하여 간호 부장 아래 과장을 늘리면서 간호 감독의 기능이 축소되기 시작했다. 잇따라 기존 대학 병원들도 직제 개편을 단행했다.

1981년 제11대 국회에서 간호사 출신 최초의 국회의원인 김모임 의원의 활동 이후

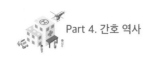

정영희, 김화중, 이애주, 신경림, 윤종필 의원이 국회의원으로 활동했으며, 최연숙 의원이 2020년 21대 국회의원으로 활동 중이다. 또한 1998년 김모임, 2003년 김화중이 보건복지부 장관에 임명되어 간호사의 위상을 높였다.

간호사들의 업무 영역은 점차 확대되어 1998년 간호사들이 개설할 수 있는 노인 의료 유료 복지 시설인 너싱홈이 오픈되었다. 치매 환자를 입주시켜 간호사가 상주하면서 돌보는 시설인 너싱홈은 노인복지법의 개정으로 개설이 더욱 활발해졌으며, 노인장기요양보험법의 적용을 받는다. 간호사의 주 업무 영역인 병원 이외에서도 업무가 확장되는 것을 볼 수 있다.

5. 전문 단체의 활동

(1) 대한간호협회의 활동

1962년 개정된 의료법에서 의료인들의 중앙회 회원 가입이 의무화됨에 따라 준회원 제도를 폐지하고 간호사 면허 소지자로 회원 가입을 국한했다. 1962년 군진 지부가 설립되면서 협회 지부로 가입했고, 1970년에 보건간호사회가 대한간호협회의 최초 산하 단체로 가입했다. 이어 1972년에는 보건간호사회가, 1976년에 임상간호사회가 가입을 했다. 1970년 대한간호협회는 의료인 단체 중 최초로 협회 회관을 신축했고 산하 단체로 대한간호학회를 정식으로 발족시켰다. 간호사의 근무 조건 향상과 처우 개선을 위한 활동 및 회원의 권익 보호와 자질 향상을 위한 활발한 활동, 여러 보건 의료 단체와의 상호 협조, 국제 기구와의 교류 확대를 통해 협회의 조직과 운영도 확대했다.

1972년 우리나라 최초로 서문과 15개 조항으로 구성된 한국 간호원 윤리 강령을 제정해 발표했으며, 1976년 12월《간협신보》를 발간하고 1978년 12월 간호 문학상을 신설했다. 또한 제1차 10개년 장기 사업 계획(1979~1988)을 진행했는데 주요 정책 과제는 본회 지부 및 산하 단체 조직 운영 강화, 간호 인력 개발 및 질적 향상, 간호 교육의 향상 및 제도 개선, 간호 사업 전달 체계와 행정 제도 개선, 간호사 권익 옹호 및 복지 사업 강화, 홍보 체계 확립, 지역 사회 사업, 국내외 교류 강화, 신문사 체제와 재정 확립, 출판사 체제 및 재정 확립 등이었다.

1983년 대한간호협회는 창립 60주년을 맞이하여 제1회 전국 대회 및 다양한 행사를 개최했는데, 개회식에서는 1972년 제정되었던 한국 간호원의 윤리 강령을 전면 수정하여 채택했다. 1988년에는 마취간호 사회가 산하 단체로 가입했다. 1980년대를 시작으로 간호학 연구가 활발해지면서 개별 학술지 발간을 시작했고 1998년에 성인, 기본, 아동, 여성 건강, 정신, 지역 사회, 간호 행정, 기초간호자연과학회 등 8개 분과 학회에서 각각 학술지를 발간했다.

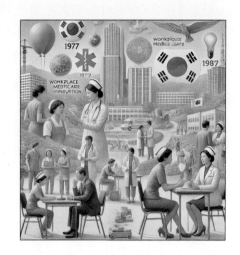

1989년 서울에서 '간호로 밝은 미래를'이라는 주제로 제19차 ICN 총회를 성공리에 개최했다. 당시 대한간호협회 김모임 회장이 동양인 최초로 제21대 ICN 회장으로 당선되었다. 1991년에는 산업간호사회가 가입했고, 대한정우회를 발족했다. 정우회의 주요 사업으로는 대한간호협회의 효율적인 사업 달성을 위한 대외적 지원 활동, 간호사 정치인 육성 및 교육 사업, 차세대 지도자 양성 교육, 간호 정책 실현을 위한 활동, 간호사의 권익 옹호, 선거 지원 사업 등이 있다.

(2) 병원간호사회의 활동

병원간호사회는 1975년 4월 서울시 간호과장회가 주축이 되어 임상간호원회를 조직하고 서울대 병원 간호부 사무실에서 업무를 시작했고, 1976년 3월 사단 법인 대한간호협회 산하 단체로 인준되었다. 운영 목적은 병원 간호 사업 향상을 위한 연구와 지식의 보급, 회원의 권익 옹호 및 회원 상호 간의 친목 도모, 국민 보건 향상 기여에 두고 운영하고 있다. 1980년 5월에는 병원 간호 행정 훈련 과정을 개발하여 매년 실시했고, 1981년 5월에는 병원 표준화 사업에 참여하기 시작했다. 1983년 5월에는 간호 계획 지침서를 번역 보급하는 등의 교육과 업무 표준화 등을 통하여 실무 향상의 초석을 세웠다. 1986년 5월부터 임상 간호사의 실태 조사를 실시하고 있다.

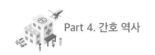

 7 **발전기의 간호(2000년~현재)**

간호계는 2000년 이후 간호의 질적 서비스 향상과 전문성 신장을 위해 다양한 방면으로 노력하고 있다. 급변하는 사회적 환경에 따른 간호의 기능과 역할을 확대하고 간호 교육의 질적인 성장과 삶의 질 향상을 위해 간호 실무의 발전을 지속적으로 이루어 나가고 있다.

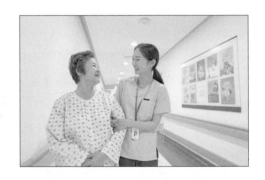

사회적으로는 노인 장기 요양 보험이 도입되어 노인 인구 증가에 따른 지역 사회 간호사의 역할이 확대되는 등 시대적 요구에 맞는 노력으로 간호 성장을 이루고 있다. 환자 가족의 간병비 부담을 경감하고 전인 간호를 구현하기 위한 간호·간병 통합 서비스가 확대되었고, 전문적이고 다양한 간호 요구에 부응하기 위한 전문 간호사 제도가 확립되었다.

간호 교육에서도 국제적 기준에 부합하는 간호 전문직으로서의 위상을 확고히 하기 위한 간호 교육 4년제 일원화를 이루어냈으며, 간호 교육의 질적 수준 향상을 추구하기 위한 간호 교육 인증 평가가 도입 실시되었다. 간호 실무에서는 간호 인력 배치에 따른 간호 수가 차등제가 실시되어 점차 영역이 확대되고 있다. 간호 연구의 활성화를 위해 임상 간호사들의 참여 확대를 유도했고, 국내 간호 학술지도 국제적으로 인정받았다.

또한, 의료 기관의 대형화 추세에 따라 간호 부서가 독립된 자율성을 갖춘 부서로 개편되면서 부서장들의 책임과 권한이 확대되고, 병원의 경영과 의사 결정에 참여하는 경우도 늘어나고 있다. 일선 간호사의 근무 환경 개선 및 처우에 대한 사회적 관심이 커지면서 제도권 내에서의 개선 대책 노력이 이루어지고 있다.

2021년 보건복지부의 간호 정책과 신설은 정부 차원의 체계적인 간호 정책을 다룰수 있는 계기가 되었다. 대한간호협회는 한국 간호사 윤리 선언, 윤리 지침을 제정하고 2023년 창립 100주년을 맞이하여 '간호 100년 대계를 향한 도전과 혁신' 사업을 추진하고 있다.

1. 의료법 개정과 간호 제도의 변화

2000년 이후 의료법의 간호 관련 조항 개정 중 중요 내용은 다음과 같다.

2000년 1월 12일 의료법 개정(법률 제6157호)으로 정신 질환자는 의료인이 될 수 없도록 했다. 2002년 8월 양호 교사가 보건 교사로 명칭이 변경되었고, 2013년 12월 초중등 교육법 일부 개정안으로 보건 교사가 교감 자격을 취득할 수 있게 되어 보건 교사의 위상이 강화되는 계기가 되었다. 2009년, 학교보건법 개정에 따라 2010년부터 중고교에 보건 교과목이 신설되어 학교에서 건강, 질병, 성교육 등 체계적인 보건 교육을 실시하게 되었다. 2014년 9월 보건 교사 출신으로는 처음으로 김학순이 옥한중학교 교감으로 임명되었고, 2020년 9월 이복희가 갈마 중학교 교장으로 발령받았다.

2012년 2월 1일, 한국간호교육평가원의 평가 인증을 받은 대학 졸업자에 한하여 국가시험 응시 자격이 부여(2017년 입학생부터)됨을 골자로 하는 의료법이 개정되었다. 같은 해 6월 1일부터 의료인 면허 신고제가 시행되어 의료인은 최초로 면허를 받은 후부터 3년마다 그 실태와 취업 상황 등을 보건복지부 장관에게 신고하여야 한다. 면허 신고는 대한간호협회 면허 신고 센터에서 온라인으로 진행되며 법정 보수 교육을 이수하여야 한다.(2019년 1월 1일 신고자부터 필수 교육으로 이수해야만 면허 신고 가능)

2013년 1월 농어촌 등 보건 의료를 위한 특별 조치법 개정으로 보건 진료소에 근무하는 보건 진료원이 보건 진료 전담 공무원(보건 소장)으로 변경되었다. 2015년 12월 개정되어 2017년 1월 발효된 의료법에 간호사의 법적 업무 규정이 구체화되었고 간호 과정의 내용이 간호 판단이라는 용어로 표기되었다.

2015년 12월 9일 개정해 2017년 1월 1일 발효된 의료법 제2조 제2항 제5호에 따른 간호사 임무는 다음과 같다.

- ㉠ 환자의 간호 요구에 대한 관찰, 자료 수집, 간호 판단 및 요양을 위한 간호
- ㉡ 의사, 치과 의사, 한의사의 지도하에 시행하는 진료의 보조
- ㉢ 간호 요구자에 대한 교육 상담 및 건강 증진을 위한 활동의 기록과 수행, 그 밖의 대통령령으로 정하는 보건 활동
- ㉣ 간호조무사가 수행하는 간호사 업무 보조에 대한 지도 등

또한 간호조무사 업무에 대한 지도권 명시, 간호사와 간호조무사 간 업무 정립, 간

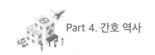

호조무사 양성 기관 명확화, 간호조무사 질 관리 체계 마련, 간호·간병 통합 서비스의 법적 근거 마련, 간호 인력 취업 교육 센터 설치의 법적 근거 마련, 의료인 수급 계획 수립 의무를 명시하여 간호사의 법적 지위를 한 단계 향상할 수 있었다. 아울러 간호 관련 업무 전담 조직 설치의 필요성에 따라 2021년 5월에 보건복지부 보건 의료 정책실에 간호 전담 부서인 간호정책과가 신설되었다.

(1) 전문 간호사 제도

2000년 1월 의료법 개정에서 4개 분야(보건, 마취, 정신, 가정)의 업무 분야별 간호사 명칭이 전문 간호사로 개정되면서 전문 간호사가 정식 법적 용어로 사용되었다. 2003년 10월 의료법 시행 규칙 개정에서 전문 간호사 분야가 10개 분야(보건, 마취, 정신, 가정, 응급, 중환자, 노인, 감염 관리, 호스피스, 산업)로 확대되었고, 2006년에 3개 분야(종양, 임상, 아동)가 추가되어 총 13개 전문 간호 분야로 확대되었다.

전문 간호사 교육 과정은 보건복지부가 지정한 기관에서 운영하고 있으며, 보건복지부 장관이 지정한 교육 기관에서 석사 학위 과정으로 운영되고 있다. 입학 자격은 교육받기 전 최근 10년 이내에 해당 분야에서 3년 이상 실무 경력이 있어야 한다. 교육 과정을 이수한 후 자격 시험에 합격하면 자격을 취득하도록 했다. 2005년부터 실시된 전문 간호사 자격 시험은 한국간호평가원에서 보건복지부의 위임을 받아 시행하고 있다.

2018년 2월 18일 개정된 의료법에서 전문 간호사의 업무를 의사, 치과 의사, 한의사의 지도, 지도에 따른 처방 아래 시행하는 처치, 주사 등 그 밖에 이에 준하는 진료에 필요한 내용, 각 분야의 교육, 상담, 관리 및 질 향상 업무 등으로 규정하여 전문 간호사 자격 제도의 활성화 및 전문 의료 인력을 효율적으로 활용할 수 있도록 했다.

(2) 간호 수가 제도

1988년 2월 보험 수가에 간호 관리료가 신설되었다. 1999년에는 기존의 간호 관리료 수가를 보완하여 적정 간호사 인력을 확보하고 간호의 질을 향상하기 위해 일반 병동 입원 환자의 간호 관리료를 간호 인력 확보 수준에 따라 차등하여 지급하는 간호 관리료 차등제를 신설했다. 이후 2007년 신생아 중환자실, 2008년 일반 중환자실, 2015년 소아 중환자실, 2008년 요양 병원, 2016년 중증 응급 환자 진료 구역 관찰료 등으로 확대되었다. 일반 병동의 간호 관리료 차등제는 일반 병동 간호사 1명이 담당하는 병상 수 또는 환자 수에 따라 간호 등급을 1~7등급으로 분류하여 간호 관리료를 가산 또는 감산하여 지급하는 제도이다.

요양 기관의 간호 등급 산정 기준은 2018년 4월 1일부터 병상 수에서 환자 수로 변경되었다. 이는 간호사 확보가 어렵고 병상 가동률이 낮은 병원에서도 실제로 투입한 간호 인력에 따른 등급을 인정받을 수 있도록 하기 위함이다.

2008년 10월 정신 의료 기관, 2015년 8월부터 호스피스 의료 전문 기관을 대상으로 호스피스 수가 가산제 적용, 2017년 10월부터 집중 치료실(뇌졸중, 고위험 임산부)을 운영하는 의료 기관을 대상으로 집중 치료실 입원료 적용, 2019년 5월부터 수술실을 운영하는 의료 기관 중 전신 마취 수술을 실시하는 기관을 대상으로 수술실 환자 안전 관리료 차등제 적용, 2017년 2월 서울특별시를 제외한 지역의 병원(상급 종합 병원, 종합 병원, 요양 병원 제외) 중 간호 등급 6등급 이상, 야간 전담 간호사 2명 이상 확보한 경우 야간 전담 간호사 관리료 적용, 근무 환경 개선과 야간 근무 간호사의 보상 강화 및 야간 간호 서비스의 질 향상을 위하여 2019년 10월 야간 간호료 도입 등 수가 제도의 변화가 있었다.

2022년 1월부터 야간 전담 간호사 관리료는 서울에 소재한 종합 병원과 병원, 전국의 상급 종합 병원까지 확대 적용되며, 야간 간호료는 전국의 상급 종합 병원까지 확대 적용되고 있다. 또한, 환자 안전 강화를 위하여 수술이나 마취 후 전문의나 전담 간호사가 관리하는 회복 관리료, 항암 주사 관리료, 항암 요법 부작용 및 반응 평가료, 암 환자에 대한 교육 및 상담료, 감염 예방 및 관리료 등 간호사 추가 배치와 관련된 새로운 간호 수가들이 신설되었다.

(3) 노인 장기 요양 보험 제도와 방문 간호 사업

2007년 4월 노인 장기 요양 보험법의 제정과 2007년 8월 노인 장기 요양 보험 제도 시행을 위한 노인복지법 개정안 공포로 우리나라 노인 장기 요양 보험 제도가 시행되었다. 노인 장기 요양 보험 제도는 고령이나 노인성 질병 등으로 혼자서 목욕, 집

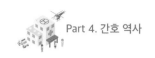

안일 등의 일상생활이 힘든 노인들에게 신체 활동과 가사 활동 지원 서비스를 제공하여 노후 생활을 안정시키고 가족의 부담을 경감시켜 국민의 삶의 질을 향상하기 위한 사회 보험 제도이다.

노인의 복지 증진을 위한 복지 시설은 노인 주거 복지 시설, 노인 의료 복지 시설, 재가 노인 복지 시설, 노인 여가 복지 시설, 노인 보호 전문 기관, 노인 일자리 지원 기관의 6종류로 구분된다.

노인 주거 복지 시설은 양로 시설, 노인 복지 주택, 노인 요양 공동 생활 가정을 말한다. 노인 의료 복지 시설은 노인 요양 시설(너싱홈)과 노인 요양 공동 생활 가정 시설을 말하며, 노인 요양 시설은 치매나 중풍 등의 노인성 질환으로 인한 장애로 타인의 도움을 필

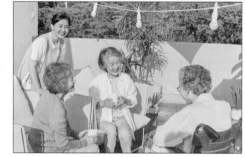

요로 하는 노인들을 입소시켜서 일상생활에 필요한 편의, 급식과 요양을 제공하는 시설이다. 노인 요양 공동 생활 가정은 치매, 중풍 등 노인성 질환으로 인한 심신의 상당한 장애로 타인의 도움을 필요로 하는 노인들을 가정과 같은 환경에서 급식과 요양, 일상생활에 필요한 편의를 제공하는 시설을 말한다.

재가 노인 복지 시설은 방문 요양 서비스, 주야간 보호 서비스, 단기 보호 서비스, 방문 목욕 서비스 및 그 밖의 서비스를 제공한다. 방문 간호 서비스는 장기 요양 요원(간호사, 간호조무사)이 의사, 한의사, 치과 의사의 지시에 따라 수급자의 가정 등을 방문하여 간호, 진료의 보조, 요양에 관한 상담, 구강 위생 등을 제공하는 것을 말한다. 노인 여가 복지 시설은 경로당, 노인 복지관, 노인 교실을 말한다. 노인 보호 전문 기관은 중앙 노인 보호 전문 기관과 지역 노인 보호 전문 기관이 있고 마지막으로 노인 일자리 지원 기관이 있다.

(4) 간호·간병 통합 서비스

2015년 12월 29일 의료법의 개정으로 간호·간병 통합 서비스에 대한 법적 근거가 마련되었다. 간호·간병 통합 서비스는 입원 환자를 대상으로 보호자 등이 상주하지

아니하고 간호사, 간호조무사, 간병 지원 인력에 의하여 포괄적으로 제공되는 입원 간호 서비스를 말하며, 2016년 4월부터 상급 종합 병원과 서울 소재 병원까지 조기 확대를 추진하게 되었다.

서비스 제공 인력은 간호사 및 간호조무사, 지원 인력(재활, 간병)으로 구성되며, 의료 기관 종별 간호사와 간호조무사 배치 기준은 진료의 특성, 환자 중증도, 제공 인력 수급 상황 등을 고려하여 선택 운영하게 된다. 간호·간병 통합 서비스 건강 보험 사업 총괄은 보건복지부, 사업 운영은 국민건강보험공단, 급여 비용 심사는 건강보험심사평가원, 사업 모형 개발 및 수가 적정성 평가 등은 연구 기관이 담당하여 관리 운영되고 있다.

병원급 의료 기관은 간호·간병 통합 서비스를 제공할 수 있도록 노력하여야 한다. 간호·간병 통합 서비스 제공 기관은 보호자 등의 입원실 내 상주를 제한하고 환자 병문안에 관한 기준을 마련하는 등 안전 관리를 위하여 노력하여야 한다.

2. 간호 교육 제도의 변화

(1) 한국간호교육평가원

2003년 10월 창립된 재단 법인 한국간호평가원은 2004년 보건복지부로부터 재단 법인 인가를 받았다. 주요 사업은 간호 교육 인증 평가, 전문 대학 수업 연한 4년제 간호학과 지정, 전문 간호사 자격 시험, 전문 간호사 교육 기관 지정 및 관리, 간호 대학 실습 교육 지원 사업, 보험 심사 관리사 자격 시험, 간호조무사 교육 훈련 기관 지정, 평가 등이다.

2004년 간호학과 첫 인증을 시행했고, 2004년 7월 전문 간호사 교육 기관 평가를 시작했다. 2011년 11월 교육과학기술부로부터 간호 대학 평가 인증 인정 기관으로 지정받고 2012년 6월 간호교육평가원으로 기관명이 변경되었다. 2012년부터 간호학과를 대상으로 평가 인증을 본격적으로 시행하여 2023년 현재 4주기 인증 평가를 실시하고 있다. 2016년 6월 23일부터 시행된 고등교육법 제11조의 2(평가 등)에 따라 간호학 등 의료인을 양성하는 교육 과정을 운영하는 학교는 인정 기관의 평가 인

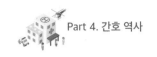

증을 받도록 되어 있다. 2012년 2월 개정된 의료법 제7조(간호사 면허)에 따라 평가 인증 기구의 인증을 받은 간호 대학이나 전문 대학을 졸업한 자에 한하여 간호사 국가 시험 응시 자격이 주어진다.

(2) 간호 교육 학제 일원화

간호 교육 제도의 학제 일원화를 위한 지속적인 노력이 있었다. 한국방송통신 대학, 독학사, 1994년 대학 부설 간호사 학사 학위 특별 과정 RN-BSN(Registered Nurse-Bachelor of Science Nursing), 2006년 학점 은행제, 2008년 전공 심화 과정 등의 학사 학위 과정이 운영되어 3년제 대학을 졸업한 간호사에게 간호 학사 학위 취득의 기회가 확대되었다.

2011년 5월 국회에서 고등교육법 제50조의 3(의료인 양성을 위한 과정의 수업 연한 및 학위에 관한 특례)의 신설로 3년제 전문 대학의 간호과가 일정한 요건을 갖추고 전문 기관의 평가를 통하여 전문 대학 내 4년제 간호과를 운영할 수 있게 되었다. 이로써 2011년 전문 대학 내 33개 간호학과가 4년제로 승격되었다. 2012~2022년까지 86개 전문 대학에서 수업 연한 4년제 간호학과가 운영되었고, 2022년부터 3년제 간호과 신입생을 받는 학교는 없어졌다.

2016년 3월 고등교육법 제50조의 3 개정을 통해 전문 대학에서 수업 연한 4년의 간호학 교육 과정을 운영하는 기관이 기존 간호과를 간호학과로 사용할 수 있게 되었다.

3. 간호 실무의 발전

(1) 병원간호사회의 활동

1975년 활동을 시작한 병원간호사회는 2023년 현재 전국 16개 시도 간호사회와 12개 분야별 간호사회로 조직되어 있다. 회원은 병원에서 근무하는 간호사로 2022년 12월 기준 144,435명이다. 병원간호사회의 주요 활동 중 병원 간호 실무 향상을 위한 업무로 병원 간호 표준 수립, 간호 실무 개선 활동, EBN(근거 기반 실무) 개발 및 확대, 임상 간호 연구, 입원 간호 서비스 개선 활동, 각종 평가에 대한 제도적 대응을 수행하고 있다. 병원 간호 표준 수립 및 간호 실무 개선 활동을 위한 간호 표준화와 각종 임상 실무 지침서 발간, Best Nursing 사례집 발간, 간호 과오 사례와 예방 지침 개정 작업, 간호 용품 아이디어 경진 대회 등을 진행하고 있다.

또한, 병원 간호사의 역량 강화를 위한 활동으로 교육 과정 실시, 사이버 교육, 국내외 학술 교류, 간호사 보수 교육 프로그램 개발 등을 수행하고 있다. 이외에도 병원 간호 역할 확대를 위한 정책적 지원과 병원 간호사의 권익 옹호와 복지 증진을 위한 고용 조건, 근무 환경 개선 활동 등을 진행하고 있다.

(2) 간호 연구의 활성화

종합 병원에 근무하는 간호사들이 1990년대부터 간호 실무 연구를 시작하고 연구 결과를 임상에 적용하기 시작했다. 병원간호사회는 간호사의 근거 기반 실무에 필수적인 연구 활동을 고취시키기 위하여 1995년 학술지 《임상간호연구》를 창간하고 회원들의 학술 교류와 새로운 지식 보급에 힘쓰고 있다. 《임상간호연구》는 2002년과 2005년 학술진흥재단 등재 학술지로 선정되었고, 2017년 12월 대한 의학 학술지 편집인 협의회 의학 학술지에 등재되어 게재된 논문들은 질적으로 우수한 논문으로 평가를 받고 있다.

한국간호과학회는 1970년에 창설된 학술 연구 단체로 8개 회원 학회로 구성되어 있다. 간호사들의 연구 활동을 지원하고 간호 교육의 발전을 위한 사업과 출판 사업 등을 수행하고 있다. 2007년 창간된 영문 학회지 ANR(Asian Nursing Research)은 2010년 4월 SSCI(Social Sciences Citation Index), SCIE(Science Citation Index Expanded), SBS(Social and Behavioral Sciences)에 등재되었다. 또한, 2001년 12월 대한간호학회지를 비롯한 간호 관련 학술지들이 한국학술진흥재단으로부터 의약학 분야 등재 학술지와 등재 후보 학술지로 선정되었고, 대한간호학회지가 2004년 8월에 세계적 권위를 인정받는 온라인 생의학 분야 논문 검색 시스템 MEDLINE에 등재, 2008년 7월 SSCI, SCIE 등 저명한 국제 색인에 등재되면서 세계적으로 공인된 높은 수준의 우수 학술지로 공신력을 인정받아 우리나라 간호학의 위상을 높이게 되었다.

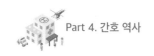

(3) 간호 부서의 직제 변화

1989년 서울 아산 병원, 1994년 삼성 서울 병원 등의 대규모 의료 기관 개원으로 간호 부서 위상이 격상되면서 간호 이사 직제가 신설되었고, 2003년 세브란스 병원이 간호 부장을 원장 직속 간호 담당 부원장으로 격상시켰다. 의료 기관의 간호 부서장 직위는 간호 부원장, 간호 본부장, 간호 국장, 간호 부장, 간호 실장, 간호 이사, 간호 처장, 간호 담당관, 간호 차장 등으로 다양하게 발전했고, 2019년 병원간호사회의 조사에 의하면 조사 대상 의료 기관 213개소 중 간호 부서장의 직위는 간호 부원장이 8개소, 간호 본부장이 13개소였으며, 간호 부장은 139개소로 가장 많았다.

(4) 간호사 근무 환경 및 처우 개선

24시간 환자를 돌보는 전문직으로서 간호사에 대한 근무 환경 및 처우는 의료 기관에 따라 매우 다양하다. 2018년 3월 20일 보건복지부는 간호사의 근무 환경 및 처우 개선을 통해 일하기 좋은 병원 환경을 조성하고 의료 기관에서 활동하는 간호사의 안정적 확충을 통한 의료 서비스의 질 제고를 위해 간호사 근무 환경 및 처우 개선 대책을 발표했다. 주요 내용은 간호사 근무 환경 및 처우 개선을 위한 기반 마련 및 야간 근무 보상 확대와 교대 근무제 개선 지원, 간호사의 태움 문화나 성희롱 등 인권 침해 방지를 위한 대응 체계 구축, 조직 문화 개선 및 신규 간호사 교육 체계 구축, 간호 인력 확충 및 전문성 강화 방안으로 간호 인력의 확대, 취약지의 인력 양성, 실습 교육 내실화, 간호 서비스 질 제고를 위한 간호·간병 통합 서비스 확산, 전문 간호사 활성화 및 간호조무사 근무 환경 개선, 간호 인력 정책 기반 조성을 위한 전담 조직 마련과 법적 근거 정비 등이다.

또한, 후속 조치로 2021년 11월 간호사 처우 개선 가이드라인을 개정하여 2022년 1월 1일부터 시행했다. 내용에는 간호 관리료 추가 수익금의 70% 이상을 간호사 처우 개선 직간접 비용으로 사용토록 권고한다. 추가 수익금의 50% 이상은 처우 개선 직접 비용으로 사용하고, 간호사 임금 지급 서류상 처우 개선비로 명시하도록 했다. 처우 개선 간접 비용은 복리 후생 지원(근무복 지원, 기숙사 운영, 건강 검진 등), 보육 지원(어린이집 비용 지원 등), 교육 지원(교육비, 학자금 지원 등), 근무 환경 개선(시설 설비, 물품 구입 등)이다. 이러한 권고 사항이 잘 시행되고 있는지 모니터링을 시행하며 모니터링 자료를 미제출한 기관과 기준에 따르지 않고 추가 수익금을 사용한 기관에 대해서는 그 명단과 관련 내용을 대외에 공개하게 된다.

4. 전문 단체의 활동

(1) 대한간호협회의 활동

대한간호협회는 2006년 한국 간호사 윤리 선언을 제정하고 한국 간호사 윤리 강령을 3차 개정했다. 이후 2007년 한국 간호사 윤리 지침을 제정했다. 2010년에 ICN 컨퍼런스 및 대표자 회의(ICN Conference & CNR)를 성공적으로 유치하여 간호 정책 선포식과 함께 성공적인 개최를 다짐했다. 2015년 6월 서울에서 130여 개국 1만 3,000여 명의 간호사와 간호 대학생이 참여하는 세계간호사대회를 성공적으로 개최했다.

2019년 11월 21~22일 제20회 Asia Workforce Forum(AWFF)이 개최되었으며, 2019년 11월 20일 ICN CEO Howard Catton 초청 국제 리더십 세미나가 개최되었다. 2020년 제87회 정기 대의원 총회를 통해 의료인 간 협력적인 업무 체계 구현을 위한 간호법 제정, 간호사 근무 환경 및 처우 개선의 체계적 추진을 위한 보건복지부 내 정규직제 간호 전담 부서 설치, 환자 안전 보장 및 적정 간호 인력 배치를 위한 간호 관리료 체계 구축, 의료법 하위 법령에 전문 간호사의 자격과 역량에 부합하는 업무 범위의 조속한 명시, 지역 사회 돌봄 실현 등을 건의했다. 더불어 국민이 안전하며 간호사가 행복한 보건 의료 환경 조성을 위한 결의문을 채택했다.

대한간호협회는 2020년 코로나19 발생이 시작되면서 협회 내에 코로나19 비상 대책 본부를 설치하고 코로나19에 대응하기 위하여 노력했다. 2020년 1월 코로나19 확산 방지 캠페인인 1인 1 마스크 쓰기 운동을 시작했고, 대구·경북 지역 지원 코로나19 간호사를 모집하여 파견했으며 2020년 제87회 대의원 총회를 최초의 화상 회의로 개최하는 등 코로나19 확산 방지를 위해 노력했다. 2021년 9월 29일 코로나19 중증도별 간호사 배치 기준도 마련했다.

2020년 제9차 3개년 장기 사업 계획(2020~2022년)을 수립하고 대의원 총회에서 간호 인력 역량 강화를 통한 인력 수급 개선 사업, 대회원 서비스 전문화 사업 등

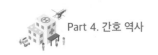

의 계획을 확정했다. 2021년 2월 제88회 대의원 총회에서 신경림 회장은 정부에 간호 정책을 다룰 간호정책과의 부활과 간호법 제정의 필요성을 요구했고, 그 때문에 2021년 5월 11일 보건복지부 내에 간호정책과가 46년 만에 신설되었다.

(2) 간호법 추진을 위한 활동

대한간호협회는 시대의 변화를 반영하지 못하는 의료법 한계 극복, 코로나19 대유행으로 숙련된 간호 인력 확보의 중요성 증가, 해외 간호법 제정 및 보유 등에 근거하여 간호법 재정을 추진하고 있다. 간호법 제정(안)의 주요 내용은 다음과 같이 요약할 수 있다.
- 지역 사회 중심의 질병 예방·만성 질환 관리자로서의 간호사 역할 확대
- 간호사의 체계적 양성, 수급 지원 및 이에 대한 국가의 책무 부여
- 국민의 건강권, 생명권 보호를 위한 간호 서비스의 전문성 확보 강화
- 양질의 간호 서비스 제공을 위한 근로 환경 및 처우 개선 대책 추진
- 포괄적·일관성 있는 간호 정책 추진을 위한 심의 의결 기구 설립 및 운영 등

대한간호협회의 간호법 제정을 위한 추진 노력은 2013년 간호법 제정을 위한 100만 대국민 서명 운동을 의결하고 2013년 7월부터 서명 캠페인을 벌이는 등 다양한 채널을 통한 활동을 전개했다. 또한 대통령의 간호법 거부권 행사 이후 2023년 5월 18일 간호법 거부에 대한 성명서를 발표하고 다양한 방법으로 간호법 제정을 위해 노력한 결과 2024년 9월 10일 국무회의 의결을 거쳐 간호법이 통과되었다. 간호법 추진 경과는 〈표 14-6〉과 같다.

(3) 한국간호과학회

2003년 1월 사단 법인 대한간호학회가 창립 총회를 개최했다. 2005년 한국간호과학회로 명칭을 변경하고 2006년 한국간호과학회 윤리 헌장과 학술 연구 윤리 규정을 제정했다. 2010년 10월 한국간호과학학회 창립 40주년, 나이팅게일 서거 100주년 기념 학술 대회를 개최했다.

표 14-6_ 간호법 추진 경과

일 시	내 용
2005. 04. 27.	• 열린우리당 김선미 의원이 간호사법 제정안 대표 발의, 임기 만료 폐기
2005. 08. 24.	• 한나라당 박찬숙 의원이 간호법 제정안 대표 발의, 임기 만료 폐기
2019. 04. 05.	• 자유한국당 김세연 의원이 간호법 제정안 대표 발의, 임기 만료 폐기
2021. 03. 25.	• 더불어민주당 김민석 의원 대표 발의, 공동 발의 49인 • 국민의힘 서정숙 의원 대표 발의, 공동 발의 33인
2021. 04. 26.	• 국회 보건복지위원회 상정
2021. 08. 24.	• 국회 보건복지위원회 간호 법안 공청회 개최
2021. 11. 24.	• 국회 보건복지위 제1법안 소위 개최, 3건의 간호 법안 1차 심의
2022. 02. 10.	• 국회 보건복지위 제1법안 소위 개최, 3건의 간호 법안 2차 심의
2022. 04. 27.	• 국회 보건복지위 제1법안 소위 개최, 3건의 간호 법안 3차 심의
2022. 05. 09.	• 국회 보건복지위 제1법안 소위 개최, 간호법 의결
2022. 05. 17.	• 국회 보건복지위원회 개최, 간호법 의결
2023. 01. 16.	• 국회 법제사법위원회 전체회의 간호법 법안2 소위 회부
2023. 02. 09.	• 국회 보건복지위원회 전체회의 간호법 본회의 직회부 가결
2023. 04. 27.	• 간호법 제정안 국회 본회의 통과
2023. 05. 16.	• 대통령의 간호법 거부권 행사
2023. 05. 30.	• 간호법 국회 본회의 재차 부결
2024. 08. 28.	• 간호법 제정안 국회 본회의 통과
2024. 9. 10.	• 간호법 국무회의 의결
2024. 9. 20.	• 간호법 공포

출처: 대한간호협회

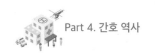
8 최근 변화의 전망

세계보건기구(WHO)는 "건강이란 질병이 없거나 단지 허약하지 않는 상태가 아니라 육체적·정신적 및 사회적인 완전한 안녕 상태를 말한다."라고 정의하고 있다.

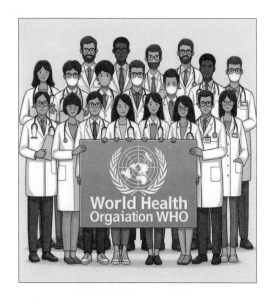

최근 건강의 개념은 개인 각각이 최대한의 기능을 발휘할 수 있는 완전한 상태로 모든 사람이 지닐 수 있는 권리로 전환되고 있다. 간호의 개념도 질병 중심의 간호에서 인간 중심의 총체적인 전인 간호로 변화되고 있다.

최근 전 세계적인 노인 인구의 증가, 새로운 의약품의 개발, 진단 및 치료 기기 개발과 디지털화, 정보 산업의 발달, 의료 서비스의 글로벌화로 보건 의료 환경과 건강 관리 체계의 변화 등에 따라 새로운 의료 공급 체계와 제도의 변화가 필요하다.

이러한 의료 환경의 변화에 부응하기 위해 21세기 간호사는 과거 어느 때보다도 임상과 더불어 다양한 장소에서 전문 간호사로서, 교육자로서, 연구자로서의 상담과 교육, 체계적인 간호를 제공하며 확대된 역할을 수행해야 한다. 또한 간호법의 제정으로 전문 간호사로서의 역할에 충실하며 보건 정책 개발 참여와 보건 의료의 질 관리를 통한 국민의 건강 관리 역할을 담당하게 될 것이다.

전문직으로서 간호사의 위상 확립을 위한 노력은 지속되어야 하며 이를 위한 간호 연구의 확대와 간호사의 석·박사 배출이 증가하게 될 것이다. 2021년도 남자 간호사 수는 2만 4,546명으로 급속하게 증가했고, 업무 영역도 계속 확대될 것으로 보이며, 다양한 시대적 요구에 따라 간호사 창업도 증가할 것으로 보인다. 이에 따른 적정 인력 확보, 근무 환경 개선 및 전문적 지위를 법과 제도적으로 보상받기 위한 제도적인 변화가 예견된다.

학습활동

1. 선교 간호가 한국 간호에 미친 영향을 설명해보자.

_____

_____

2. 선교식 간호와 일본식 간호의 특성을 비교해보자.

_____

_____

3. 정부 수립 이후 간호 활동을 설명해보자.

_____

_____

4. 간호 성장기의 간호 교육 제도의 변천 과정을 설명해보자.

_____

_____

5. 대한간호협회 등 간호 단체의 활동에 대해 설명해보자.

_____

_____

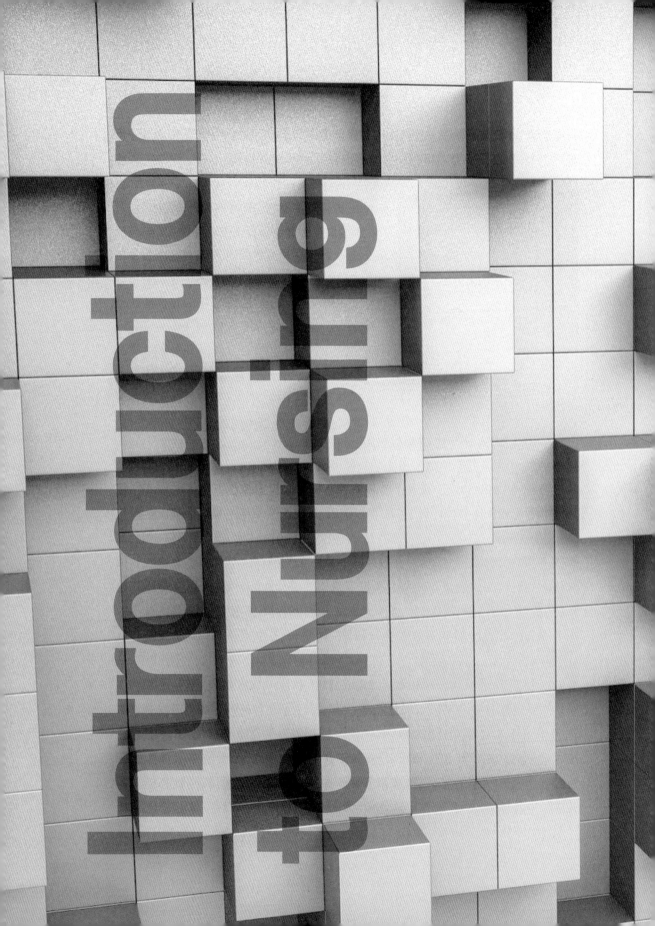

Introduction to Nursing

PART

5 간호 윤리

Chapter 15   간호 윤리학과 윤리 이론

Chapter 16   생명 윤리와 간호 윤리

Chapter 17   윤리 원칙과 규칙

Chapter 18   전문직 윤리 강령

Chapter 19   간호사와 대상자 간의 윤리

Chapter 20   간호사와 협력자 간의 윤리

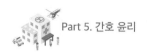
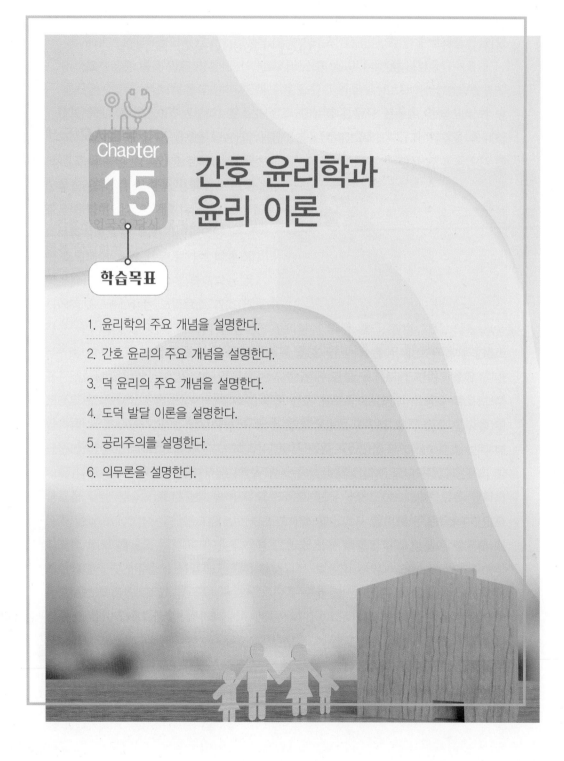

Chapter
15

간호 윤리학과
윤리 이론

학습목표

1. 윤리학의 주요 개념을 설명한다.

2. 간호 윤리의 주요 개념을 설명한다.

3. 덕 윤리의 주요 개념을 설명한다.

4. 도덕 발달 이론을 설명한다.

5. 공리주의를 설명한다.

6. 의무론을 설명한다.

1 윤리학과 간호 윤리의 기본 개념

1. 윤리학

윤리란 인간으로서 마땅히 행해야 할 도리나 규범을 의미한다. 관습의 뜻을 지닌 그리스어 'ethos', 라틴어의 'mores'에서 유래했다. 흔히 윤리(ethics)와 도덕(morality)으로 구분하기도 하고 같은 의미로도 사용되기도 하지만, 윤리는 품성과 연관이 있고, 도덕은 습관이나 관습과 관련이 있다.

도덕(道德)은 라틴어 'moralitas'에서 유래했으며 '예의범절(manner), 성품(character), 예의 바른 행동(proper behavior)'으로 덕과 악덕의 옳고 그름을 구분하고 배우는 과정이다. 도덕은 옳고(right) 그름(worong), 선함(good)과 악함(evil), 적절(proper)과 부적절(inproper) 등의 도덕성이라는 용어로 설명된다. 즉, 윤리는 인간의 도리에 대한 이론적 접근을 말하며, 도덕은 인간의 도리에 대한 실천적 접근이라고 할 수 있다.

윤리학은 고대 그리스인들의 철학의 한 분야이다. 소크라테스[Socrates]와 플라톤[Platon]이 윤리적 문제를 탐구했고 이후 아리스토텔레스[Aristoteles]가 독자적인 학문으로 정립했다. 윤리학이라는 명칭은 '에티케 테오리아(ethike theoria)'로 기질(성향, 마음씨, sinnesart), 성격(charakter)을 뜻하는 고대 그리스어 '토 에토스(to ethos)'에서 유래했다.

고대 그리스의 윤리학에서 연구 대상은 단순히 덕을 뜻하는 좁은 의미의 도덕에 관한 것이 아니라 최고선 자체에 대한 탐구였다. 최고선은 인간이 이성의 인도를 받아 자신의 모든 행동과 노력을 다하여 인생에서 성취해야 할 궁극적인 목적에 도달함으로써 인생에서 자신의 행복을 실현하는 데 가장 적절한 그 어떤 것을 의미한다.

윤리학은 인간의 행위에 관한 문제와 규범을 탐구하는 학문으로 규범·원리·규칙을 연구한다. 또한, "우리는 마땅히 어떻게 행위해야 하는가?", "어떤 것이 좋은 삶(행위)인가?"에 대한 문제에 답을 시도하는 학문이다. 윤리는 종교 윤리, 의사 윤리, 간호 윤리와 같은 특정 집단의 신념과 관습이며, 윤리적 의사 결정을 이론적으로 접근하는 방법을 제시해주는 학문이다.

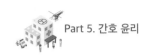

2. 간호 윤리

'간호 윤리(nursing ethics)'에 대한 논의는 19세기 말부터 시작되었다. 1890년대 초 영국에서 전문적 간호가 시작되면서 윤리적 이슈가 대두되었다. 1899년에 국제간호협의회(International Council of Nurses, ICN)가 창설되었고, 미국 간호학 저널이 나왔다. 미국의 간호 지도자인 이사벨 햄튼 롭Isabel Adams Hampton Robb은 1900년에 《Nursing Ethics: for Hospitals and Private Use》라는 제목의 간호 윤리 단행본을 냈다. 이후 간호사의 일차적 의무가 환자보다는 의사에 대한 것이라는 이론이 계속되었으나 1973년 ICN에서 국제 간호사 윤리 강령을 보완하면서 간호사의 일차적 책임의 대상은 더 이상 의사가 아니라 간호를 받는 사람들이라고 정의했다. 또한, 의료 윤리의 원칙을 간호 윤리에 적용하던 것에서 벗어나 간호의 기본 개념인 돌봄을 기반으로 새로운 간호 윤리를 정립하는 움직임이 일어났으며, 의료 윤리 자체를 돌봄의 윤리로 재정립하려는 논의로 이어졌다. 간호사는 의료인으로서 종합 병원, 병원, 요양 시설을 비롯한 임상 영역뿐만이 아니라 보건소, 학교 등의 지역 사회에서 전문적인 돌봄을 실천하고 있다.

간호 윤리는 일반적으로 간호사들이 좋은 간호 행위를 위해 당위적으로 따라야 하는 규범 및 원칙, 윤리적 갈등 상황에서의 윤리적 의사 결정, 도덕적 성품으로서의 덕 윤리와 제도로서 전문직 윤리에 해당하는 윤리 강령 등을 다룬다.

간호 윤리학은 "간호가 무엇인가?"라는 간호에 대한 정의에 대한 물음으로 간호 철학 영역에 속하며 "간호와 관련하여 일어나는 윤리적 물음을 탐구하는 학문"이다. 간호 윤리에서 윤리란 용어는 서로 다른 두 가지 의미로 사용되고 있는데, 하나는 간호사들이 간호 현장에서 '실제로 따르고 있는' 윤리 규범과 윤리 원칙을 의미하며, 다른 하나는 간호사들의 간호 행위를 안내하는 지침으로 선언한 간호사들의 '일상적 관행을 지배하고 지도하는 이상적인' 윤리 규범 및 윤리 원칙을 의미한다. 이처럼 간호 윤리란 용어가 서로 다른 두 의미로 통용되고 있는 것은 이상과 현실의 괴리 때문이다.

'실제로 따르고 있는' 윤리 규범과 윤리 원칙은 의료 현장에서 간호사들이 행하는 간호 행위 속에 구체화되어 나타나고 있으며 "임상 현장에서 간호사들이 실제로 따르고 있는 윤리 규범 내지 윤리 원칙이 무엇인가?"라는 윤리적 물음으로 이어진다. 실제로 일부 간호 윤리학자들은 이러한 물음을 바탕으로 간호사들을 대상으로 안락사, 진실 말하기, 비밀 유지 등에 관한 윤리 의식을 설문 조사 방법을 통해 연구하고 있다. 반면, '일상적 관행을 지배하고 지도하는 이상적인' 윤리 규범 및 윤리 원칙은 대한간호협회에서 제정한 한국 간호사 윤리 강령 속에 명시적으로 나타나 있다. 이 강령은 "간호사들이 지켜야 할 도덕 규칙과 윤리 원칙이 무엇인가?"라는 윤리적 물음을 말한다. 간호 윤리에 관한 학문적 탐구로서 간호 윤리는 간호사가 의료 현장에서 마땅히 따라야만 하는 윤리를 미리 전제하지 않고 하나의 열린 물음으로 접근하여 연구하는 학문이다.

간호에 대한 정의나 본질은 학자에 따라 다소 차이가 있으며, 간호의 역할, 간호 대상자, 간호 현장 등에 대한 규정 역시 시대적 상황에 따라 조금씩 변화한다. 그러나 간호의 본질을 "건강 문제를 가진 인간을 돕는 활동과 대인 관계 과정"으로 규정지을 수 있다. 이처럼 간호는 근본적으로 인간을 돕는 활동이자 관계를 형성하며, 간호 윤리는 관계에서 발생하는 윤리요, 돕는 과정에서 발생하는 윤리로 정의할 수 있다. 간호사는 환자와의 관계, 의사와의 관계, 동료 간호사와의 관계, 방사선 촬영 기사, 원무과 직원 등 다른 의료 종사자들과의 관계 속에서 간호 활동을 수행하고 있다. 이

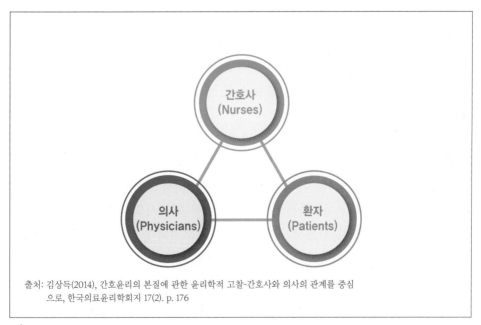

출처: 김상득(2014), 간호윤리의 본질에 관한 윤리학적 고찰-간호사와 의사의 관계를 중심
으로, 한국의료윤리학회지 17(2). p. 176

🎨 그림 15-1_ 간호사, 의사, 환자와의 관계

중 환자와의 관계가 가장 중요하며, 이들과의 관계는 간호사, 의사, 환자라는 세 축을 중심으로 일종의 삼각관계를 나타내고 있다.

간호사의 간호학적 판단이 의사의 판단 혹은 환자의 의견과 상충하는 경우에 간호사에게 윤리적 딜레마가 발생한다. 간호사의 판단과 의사의 판단이 일치하고 환자가 동의하면 아무런 문제가 발생하지 않으나 환자가 동의하지 않으면 여러 가지 윤리적 문제가 발생할 수 있다. 즉, 간호사는 의사의 지시를 존중해야 하는가, 아니면 환자의 자율성을 존중해야 하는가라는 딜레마에 직면하게 된다. 온정주의적 간섭, 진실 말하기, 비밀 유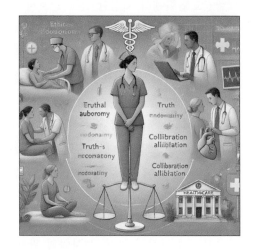지 등의 물음은 이러한 딜레마에서 발생하는 윤리적 물음이다.

이 밖에도 간호 대상자가 여러 명인 경우, 물리적 한계로 인해 모두 돌볼 수 없으므로 '누구를 먼저 돌보아야 하는가'와 같은 의료 자원의 정의로운 분배에 대한 물음, 환자를 돌보는 '간호사가 함양해야 할 도덕적 품성 내지 덕성은 무엇인가' 등의 물음도 간호사와 환자의 관계에서 중요한 윤리적 물음이다. 예를 들어, AIDS 환자의 간호처럼 대상자의 질병에 따른 물음 또는 노인 돌봄처럼 삶의 주기에 따라 서로 다른 윤리적 물음이 발생하기도 한다.

그러나 간호사의 판단이 의사의 판단과 일치하지 않는 경우 더욱 심각한 상황을 초래할 수 있다. 예를 들어, 안락사나 임신 중절의 경우, 의사의 판단과 환자의 입장은 일치하는데 간호사의 의견이 다르다면 간호사는 의사의 지시에 따르거나 혹은 환자의 요구에 응해야 하는가? 이는 간호 윤리학에서 '간호사의 양심적 거부권'이라는 물음으로 이어진다. 또한, 간호사의 판단이 환자의 의견과 일치하지만 의사의 판단과 다른 경우도 있다. 그러나 근본적인 윤리적 물음은 환자의 입장을 알지 못하는 상황에서 간호사의 판단이 의사의 판단과 다른 경우에도 발생한다.

이러한 관계의 윤리적 물음과 별도로 제도의 윤리 역시 간호 윤리학의 중요한 물음으로 다루어진다. 예를 들어, 약사법을 둘러싼 의사 파업을 통해 알 수 있듯이 정의로운 보건 의료 제도가 마련되지 않으면 간호사가 윤리적으로 돌보고 싶어도 실제로 간호를 수행할 수 없는 상황이 발생할 수 있다.

간호사는 잘못된 의료로부터 환자를 보호할 윤리적 의무를 지니며, 이를 환자에 대한 '실존적 옹호자(existential advocate)'로서의 역할이라고 할 수 있다.

환자 옹호자로서 간호사가 취해야 하는 행동의 범위로 세 가지 모델이 제시되고 있다. 첫 번째는 '시민 불복종 모델(the civil disobedience model)'이다. 이 모델에 따르면 보건 의료 체계나 의사에 의해 환자의 권리가 침해되거나 건강이 위태롭게 될 경우, 간호사는 언제나 환자 편에서 환자를 옹호하고 보호해야 한다는 것이다. 이는 간호사의 역할을 다소 소극적이거나 방어적인 방향으로 이끌 수 있다.

두 번째는 '게릴라 전사 모델(the guerrilla fighter model)'이다. 이 모델에서는 간호사가 보건 의료팀의 일원으로서 환자의 권리나 건강에 대한 적극적 침해뿐만 아니라 환자에게 적대적인 보건 의료 체계를 개혁하기 위해 게릴라 전사처럼 적극 대항해야 한다고 주장한다. 이 모델은 시민 불복종 모델에 비해 간호사의 역할이 훨씬 더 공격적이다.

세 번째는 '전문직 지위 모델(the professional standing model)'로 간호사에게 환자 옹호자로서의 지위와 자격을 부여하는 것이다. 이 모델에서는 환자를 돌보는 데 있어서 최선의 대안으로 입증될 수 있는 가장 합리적 입장이 받아들여져야 한다고 주장한다. 전문적 지위 모델은 도덕적 및 인식적 권위를 올바르게 사용하는 것이 중요하다는 점에서 다른 두 모델보다 선호된다.

의사가 간호사를 고용하는 국내 의료 여건상 첫 번째와 두 번째 모델을 간호사에게 적용시키기에는 현실적으로 많은 어려움이 따른다. 따라서 마지막 세 번째 모델에 따라 간호사가 의사의 의학적 결정에 대해 합당한 논거를 지닌 이의를 제기할 수 있도록 하며, 이를 법적으로 보호할 수 있는 제도적 장치와 문화가 조성되어야 한다. 또한, 간호사에게는 윤리 의식의 함양이 필요하며 나아가 자율적으로 윤리 판단을 내릴 수 있는 간호 윤리 역량이 요구된다.

간호 현장에서 이러한 다양한 윤리적인 문제가 발생될 수 있으므로, 간호사는 의료인으로서 책임감과 윤리적 딜레마를 해결할 수 있는 능력을 갖추어야 한다. 이를 위해 올바른 가치관의 정립, 생명 의료에 관한 윤리 의식, 올바른 윤리적 판단을 내릴 수 있는 규범적, 개념적, 경험적 측면의 지식이 모두 요구된다.

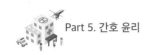

2 덕 윤리

덕 윤리(virtue ethics)는 '덕'이라는 개념을 중심으로 한 윤리학의 한 분야로 공리주의와 의무론을 비판하면서 등장했다. 덕 윤리에 대한 관심은 인간 내면의 도덕성의 근원은 무시한 채 도덕적 의무와 법칙만을 강조해 온 근대 도덕 철학의 결과라고 할 수 있다. 대표적 공동체주의자인 맥킨타이어 Alasdair Chalmers MacIntyre는 덕의 상실이 결국 현대 사회의 도덕 혼란의 원인이 되었음을 설명하며, 현대의 도덕적 혼란 상황을 타개하기 위해서는 고대의 덕, 즉 아리스토텔레스의 전통으로 돌아가야 한다고 주장한다.

덕 윤리는 행위에 초점을 맞추는 의무론이나 행위의 결과에 초점을 맞추는 공리주의를 비판하면서 행위자의 덕(품성)에 따라 도덕적 행동이 정해진다고 보았다. 아리스토텔레스는 두 가지로 나누어 설명했다. 첫째는 교육을 통해 형성되는 실천적 지혜인 지성적 덕이고, 둘째는 반복과 습관을 통해 형성되는 품성적 덕이다. 특히 품성적 덕에 있어서 '중용'을 강조했는데, 중용을 '발견하고 선택하는 성품'으로 정의했다. 한쪽으로 치우치지 않는 중용은 단순히 정가운데를 계산하는 산술 평균이 아니라, 여러 도덕성과 인성 등을 고려하여 이성적으로 판단하고 합당한 값을 찾아내야 한다.

덕 윤리는 행위보다 행위를 한 사람의 성품에 중점을 두며, 장시간에 걸쳐 형성된 됨됨이가 더 중요하다고 생각한다. 따라서 덕 윤리학자가 생각하는 도덕의 목표는 좋은 품성을 형성하는 것이다.

서양의 덕 윤리는 아리스토텔레스의 윤리관에 기원을 두고 있다. 지혜, 용기, 절제, 정의, 관용, 성의, 희망, 자비와 같은 핵심적인 덕과 함께 나타났으며, 이와 함께 정직, 공감, 배려, 책임, 통합성, 통찰력, 신뢰성, 신중함 등이 추가되면서 간호 윤리로서 중요한 요소로 부각되고 있다.

아리스토텔레스는 덕이 있는 사람이 덕이 있는 행위를 하려면 다음과 같은 세 가지의 조건이 필요하다고 했다. 첫 번째, 특정한 상황에서 무엇이 중용인지 아는 지식을 가져야 하며, 두 번째, 행위를 선택하되 그 행위 자체 때문에 선택해야 한다. 세 번째, 그 행위가 확고 불변한 성격에서 나와야 한다는 것이다.

도덕적 품성은 오랫동안의 훈련과 실습을 통해서 길러진 안정된 습성으로 구체적인 임상적 상황에서 최선의 행위를 할 수 있게 보장해 주므로 간호 윤리의 중요한 기반이 된다.

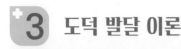

3 도덕 발달 이론

1. 콜버그의 도덕 발달 이론

콜버그^{Lawrence Kohlberg}는 미국의 심리학자로 장 피아제의 인지 발달 이론에 영향을 받아 도덕 발달 이론을 제시했다. 인간의 도덕성 추론 능력의 발달은 인지적 발달과 유기적으로 연관되어 있으며, 모든 사람과 모든 문화에서 동일하게 나타난다고 주장했다. 또한, 도덕적 딜레마 상황에 대한 판단 결과와 그 결과를 바탕으로 도덕적 사고에 대한 새롭고 세분화된 단계를 제시했다.

콜버그 이론은 세계 여러 나라의 도덕 교육의 방향과 내용을 설정하는 이론적 근거가 될 만큼 도덕 발달 분야에서 절대적인 영향을 미치고 있다. 콜버그의 도덕성은 인간이 도덕적 갈등 상황에서 이를 해결하기 위해 개인의 도덕적 판단 능력을 사용하며, 도덕적 문제에 대해서 어떻게 생각하고 어떻게 행동하는지는 그 사람의 도덕성에 따라 달라진다고 보았다. 또한, 도덕 발달은 남성 중심 성향으로 보았으며, 도덕성을 도덕적으로 옳은 행위와 원칙으로 보았다. 합

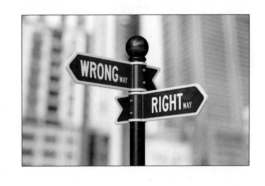

리적 보편성과 객관성, 도덕적 판단의 합리성을 중시했으나 행위자와 대상자의 구체적 상황을 고려하지 않았다.

콜버그는 도덕성 발달을 가상적인 도덕적 딜레마 상황에서 어떻게 판단하는가에 따라 3수준 6단계로 구분했다. 즉, 전인습적 수준(pre-conventional level, 4~10세), 인습적 수준(conventional level, 10~13세), 후인습적 수준(post-conventional level, 13세 이상)으로 나누고 수준마다 2개의 단계를 거쳐 발달한다고 보았다.

길리건^{Carol Gilligan}은 콜버그의 이론이 성차별적이라고 비판하며, 남성의 도덕성은 정의 지향적이고 여성의 도덕성은 대인 지향적이라고 주장했다. 도덕성은 정의와 배려라는 두 개의 상호 보완적인 관계에 있으며 이 요소들이 도덕적 문제를 파악하는 특

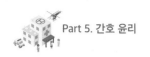

표 15-1_ 콜버그의 도덕 발달 단계

수 준	단 계	내 용
전인습적 수준 (4~10세)	1단계 · 처벌과 복종 지향 단계	· 도덕적인 결정은 외부의 기준에 따라 결정한다. · 체벌의 필요성이 인정되며, 처벌을 피하기 위해 힘에 의한 무조건적인 존경이 나타난다.
	2단계 · 도덕적 목적과 상 대주의 지향 단계	· 도덕적인 결정은 보상을 얻기 위해 결정한다. · 자신의 욕구와 타인의 욕구를 만족시켜 주는 행위가 옳은 행위이다.
인습적 수준 (10~13세)	3단계 · 개인 간의 기대와 관계 지향 단계	· 개인 간 기대에 따라 주변 사람을 기쁘게 하거나 도와주는 것이 옳은 행위이다. · 타인으로부터 인정받을 수 있는지(착하다)에 따라 판단한다. · 착한 소년/소녀로 인정받고자 한다.
	4단계 · 법과 사회 질서 지 향 단계	· 청소년 중기부터 발달한다. · 정해진 규칙과 사회 질서 유지를 지향한다. · 법과 사회 질서를 준수하고 자신의 의무를 다하는 것이 옳은 판단이라고 생각한다.
후인습적 수준 (13세 이상)	5단계 · 권리와 사회 계약 지향 단계	· 기본적인 권리나 가치, 사회의 합법적인 계약을 지지한다. · 사람들이 화목하게 살아가기 위한 공동체가 동의한 장치를 '법'이라고 생각한다. · 사회 질서를 위해 법을 지켜야 하지만 법이 개인의 권리나 존엄성을 위협한다면 민주적 절차에 의해 수정되어야 한다고 생각한다. · 개인의 가치가 법보다 상위에 있다고 생각한다.
	6단계 · 보편적인 윤리적 원리 지향 단계	· 법을 초월하는 추상적이고 보편적인 원리에 대해 보다 명확한 개념을 형성한다. · 도덕 발달의 최고 단계로 옳고 그름이 개인의 양심에 의해 판단된다. · 판단의 근거가 규칙이나 법이 아니고 '인간의 존엄성', '공정성'과 같은 보편적인 정의의 원리라고 생각한다.

수한 방식을 나타냄과 동시에 각각의 요소들은 서로 다른 발달 유형을 보여준다고 했다.

길리건은 성적 갈등, 낙태 등의 문제와 관련하여 청소년들의 도덕적 판단을 분석한 결과를 가지고 배려 윤리라는 3수준의 여성 도덕성 발달 단계를 제안했다. 여성의 도

표 15-2_ 길리건의 도덕 발달 단계

수 준	단 계	내 용
제1 수준	· 자기 이익 지향 단계	· 생존을 위해 자기 자신을 돌보는 단계이다. · 여성이 자기의 이익과 생존을 위해 자기 중심적으로 몰두하는 단계이다. · 타인에 대한 관심과 배려가 결여되고 오직 자기 자신을 위한 욕구만 본다. · 자기 자신에게 최상의 것이 무엇인가가 결정과 판단의 준거이다.
제1.5 수준 (과도기)	· 자신의 이기적인 부분을 비판하는 과도기	· 이기심에서 책임감으로 가는 시기이다. · 자아와 타인 간의 연계성을 인식한다. · 이기심에 대한 자책감을 알기 시작한다. · 자신의 행복이 삶의 목표이다.
제2 수준	· 책임감과 자기 희생 단계	· 여성만의 모성적인 돌봄에 대해 실천하는 단계이다. · 자신을 희생해서라도 타인이 원하는 것을 해주려는 욕구가 등장한다. · 배려의 대상에서 자신은 제외되고 평형 상태가 파괴된다.
제2.5 수준 (과도기)	· 동조에서 새로운 내적 판단으로 가는 시기	· 인간관계의 평형 상태가 깨지고 자신에 대한 보살핌이 필요함을 깨닫는 과도기이다. · 선에 대한 관심보다 진실에 대한 관심이 더 증가한다.
제3 수준	· 자기와 타인의 역동성 인식 단계	· 인간관계와 상호적 부분에 대해 새롭게 깨달음을 얻는 단계이다. · 최고의 도덕성 발달 단계로 비폭력성에 대한 확인을 기초로 한다. · 더 이상 자신을 무기력하거나 복종적인 존재로 여기지 않는다. · 의사 결정 과정에서 적극적이고 동등한 참여자가 된다. · 자기 자신에 대한 책임감을 느낀다.

덕 발달 단계를 생존을 위해 자신을 돌보는 단계, 인간관계의 평형 상태가 깨지고 자신에 대한 보살핌이 필요함을 깨닫는 과도기, 상호적 인간관계에 대해 새롭게 성장하는 단계 등으로 구분했다. 또한, 도덕성은 특수한 상황에서 인간관계를 통해서 실현되며, 돌봄의 행위는 복잡하게 연관된 정서와 이해의 표현이라고 했다.

길리건은 도덕 발달을 여성 중심 성향으로 보았으며 도덕성은 인간관계를 통해 실현된다고 했다. 상황적 특수성이나 도덕 원칙에 있어서 보편성은 인정하지 않았다. 즉, 콜버그의 도덕성은 도덕 그 자체로 보편적이고 합리적인 개인의 문제라는 관점으로 정의 지향적이라면, 길리건의 도덕성은 대인 지향적이다. 여성들이 스스로의 선택에 의해 돌봄을 실천한다고 보면서 여성의 도덕 발달을 3수준 2과도기로 설명했다.

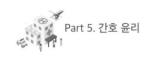

4 윤리 이론

1. 공리주의

공리주의(utilitarianism)는 19세기 중반 영국에서 나타난 사회 사상으로 가치 판단의 기준을 효용과 행복의 증진에 두어 '최대 다수의 최대 행복' 실현을 윤리적 행위의 목적으로 보았다.

공리주의의 고전적 표현은 영국의 철학자이자 사회 개혁가인 벤담 Jeremy Bentham과 밀 John Stuart Mill에 의해 나타났다. 공리주의는 쾌락의 계량 가능성을 주장한 벤담의 '양적 (量的) 공리주의'와 쾌락의 질적 차이를 인정한 밀의 '질적(質的) 공리주의'로 나뉜다.

벤담에 의해 명료화된 공리주의의 두 가지 주요한 특징은 결과주의의 원리(공리주의의 목적론적 측면)와 공리의 원리(공리주의의 쾌락주의적 측면)이다. 결과주의의 원리는, 행위의 옳고 그름은 그 행위에서 생기는 결과의 좋고 나쁨에 의해서 결정된다는 원리로 중요한 것은 수단이 아니라 목적이므로 목적이 수단을 정당화한다. 공리의 원리 또는 쾌락주의적 원리는 쾌락, 행복, 복지 같은 특정한 상태를 선한 것으로 간주하며 쾌락을 유일한 선으로 보고 고통을 유일한 악으로 본다.

밀의 공리주의는 행복주의적 공리주의이다. 밀은 쾌락의 질적인 차이를 주장했으며, 행복을 최소한의 고통이라고 했을 뿐만 아니라 지적, 미적, 사회적 즐거움과 같은 보다 높은 수준의 쾌락이나 만족의 유형이라는 말로써 정의했다. 즉, 쾌락에는 두 가지 유형이 있는데, 하나는 먹는 것, 마시는 것, 성, 휴식, 감각적 쾌감과 같은 저급 쾌락(기초적 쾌락)이고, 다른 하나는 고급 문화, 과학적 지식, 지성, 창조성과 같은 고급 쾌락이다. 저급 쾌락은 더 강렬한 만족을 주지만, 과도하게 탐닉하면 고통을 야기하며, 고급 쾌락은 더 장기적이고 지속적이며 점진적인 경향이 있다. 밀은 고급 쾌락이나 더 세련된 쾌락이 저급 쾌락보다 우월하다고 주장했다. 더 높은 능력을 가진 존재가 행복하기 위해서는 열등한 능력을 가진 존재보다 더 많은 것을 필요로 하므로 고통에도 더 민감하다. 결과적으로, 고급 쾌락을 추구하는 존재는 여러 면에서 더 쉽게 고통을 느낄 수 있다. 그러나 밀은 여전히 이런 높은 능력을 가지지 않은 존재보다 질적으로 더 유복한 상태에 있기를 원한다. '행복한 돼지이기보다는 불만족한 인간인 편이 더 낮고, 만족한 바보이기보다는 불만족한 소크라테스인 편이 더 낫다'는 것이다. 이는 인간이 진정으로 행복하기 위해서 많은 것을 필요로 하는 존재임을 나타낸다. 인간은 저급 쾌락을 원할 뿐만 아니라 돈독한 우정, 지적인 능력, 문화, 예술을 창조하고 감상하는 능력, 지식과 지혜도 원한다.

밀과 벤담은 행복을 본래적 선, 즉 본질적으로 선한 것인 동시에 그 목적에 있어서도 선한 것이라고 생각했다. 반면, 행위는 오직 행복을 증대시킬 수 있을 때만 선하다고 보았다. 공리주의가 추구하는 최대 행복의 원칙은 개인의 이익이든 타인의 이익이든 상관없이 가능한 한 고통이 없고 질적으로나 양적으로 최대한 즐거움을 누리는 상태에 도달하는 것이다. 공리주의는 효용성을 어떻게 정의하느냐에 따라 행위 공리주의, 규칙 공리주의, 선호 공리주의로 나눈다.

(1) 행위 공리주의

벤담과 같은 행위 공리주의자들은 공리의 원리를 적용할 때 어떤 시점에서 우리에게 열려 있는 모든 대안에 공리의 원리를 적용해야 한다고 주장했다. 행위 공리주의(act utilitarianism)는 "어떤 행위가 가능한 다른 대안들만큼의 선을 산출할 때 오직 그때에만 그 행위는 옳다"라고 주장했으며 "어떤 행위가 최대의 유용성을 낳는가?"를 중시하고, 행위 그 자체의 결과를 옳은 행위의 결정 기준으로 삼았다. 즉, 행위 공리주의는 유용성의 원칙이 특정한 상황 아래에서 개별 행위에 각각 적용되어야 한다고 주장했으며 최대의 유용성을 창출하는 행위를 중요시한다.

(2) 규칙 공리주의

규칙 공리주의(rule utilitarianism)는 행위 공리주의의 한계를 비판하면서 등장했다. 행위 공리주의는 결과 계산의 어려움과 도덕적 직관과의 상충 가능성이라는 한계를 지니기 때문에 행위 공리주의에 대한 대안은 규칙 공리주의라고 주장했다. 규칙 공리주의는 "어떤 행위가 가능한 다른 대안들보다 사회에 더 큰 공리를 가져다 주는 규칙에 의해 행해질 때, 그 행위가 옳다"라고 주장했다.

규칙 공리주의는 공리를 극대화하는 큰 규칙을 따를 것을 강조하며, 유용성의 원리

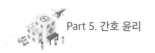

를 개별 행위가 아닌 행위의 규칙에 적용했다. 규칙 공리주의는 칸트의 의무론의 장점을 수용했다. 그러나 칸트는 도덕 규칙을 따르는 것이 그 자체로 옳은 행위라고 판단하므로 도덕 규칙을 강조한 반면 규칙 공리주의는 규칙을 지키는 것이 지키지 않는 것보다 사회에 더 큰 이익을 가져오므로 도덕 규칙을 따라야 한다는 입장이다.

가장 세련된 규칙 공리주의에서는 세 가지 수준의 규칙들이 행위를 인도한다. 가장 낮은 수준에는 '거짓말하지 말라', '해악을 끼치지 말라'와 같은 공리를 극대화하는 경험 규칙들이 있다. 이러한 경험 규칙들은 그것들 사이에 갈등이 생기지 않는 한 항상 준수되어야 한다. 그러나 1차적 규칙들 간에 갈등이 생기는 경우에는 "진실을 말하는 것보다는 중대한 해악을 야기하지 않는 것이 더 중요하다"와 같은 2차적인 갈등 해결 규칙들을 적용해야 한다. 이 규칙의 위계 맨 꼭대기에는 최종적 규칙이라고 불리는 3차 규칙이 있다. 이 최종적 규칙은 "다른 규칙들이 적용되지 않을 때는 당신의 최선의 판단으로 공리를 극대화하는 행위라고 생각되는 것을 행하라."인데, 이것은 행위 공리주의의 원리이다.

예를 들어 '약속을 지켜야 한다'와 '남을 돕는 것이 자신에게 심각한 불편을 초래하지 않는 한, 곤경에 처한 사람을 도와주라'는 두 개의 1차적 규칙들이 있다고 가정해보자. 오후 3시에 선생님과 그의 사무실에서 만나기로 약속했다. 약속 장소로 가는 도중 길가에 쓰러진 교통사고 희생자를 우연히 발견했는데, 누군가의 도움이 절실하게 필요해 보인다. 이 상황에서는 곤경에 처한 사람을 도우라는 규칙이 약속을 지켜야 한다는 규칙보다 우선해야 한다는 것이 분명해 보인다. 그래서 지체없이 선생님과의 약속을 어기기로 결정했다. 이 경우 우리는 자신에게 심각한 불편을 초래하지 않는 한 곤경에 처한 사람을 도와주어야 한다는 1차적 규칙이 약속을 지켜야 한다는 규칙에 우선한다고 규정하는 2차적 규칙이 있다고 말할 수 있다.

그러나 특정한 경험 규칙을 적용할 수 없는 상황도 있을 수 있다. 예를 들어, 당장 필요 없는 500만 원을 가지고 있다고 했을 때 이 돈을 어떻게 사용해야 하는가? 저축을 할까, 자선 단체에 기부할까, 아니면 파티하는 데 써야 할까를 선택해야 한다. 이러한 경우에는 다른 선행 규칙이 아닌 세 번째 수준의 최종적 규칙, 즉 "최선의 판단에 비추어 최대의 선을 산출하는 것을 행하라."라는 일반적 행위-공리의 원리가 적용된다고 할 수 있다.

(3) 선호 공리주의

선호 공리주의(preference utilitarianism)는 개인의 선호도, 나아가 사회적 선호도를 행위의 옳고 그름을 판단하는 기준으로 제시한다. 최상의 행위나 정책을 선택하기 위해 사람들이 무엇을 더 선호하는지를 고려하는 것이다.

다음 베이비 도우와 퀸란 사례를 중심으로 공리주의적 입장을 적용해보자.

사 례

베이비 도우 사례

• 1983년 미 뉴욕주 롱아일랜드의 성 찰스 병원에서 수뇌증. 소뇌증에 이분척추를 가진 아기가 태어났다. 이 여아는 언론과 법정에서 베이비 도우[Baby Jane Doe]라는 보호명으로 불렸으나 케리 린[Kerri-Lynn]이라는 본명을 가지고 있었다. 이 아기의 담당의들은 부모에게 수두증 증세 완화를 위한 수술을 즉시 받지 않으면 아기는 죽게 될 것이라고 말했다. 하지만 수술을 받는다면 마비와 발육 부진. 방광염과 장염이 반복되는 고통스러운 생을 시작할 수 있다고 알려주었다. 부모들은 그들에게 쏟아지는 비난들을 무릅쓰고 케리 린이 수술을 받지 않는 쪽을 택했다. 그런데 당초 예상과는 달리 아이는 수술을 받지 않았는데도 사망하지 않았다. 그 후의 보도에 의하면 취재 당시 5세였던 케리 린은 장애아 학교에 다니고 있었으며 걸을 수는 없지만 그런 대로 건강한 모습을 유지하고 있었다고 한다.

퀸란 사례

• 1975년, 당시 21세의 퀸란[Karen Quinlan]은 친구의 생일 파티에서 술을 마시던 중 졸도하여 의식을 되찾지 못한 채 식물인간 상태에 놓이게 되었다. 식물인간 상태를 유지하기 위해 제공되는 고통스러운 과정들로 인해 근육 수축이 와 온통 뒤틀리고 뼈가 내비칠 정도의 욕창성 궤양이 진행되어 가족들은 중대 결심을 하게 되었다. 가족들은 점점 더 비참하게 변해가는 그녀의 모습을 수개월 동안 지켜보다가 더 이상 희망을 찾지 못해 인공 호흡기를 제거해줄 것을 담당의에게 요구했다. 의료진들은 이에 응하지 않았으나 수개월 동안 사회적인 관심과 격론 끝에 법정은 가족의 결정에 따라야 한다고 판결했다. 퀸란은 그 후 요양원으로 옮겨져 인공 호흡기를 부착하지 않은 채 10년을 더 생존했다. 이후 폐결핵이 걸린 상태에서 가족들의 요청에 따라 어떠한 치료제도 투약하지 않아 결국 사망하게 되었다.

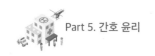

안락사에 대한 공리주의자들의 입장은 어떠한가?

결과주의에 따르면 어떤 행위의 옳고 그름은 그 행위가 가져다 주는 결과의 가치에 달려 있다. 따라서 특정 행위를 선택할지 말지를 결정하는 것은 선택 가능한 모든 행위로 얻을 수 있는 결과의 가치와 비교를 통해서만 가능하다.

결과주의의 대표적인 이론인 공리주의에는 여러 종류가 있으나 공통적으로 "주어진 상황에서 선택할 수 있는 모든 행위 중 그 행위에 영향을 받을 모든 사람에게 가장 큰 효용을 안겨주는 행위를 선택해야 한다."라는 효용의 원리를 적용한다. 그러나 이를 적용하는 데 있어 두 가지 상반된 입장이 존재한다.

먼저 효용의 원리는 각각의 행위에 직접적으로 적용되기 때문에 각각의 행위는 효용의 원리에 의하여 정당화될 수 있다는 행위 공리주의를 들 수 있다. 반면, 다른 입장인 규칙 공리주의는, 효용의 원리는(옳고 그른 행위를 판별하는) 도덕 규칙에 적용시켜야 하기 때문에 도덕 규칙들은 효용의 원리에 의해서 정당화될 수 있고 각각의 행위는 도덕 규칙들에 의해 정당화될 수 있다.

행위 공리주의자들에 따르면 선택할 수 있는 모든 행위 중 행위에 영향을 받을 모든 사람에게 가장 큰 효용을 주거나 적어도 다른 행위와 동등한 효용을 주는 행위가 도덕적으로 옳은 행위이다. 따라서 앞의 베이비 도우 사례에서, 만약 담당의와 부모가 행위 공리주의자라면 직접적으로 연루된 사람들의 이익을 극대화하기 위해 치료하지 않기로 결정을 내릴 것이다. 치료를 계속할 경우, 베이비 도우는 고통스러운 삶이 연장될 뿐이며, 부모와 의사도 그 과정을 지켜보는 괴로운 경험을 하게 된다. 그러나 치료를 중단한다면 베이비 도우가 고통에서 벗어나고 의료 인원 및 장비를 다른 환자에게 돌릴 수도 있다. 이와 같이 행위 공리주의자들에게는 안락사의 시행 여부를 결정할 때, 안락사를 시행하는 것이 살인 행위인가 또는 환자의 생명권을 박탈하는 행위인가의 여부는 문제가 되지 않는다.

극단적인 예로 한 명의 건강한 사람을 죽여 그 사체로부터 혈청을 만들어 괴질로 죽어가는 수많은 사람을 구할 수 있다면 행위 공리주의자에게는 한 사람을 죽이는 것이 도덕적으로 옳은 행위로 간주될 수 있다. 물론 이 경우 간접적으로 영향을 받을 모든 사람을 고려해야 하며 장기적인 측면에서 사회 구성원 전체에 부정적인 영향을 끼칠 것인가에 대해서도 고려해야 한다. 자칫 사회 전반에 생명 경시 풍조가 생겨날 가능성을 배제할 수 없고 남용의 우려가 있을 수 있지만, 이러한 희박한 가능성 때문에 직접적으로 영향을 받을 사람들의 이익을 포기할 수 없으므로 행위 공리주의자는 베이비 도우의 치료를 중단할 것이다. 이와 유사한 이유로 그들은 퀸란에게서 인공호흡기를 제거할 것이다.

규칙 공리주의자들에게는 주어진 상황에서 선택할 수 있는 규칙 중 일반적으로 따라 행할 때 영향을 받을 모든 사람에게 가장 큰 효용을 안겨주는 규칙을 행하는 것이 도덕적으로 옳은 행위가 된다. 그들은 안락사 시행 여부를 결정할 때 우선적으로 적용될 수 있는 일반화된 규칙을 검토한 다음, 효용의 원리에 의해 정당화될 수 있으며, 예외가 있고 일반화된 규칙을 판단 근거로 사용한다.

어떤 경우에도 인간의 생명을 해하지 말라는 규칙이 보편적이고, 따라 했을 때 더 좋은 결과를 가져온다는 것 역시 자명한 사실이다. 규칙 공리주의자들은 위의 규칙에 예외를 적용하는 경우, 예를 들어 무고한 사람의 생명이 달려 있는 경우를 제외하고는 거짓말하지 말라는 규칙이나 정당방위의 경우를 제외하고는 인간의 생명을 해하지 말라는 규칙을 일반적으로 따라 행할 때 가장 좋은 결과가 초래된다고 본다.

따라서 규칙 공리주의자들은 안락사의 시행 여부를 판단하는 데 있어서도 인간의 생명을 해하는 것이 효용을 극대화시키는 경우가 아니면 행하지 말라는 규칙이 효용의 원리에 의하여 정당화될 수 있으므로 이러한 규칙을 따를 것이다.

규칙 공리주의자들은 안락사를 시행하는 것이 고통스럽게 죽어가는 과정을 단축시켜 주는 길이므로 효용을 극대화시킨다고 본다. 따라서 위의 규칙에 따라(반자의적인 안락사는 논란의 여지가 있지만) 소개된 모든 종류의 안락사를 시행해야 한나는 견해를 보일 수도 있다. 또한, 간접적인 여파나 장기적인 측면을 고려할 때 인간의 생명을 해하지 않는 것이 효용을 극대화시키는 것이라고 보아 반자의적인 안락사를 반대하거나 신중한 입장을 취할 수도 있다.

선호 공리주의자들의 견해에 따르면 주어진 상황에서 택할 수 있는 행위 중 모든 사람의 선호도를 최대로 만족시키는 행위를 선택해야 한다. 따라서 선호 공리주의는 반자의적인 안락사가 허용될 수 없는 이유를 명확히 설명해 줄 수 있다. 그러나 자의와 무관한 안락사에 선호 공리주의를 적용하는 데는 어려움이 따른다.

한편 자의적인 안락사의 경우에는 싱어[Peter Singer]가 주장하는 바와 같이 살고 싶어하는 환자의 의사를 존중하여 안락사시키지 말아야 한다는 주장이 있으나 동일한 맥락에서 죽고 싶어 하는 환자의 의사 표시 역시 존중되어야 한다는 것이다. 따라서 선

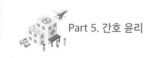

호 공리주의자들은 적극적이든 소극적이든 자의적인 안락사는 모두 허용되어야 한다는 입장을 취할 것이다.

안락사에 대한 비결과주의의 입장은 어떠한가? 로스William David Ross는 주어진 상황에서 각 행위를 하거나 하지 않는 것을 선택할 때 어떤 의무를 이행할 수 있는 행위를 선택해야 한다고 한다. 의사는 환자를 해하여서는 안 된다는 의무, 즉 환자를 죽이면 안 된다는 조건부 의무가 있다. 동시에, 고통스럽게 죽어가는 환자에게 고통을 덜어주어야 하는 의무, 즉 환자의 죽음을 앞당겨야 할 조건부 의무도 있다. 이와 같이 의사에게는 환자를 도와주어야 하는 적극적인 의무와 환자의 생명을 보호해야 하는 소극적인 의무라는 서로 상충되는 두 종류의 의무가 있으므로 이 두 개의 조건부 의무 중 어떤 의무를 우선적으로 이행해야 하는지 결정해야 한다. 로스는 정당방위를 제외한 어떠한 경우에도 인간을 죽여서는 안 되지만, 인간을 죽이지 않고는 이행할 수 없는, 우선적으로 이행해야 할 조건부 의무가 있을 경우 인간을 죽이는 것이 정당화될 수 있다고 말한다. 여기서 '더 큰 의무'란 환자를 도와주어야 하는 의무라고 해석할 수 있다. 그러나 인간의 생명을 해하여는 안 된다는 의무를 저버려야만 이행할 수 있는, 즉 환자의 생명을 해함으로써만 이행할 수 있는 더 큰 의무가 바로 환자의 생명을 해하는 모순에 빠지게 된다.

생명 과학 및 의학 기술의 발달이 계속되는 한 새로운 윤리적인 문제들이 지속적으로 발생할 것이다. 이러한 문제의 본질을 파악하기 위해 보다 보편적인 도덕 원리에 의해 정당화될 수 있는 올바른 윤리적 판단이 내려지기 위해서는 규범적인 측면 외에 개념적, 경험적인 측면에 대한 지식이 모두 필요하다. 따라서 생명 의료 윤리학 연구에 있어서 철학자와 의료 전문가의 공조 필요성이 한층 강조되어야 한다.

(4) 공리주의의 장단점

공리주의의 장점은 첫째, 윤리적 행위가 욕구 충족이라는 분명한 목표를 달성시켜 준다는 점이다. 둘째, 도덕적 추론의 과정이 합리적이다. 올바른 일이 무엇인가를 찾을 때 비교적 분명한 절차를 제시한다. 셋째, 도덕 규칙 간에 상충이 있을 때 대안들이 가져올 결과들을 검토해서 최선의 결과를 가져오는 행위를 선택함으로써 규칙들 간의 상충을 피할 수 있다. 넷째, 도덕 규칙의 원리 적용 시 예외를 인정하므로 신축성이 있다.

공리주의의 단점은 첫째, 개인의 권리를 고려하지 않는다는 점이다. 사회적 이득이 우선시 될 경우, 개인의 인권이 침해될 가능성이 있어 개인의 권리가 무시될 수 있다. 둘째, 상황에 따라서 정의를 고려하지 않을 수 있다. 즉, 도덕적 원리보다 효용의 원리가 더 중요시되기 때문에 일상적인 도덕적 가치가 무시될 수 있다. 각 개인이 자신의 최대 행복과 쾌락을 추구하면서도 동시에 '최대 다수의 최대 행복'이라는 공리의 원리에 부합하도록 행동할 수 있는지에 대한 문제를 가질 수 있다. 즉, 이기적인 개인이 사회적 공익에 어떻게 부합되도록 행위할 수 있는가 하는 의문이 생긴다.

공리주의에 대한 비판들 가운데서 중요한 것은 공리주의적 목적이 비도덕적 수단들을 정당화하는 것이다. 일반적 행복의 극대화란 명분 아래 사기, 고문, 노예 제도, 심지어 소수 인종의 말살과 같은 여러 비열한 행위들이 정당화될 수 있다. 더 많은 사람에게 이익이 되는 한 이러한 행동들이 정당화될 수도 있는 것이다.

2. 의무론

의무론은, 윤리적인 옳고 그름을 결정하는 것은 결과가 아니라 행위가 도덕적 규칙을 따르는지 여부이기 때문에 행동의 동기에 의해 평가되어야 한다는 이론이다. 목적은 결코 수단을 성낭화하시 않는다. 예를 들어, 진실을 말하는 것과 약속을 지키는 것에는 옳은 어떤 것이 있다. 설사 그러한 행위들이 좋은 결과를 가져오지 않더라도 지켜야 한다. 즉, 결과가 좋든 안 좋든 도덕적으로 옳은 행위를 해야 한다는 것이다. 예를 들어, 안락사는 도덕적으로 허용될 수 없는 살인 행위로 간주되며, 어떤 상황에서도 절대적으로 허용될 수 없는 행위로 평가받는다. 이러한 절대적 가치를 중시하는 것이 의무론의 핵심이다.

칸트의 의무론은 도덕적 행동에 철학적으로 접근한다. 그는 도덕이 욕구가 아닌 이성에 기초하기 때문에 시대와 상황에 따라 변하지 않는 도덕 원리의 옳고 그름은 이성에 의해 입증될 수 있다고 주장했다. 즉, 도덕성이란 궁극적으로 이성의 산물이며 행위의 옳고 그름은 그 결과가 아니라 행위의 이면에 있는 도덕적 동기에 따라 결정된다고 말했다.

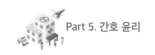
칸트 윤리 이론의 주된 도덕 규칙은 정언 명령(본질적으로 '절대의 명령'을 의미)이다. 의무(책무)에 대한 모든 언급은 명법 혹은 명령으로 되어 있으며, 도덕적 의무들 자체는 명령의 힘을 가진다고 한다. 정언 명령은 어떤 특정한 조건에 좌우되지 않는 무조건적인 도덕 명령이며, 반면에 가언 명령은 어떤 조건이나 상황에 따라 적용되고 요구되는 도덕 명령을 말한다. 가언 명령은 "만약 당신이 A를 원한다면 B를 행하라"는 형태로, 즉 진실을 말하라와 같이 이성이 본질적으로 옳은 것이라고 밝혀주는 행위를 행하라는 것이다. 가언적 명령(수단-목적적 명령)은 도덕적 행위의 특성을 지니지 않으며, 도덕적으로 옳은 종류의 명령은 정언적 명령(무조건적 명령)이다.

정언 명령의 절차에 관한 일반적인 도식은 〈그림 15-2〉와 같다.

정언 명령 절차의 첫 번째 단계는 우리가 하려는 행위의 밑바탕에는 행위의 준칙을 고려해야 한다는 것이다. 준칙(maxim)은 행위자가 의도하는 일반적인 규칙을 의미한다. 예를 들어, 내가 곤경에 처한 어떤 사람을 도와주려 한다면 나의 준칙은 "곤경에 처한 어떤 사람을 보면 그 행위가 나에게 과도한 부담을 야기하지 않는 한, 나는 그를 도와주어야 한다"는 것이다. 두 번째 단계는 이러한 준칙이 모든 사람에게 적용되도록 보편화할 수 있는가를 고려하는 것이다.

칸트의 정언 명령의 문제들 중 하나는 그것이 무조건적인 절대주의자를 초래한다는 점이다. 정언 명령이 만들어내는 규칙은 보편적이며 예외가 없는 것으로 간주된다. 칸트는, 개인은 무엇이 도덕적으로 옳은지에 대해 알고 이에 따라 행동해야 하며, 단순히 규칙이나 법을 따르기만 해서도 안 되고, 보편적 도덕을 따라야 한다고 강조했다. 도덕

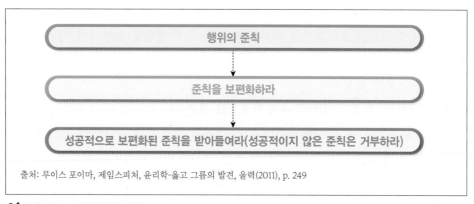

출처: 루이스 포이마, 제임스피처, 윤리학-옳고 그름의 발견, 울력(2011), p. 249

🎨 그림 15-2_ 정언 명령의 절차

성은 궁극적으로 이성의 산물로 정언 명령은 인간 이성의 표현이며, 순수하게 이성적 존재가 추구해야 하는 원칙이라고 했다. 도덕적 규칙은 변경 가능한 것이 아니며 주관적이지도 않다고 주장했다. 도덕적 규칙이 인간 이성에서 비롯된 객관적인 진리라고 했다.

우리는 특정 상황에서 대안으로 제시된 여러 행위 중 하나 이상의 행위가 옳다고 여겨지는 상황에 자주 직면한다. 더 나아가 상반되는 두 행위 모두 옳거나 두 행위 모두 그르다고 생각되는 상황에 직면하기도 한다. 이때 한 상황에 적용될 수 있는 두 개의 의무 원리가 존재한다면 딜레마가 생긴다. 이러한 경우, 두 의무 원리가 상반되는 행위를 각각 의무라고 말한다면 어떤 원리를 채택해야 하는지가 불분명해진다. 만약 그 원리 중에서 하나의 원리를 채택하도록 하는 상위 원리가 있다면 문제는 쉽게 해결될 수 있다. 그러나 그 상위 원리 역시 하나가 아닐 수 있다. 여러 개의 상위 원리 중 하나를 선택하여 그 원리를 정당화하기 위한 상위 원리를 찾는 과정은 결국 그보다 더 높은 상위 원리의 상충 가능성으로 인해 무한 퇴행에 빠질 위험이 있다. .

의무론의 장점은 행위의 일반 원칙을 제시하여 상황에 좌우되지 않고 과거 행위를 고려하여 특정한 의무를 따르게 한다는 것이다. 도덕성은 궁극적으로 이성의 산물로 보며, 옳고 그름은 그 결과에 있는 것이 아니라 행위의 이면에 있는 동기에 따른다. 지켜야 할 절대적 가치를 전제로 통상적인 도덕 규칙에 따라 문제를 해결할 수 있어 건강 분야에서 윤리적 결정을 내리는 데 유용하다. 그러나 도덕 규칙이 서로 상충하거나 기본 원칙 간에 충돌이 발생할 경우 윤리적 의사 결정을 내리기 어렵다는 단점이 있다.

3. 로스의 조건부적 의무론

로스William David Ross는 칸트 이후의 가장 중요한 의무론 이론가이다. 로스는 칸트의 의무론과 공리주의가 결합된 이론 체계를 제시하여 옳고 그름이 행위의 결과에 의해 결정되지는 않지만, 도덕적 사고에서 결과를 배제시킬 수 없음을 인정했다.

로스 이론의 세 가지 구성 요소는, 첫째, '도덕적 직관'이다. 이것은 올바른 도덕 원리를 발견하게 하고 그것을 올바르게 적용하는 내적 지각 작용이다. 둘째, 우리의 직

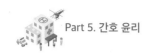

관적 의무가 복수의 집합으로 구성되어 있어서 다른 것보다 우선하는 유일의 원리로 단일화될 수 없다는 것이다. 로스의 7개의 의무 목록(조건부적 의무)은 다음과 같다.

- ㄱ 약속 지키기
- ㄴ 성실
- ㄷ 호의에 대한 감사
- ㄹ 선행
- ㅁ 정의
- ㅂ 자기 개발
- ㅅ 해악 금지

셋째, 우리의 직관적 의무가 절대적인 것은 아니라는 것이다. 즉, 모든 원리는 특수한 상황에서 다른 원리에 의해 무시될 수 있다. 그는 이것을 '조건부적 의무'와 '실제적 의무'로 구별했다. 실제적 의무는 이러한 조건부적 의무 가운데 현실의 모든 도덕적 고려 사항을 비교, 평가한 후 실제로 행위자가 따라야 할 의무를 말한다.

예를 들어, 환자의 치료를 위해서 의사의 처방에 따르는 것은 간호사에게 조건부적 의무라고 할 수 있다. 그러나 만약 의사의 처방이 환자에게 해를 끼칠 가능성이 있다고 판단되면, 간호사는 조건부적 의무와 악행 금지의 의무가 상충되는 심각한 도덕적 딜레마에 놓이게 된다. 이때 간호사는 도덕적 직관에 의해 의사의 지시에 따르는 것이 악행을 범하는 것이므로 도덕적으로 옳지 않다고 판단할 때 악행 금지의 의무가 실제 의무가 되고 다른 의무는 여전히 조건부적 의무로 남게 된다. 많은 도덕 철학자는 로스 이론의 조건부적 요소를 도덕적 딜레마를 해결하는 편리한 방식으로 채택했다.

공리주의와 칸트의 의무론적 체계는 근본적으로 다른 유형의 도덕 이론이다. 어떤 사람은 의무론적 입장에, 어떤 사람은 공리주의적 입장에 끌릴 수 있지만 많은 사람은 이 두 입장 모두에 만족하지 못하고 있다.

로스의 조건부적 의무론은 기본적으로 공리주의적 관점에서는 고려할 수 없었던 도덕적 강제력을 띤 의무가 있다는 점을 인정하면서 동시에 공리주의의 장점을 수용할 만한 가능성을 제시하고 있다. 그러나 로스는 조건부적 의무들이 서로 충돌할 경우 어떤 의무를 실제적 의무로 보아야 하는지를 판별할 수 있는 구체적인 기준을 제시하지 못했다.

학습활동

1. 9시 강의 시간에 맞추어 학교에 가다가 지팡이를 짚은 노인이 빙판길에 넘어져서 못 일어나고 계속 넘어지는 모습을 보았다. 이 상황에서 어떻게 해야 할지 공리주의와 의무론을 적용하여 설명해보자.

_____

_____

_____

_____

_____

_____

2. 20대 암 투병 중인 여성이 안락사를 원하여 의사가 안락사를 허용했다는 것을 알았을 때 윤리적 딜레마의 해결 방안은 무엇인지 설명해보자.

_____

_____

_____

_____

_____

_____

_____

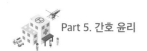

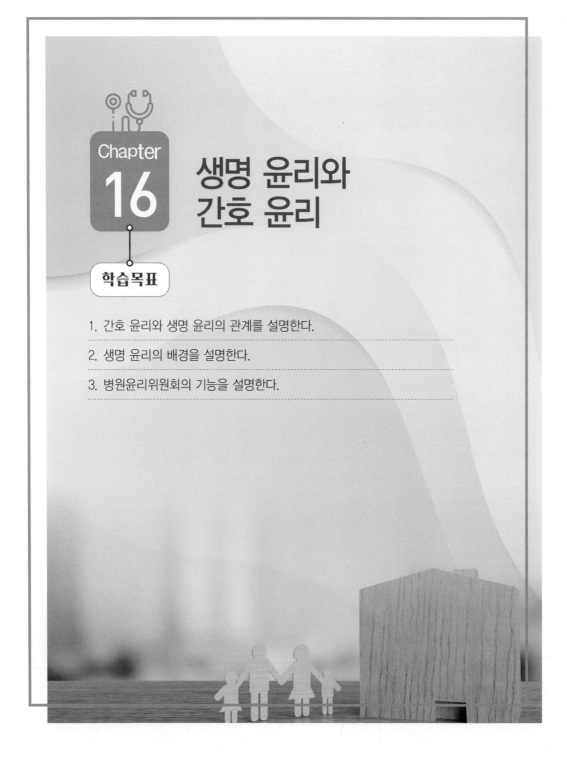

Chapter
16

생명 윤리와 간호 윤리

학습목표

1. 간호 윤리와 생명 윤리의 관계를 설명한다.

2. 생명 윤리의 배경을 설명한다.

3. 병원윤리위원회의 기능을 설명한다.

1 생명 윤리의 개념

근대에 생명 윤리가 생겨나면서 의료인들의 의무 규정에 초점을 두던 의료 윤리가 임상 윤리와 임상 시험 윤리를 포괄하게 되었다. 생명 윤리라는 단어 자체는 사실 인간과 자연환경을 연결시키는 글로벌한 윤리를 만들려던 암 학자 밴 포터 ^{Van Potter}가 만들었지만, 이로 인해 생명 윤리가 학문 분야로 만들어진 것은 아니다. 광의의 생명 윤리의 발달 단계에서 하나의 분야로 자리잡은 초기 단계는 1960년부터 1972년까지이다. 이때는 의학적 지식과 의료를 인간화하려

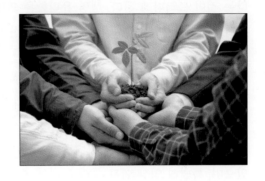

는 데 목적이 있었다. 플렉스너^{Flexner} 등은 이때 의과 대학의 과학 위주 교육에 인문학을 더해야 한다고 경고한 바 있다.

생명 윤리학(bioethics)은 생명(bios)과 윤리학(ethics)의 합성어로 생명에 관련된 윤리, 도덕의 문제를 다루는 용어이다. 생명 윤리는 1970년대 이후 미국을 중심으로 한 새로운 응용 윤리학의 흐름이다. 의학과 과학 기술의 발전, 세계 전쟁 등으로 발생한 삶 및 죽음과 관련된 새로운 도덕적 문제를 전통적인 직업 윤리학으로는 해결하는 데에 한계가 있다는 반성에서 이러한 생명 윤리학이 시작되었다.

제2차 세계 대전 당시 독일군과 일본군이 포로와 민간인을 대상으로 한 생체 실험이 밝혀지면서 1947년 인간을 대상으로 하는 연구의 기본 원칙을 담은 '뉘른베르크 강령'이 선포되었다. 1964년 헬싱키에서 열린 세계의사회에서는 뉘른베르크 강령을 기초로 '헬싱키 선언'을 채택하여 의학 연구에서 대상자 보호를 위한 윤리 기준을 마련했다. 1970년대 초 미국에서 출판된 논문에서 생명 윤리라는 용어가 처음 사용되기 시작했으며, 1977년 미국에서 출간된《생명 의료 윤리의 원칙들(principles of biomedical ethics)》은 오늘날까지 생명 의료 윤리의 문제를 다루는 기준으로 활용되고 있다.

1972년부터 1985년까지는 전문적 분야로서의 생명 윤리 철학의 시대라고 할 수 있

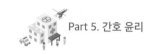

다. 원칙주의와 의무론, 공리주의와 덕 윤리, 결의론(casuistry)과 여성주의, 돌봄의 윤리와 내러티브 윤리 등의 이론들을 생명 윤리의 이론적인 기반으로 집중하던 시기이다. 이때 하나의 전문적 학문 분과로 확립되었다. 1985년부터 현재까지는 하나의 글로벌한 윤리학으로 가고 있는 시대이다. 특히 미국의 각종 윤리위원회의 자문 활동을 통해 윤리적인 이슈가 사실은 심리 사회적, 경제적, 법적, 종교적인 이슈들과 얽혀 있다는 것이 드러나게 된다. 생명 윤리학은 의료 기술이 생명을 언제까지 연장시킬 것인가, 태아의 기형을 치료해야 하는가, 인간 유전자를 변화시켜도 되는가, 인간 대상 실험 연구를 시행해도 되는가 등의 생명과 죽음의 논쟁을 중심으로 발전되어 오늘날의 의료 윤리, 간호 윤리와 같은 직업 윤리학에 중요 이론과 원칙을 제시하고 있다.

우리나라의 생명 윤리는 주로 연구 윤리이며, 의료 윤리는 환자와 의사의 관계에 초점을 맞추고 있다. 임상 의료 윤리나 의사의 전문직 윤리에 대한 논의는 의과 대학의 의료 윤리 교육 과정에서 다룬다. 국가 차원에서 주로 생명 윤리에 중점을 두고 있으며, 특별히 임상 연구 윤리에 대한 지원을 통해 임상 시험 및 배아, 유전자 연구에 대한 윤리적 문제에 주목하는 경향이 두드러진다. 그렇지만 앞으로 의료 윤리학계와 병원을 중심으로 한 임상 의료 윤리 논의도 활발할 것으로 보인다.

2 병원윤리위원회(의료기관윤리위원회)

병원윤리위원회는 환자의 치료 및 간호와 관련되어 발생하는 윤리 문제에 다각도로 접근하기 위해 만들어졌다. 병원윤리위원회는 "병원의 진료 행위에서 일어나는 윤리적 물음들과 관련하여 교육하고 연구하고 상담하는 기능을 감당하는 학제적 기구"이다. 간단히 말해 의료 기관과 관련된 윤리적 물음을 공정한 절차에 따라 다루는 집단적 의사 결정 장치라고 말할 수 있다.

병원윤리위원회는 건전한 의료관 확립 및 환자의 최대 이익 보장을 위해 윤리적인 성찰, 상호 존중, 환자 중심 의료를 권장하고 지원함을 원칙으로 한다. 병원윤리위원회 활동의 목표는 의료 현장에서 발생하는 다양한 윤리적 갈등 상황을 원활히 해결하기 위한 도움을 제공함으로써 실재적이고 잠재적인 환자의 존엄성, 권리, 안전 및 안녕을 보호하는 데 기여하는 것이다.

실제로 미국에서 윤리위원회가 형성되어 발전하게 된 획기적인 계기는 법원의 판결이다. 1975년 뉴저지에서 일어난 퀸란 사건이 윤리위원회 발전에 촉매제 역할을 했다. 지속적인 식물인간 상태에 빠진 환자 카렌 퀸란^{Karen Quinlan}의 부모가 인공 호흡기 제거를 담당 의사에게 요청했으나 병원이 이를 거절하자 퀸란 양의 부모가 법원에 인공 호흡기 제거 소송을 제기했다. 1976년 뉴저지 법원은 퀸란 사건을 판결하면서 생명을 계속 유지할 것인가의 물음을 결정하는 데 병원윤리위원회가 도움이 되어야 한다고 제안했다. 그러나 법원이 염두에 두고 있는 위원회는 지금의 위원회와는 그 성격이 다른, 즉 의사 개인이 아니라 의사 집단이 진료를 결정해야 한다는 '진료위원회(prognosis committee)'와 유사하다. 퀸란 사건이 공론화되자 고도의 의료 기술을 이용한 돌봄에 내재된 윤리적 문제를 토론하는 공적 담론의 기회가 증가했다.

1992년 1월 미국 병원인증협회(joint commission on accreditation of health care organization)는 병원 및 기타 의료 기관은 윤리 정책을 입안하고 의료 현장에서 발생하는 윤리적 갈등을 예방하고 해결하기 위한 조직을 운영할 것을 요구했고, 그 결과로 모든 대형 병원들과 대부분의 중소형 병원들이 윤리위원회를 구성하여 이 역할을 감당하게 했다. 즉, 1983년 대통령 자문위원회 보고에 따르면 윤리위원회가 조직된 병원은 1% 미만이었으나 1996년에는 85%에 이르는 4,000여 병원이 윤리위원회를 조직해 운영하고 있다. 물론 이 사건 이전에도 종교 단체가 운영하는 병원에서는 수십 년 전부터 병원윤리위원회를 운영하고 있었다. 이 위원회는 오늘날 우리가 이해하는 그런 윤리위원회가 아니라 특정 신앙의 구체적인 윤리적 입장을 의료 현장에 실천하려는 의도에서 조직되었다. 또한, 의학 연구와 관련된 인체 실험의 도덕성이 문제시되자 연구의 도덕성을 검토하는 연구윤리위원회(Institutional Review Boards, IRBs)가 이 이전부터 운영되고 있다.

국내에서도 역시 생명 의료의 놀라운 발전과 진료 환경의 변화, 개인의 권리에 대한 인식 신장 등의 이유로 윤리위원회가 태동했지만, 실질적으로는 대한병원협회의 병원 표준화 심사 지침에서 병원윤리위원회를 갖출 것을 요구함으로써 대부분의 병원이 윤리위원회를 갖고 있다. 그러나 그 활동은 사실상 미미한 실정이다.

개업 휴업 상태인 병원윤리위원회에 활력을 불어넣은 계기는 1997년 발생한 보라

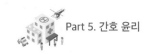

매 병원 사건에 대한 법원 판결에 의해서이다. 법원이 1심에서 이제까지 하나의 의료 관행으로 여겨온 의학적 충고에 반하는 퇴원을 허락한 담당 주치의와 전공의에게 살인죄를 적용하여 실형을 선고함으로써 병원은 위기감을 갖게 되었다. 이런 위기감에서 의사 일인이 단독으로 결정을 내리는 것보다 집단적인 결정을 함으로써 위험을 분산시킬 수 있는 윤리위원회에 의료인들이 눈을 돌리게 되었다. 실제로 한 연구에 따르면 한 대학 병원에서는 1996년에 윤리위원회를 조직했으나 2년 동안 한 번도 소집된 적이 없다가 1998년 보라매 병원에 대한 법원의 판결이 있은 직후부터는 정식으로 회의를 갖고 실제적인 사례에 대한 윤리 상담에 응했다고 한다.

병원윤리위원회와 관련된 실천적 물음은 크게 세 가지로 요약될 수 있다. 첫째, 윤리위원회는 어떤 역할과 기능을 수행할 것인가 하는 물음이다. 둘째, 누가 윤리위원회의 위원이 되어야 하느냐, 즉 위원회를 어떻게 구성할 것인가의 물음이다. 셋째, 실제로 윤리위원회를 어떻게 운영할 것인가의 물음이다. 오늘날 병원윤리위원회는 환자에 대한 최선의 이익을 절차적 공정성에서 찾고자 하는 일종의 집단적 의사 결정 기구라고 말할 수 있다.

병원윤리위원회의 기능은 다음과 같다.
- ㄱ 교육 기능
- ㄴ 정책 개발 및 심의 기능
- ㄷ 상담 및 자문 기능

미국이나 유럽의 병원윤리위원회들은 이 세 가지 영역의 업무를 모두 수행하기도 하고 하나 또는 두 가지 영역에 집중하기도 한다. 우리나라의 병원윤리위원회들은 주로 상담 및 자문 기능에 업무가 집중되어 있다.

병원윤리위원회 조직 및 구성은 일반적으로 위원장 1인과 병원과 이해관계가 없는 외부 위원 1인을 포함하여 5인 이상의 위원으로 구성하는 것을 권장한다.
- ㄱ 주요 심의 대상에 대한 의학적 심의 경험과 전문성에 있어 충분한 자격을 갖춘 자
- ㄴ 환자 및 그 가족의 권리와 복지를 지킬 수 있도록 조언할 수 있는 다양한 배경을 가진 자
- ㄷ 생명 윤리 및 관련 분야에서 활동하고 있거나 생명 윤리 및 관련 분야를 전공한 전문가 1인

ㄹ 법학, 법률 전문가 1인

ㅁ 병원과 이해관계가 없는 외부 위원 1인

위원 구성은, 성별이나 특정 전문 분야에 치우지지 않아야 하며, 차별적인 상황이 발생하지 않아야 한다. 병원윤리위원회는 무엇보다도 윤리의 차원을 고수해야 하며, 언제나 환자의 복지와 병원의 도덕적 성격에 관심을 가져야 한다.

3 간호 윤리학의 의의

현대 사회에서 과학과 의학의 발전은 인간의 건강 수준 향상과 생명 연장이라는 성과를 가져왔다. 하지만 기술과 윤리적 측면에서 새로운 갈등과 문제들을 야기했고, 간호사가 임상 현장에서 경험하는 윤리적 문제의 범위와 본질에도 변화를 가져왔다.

최근 의료 상황에서는 환자 인권의 중요성이 증가하고, 환자와 가족의 권리에 대한 의료인들의 책임이 확대되고 있다. 간호사는 환자의 옹호자로서 '환자 인권', '생명 존중' 등과 같은 윤리적 가치관의 충돌에 직면하고 있다. 이에 따라 한국 간호사 윤리 강령에서는 첨단 의과학 기술을 포함한 생명 과학 기술의 적용을 받는 간호 대상자를 돌볼 때 인간 생명의 존엄과 가치를 인식하고 보호하며, 첨단 생명 과학 기술의 적용에 대한 윤리적 문제에 대해 경계하고 대처하도록 규정하고 있다. 한국간호교육평가원에서도 간호사의 핵심 역량으로 간호 실무의 법적·윤리적 기준을 이해하고 실무에 통합할 수 있는 능력을 제시함으로써 간호사의 윤리적 판단 능력과 책임 인식을 강조하고 있다. 간호 윤리의 궁극적 원리는 변하지 않을지라도 간호사가 간호 현장에서 따라야 할 윤리 규칙이나 함양해야 할 품성은 시대와 환경에 따라, 특히 간호 환경의 변화에 따라 달라질 수밖에 없다.

현대 사회에서 간호 윤리가 중요한 이유는, 첨단 생명 과학 기술의 발달에 따라 의료 현장에서 간호사의 역할과 위치가 변화하고 있으며, 이로 인해 전문적이고 합리적인 판단과 책임 있는 행동이 요구되고 있고, 의료 지식과 기술의 발달로 새로운 가치관의 출현과 윤리적 갈등이 초래되고 있기 때문이다. 또한, 환자와 가족의 권리 주

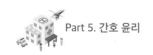

장에 대한 의료인들의 책임이 확대되고 있으며, 간호사에게 전문성 있는 책임감과 환자의 '옹호자' 역할이 요구되고 있기 때문이다. 따라서 간호 윤리는 학문적으로 계속 연구되어야 하며, 간호사가 임상 현장에서 지켜야 할 윤리가 무엇인지를 탐구하여 간호 윤리를 확립하는 것이 중요하다.

간호는 하나의 전문직으로서 '실천적 예술(practical art)'이다. 실천적 예술은 언제나 기술(skill)을 목적과 통합시키기에 수단과 목적에 관한 사유를 요구하며, 이런 사유는 필연적으로 윤리 물음으로 귀착하게 된다. 따라서 좋은 간호사에게는 간호학적인 기술뿐만 아니라 윤리적 사유 능력 및 도덕적 품성까지 요구된다. 즉, 간호사에게는 도구적 합리성뿐만 아니라 목적 내지 가치 자체를 분별할 수 있는 실천적 지혜가 필요하다.

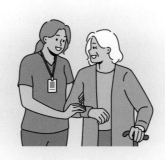

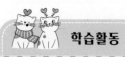

학습활동

1. 현대 사회에서 간호 윤리가 중요한 이유에 대해 설명해보자.

_____

_____

_____

_____

_____

_____

_____

2. 병원윤리위원회의 기능에 대해 설명해보자.

_____

_____

_____

_____

_____

_____

_____

_____

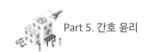
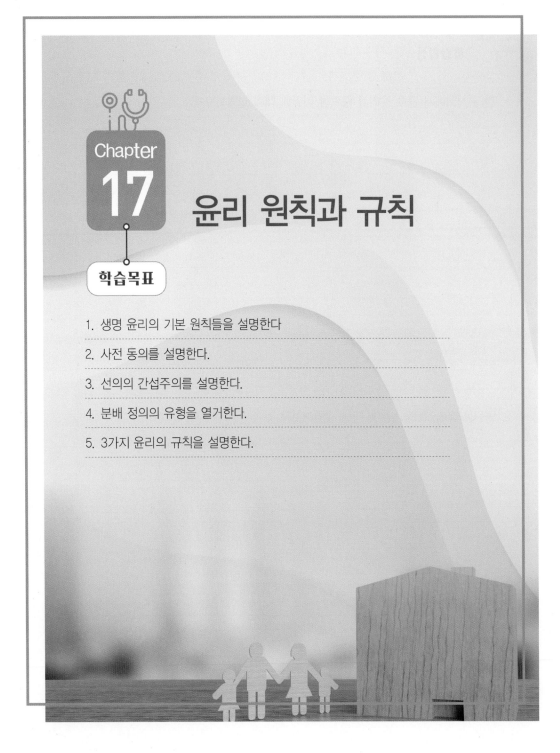

Chapter

17

윤리 원칙과 규칙

학습목표

1. 생명 윤리의 기본 원칙들을 설명한다

2. 사전 동의를 설명한다.

3. 선의의 간섭주의를 설명한다.

4. 분배 정의의 유형을 열거한다.

5. 3가지 윤리의 규칙을 설명한다.

1 생명 윤리의 기본 원칙들

1. 자율성 존중의 원칙

자율성 존중의 원칙은 자신이 생각한 대로 선택하고 행동할 권리를 존중한다는 의미이다. 모든 인간은 그 존엄성에 의해 자기 신체에 대한 고유한 권리를 가지며 자신에게 행해질 일에 대하여 결정할 권리를 갖고 있다. 간호에 있어 자율성의 원칙은 충분한 설명에 근거한 동의와 관련한 행위로 나타나며, 간호사의 설명 및 동의 의무와 연관된다고 할 수 있다. 사전 동의란 충분한 정보에 의한 동의라고 할 수 있다. 자율성을 존중하려면 환자의 자율적인 의사를 알아야 하며, 의료진은 의료 행위를 시작하기 전 충분한 정보를 전달하여 환자의 동의를 얻어야 한다.

대상자와 의료인의 관계에서 자율성 존중은 주로 진료나 간호 행위에서 대상자의 동의로 나타난다. 자율적인 행위는 자신들의 행위를 결정할 때 통제적 영향으로부터 벗어나 스스로 의도적으로 이해하면서 행위를 선택하고 의사 결정할 수 있는 능력을 말한다. 의료진은 적절한 의사소통으로 환자가 치료 과정에 참여할 수 있도록 도움을 주고 공유된 의사 결정을 해야 하며, 그 내용을 서면 기록으로 남겨두어야 한다.

또한, 자율성 존중의 원칙은 도덕적 고려에 의해 제한되기도 한다. 개인의 자율적인 결정이 공공의 건강을 해치거나 타인에게 위해를 가할 가능성이 있는 경우나 부족한 자원을 요구하는 경우 자율성을 제한받기도 한다. 동의를 얻어야 하는 대상자가 동의 능력이 없다면 대신 결정을 내려줄 대리인이 있어야 한다.

대리 결정에는 세 가지 표준이 있다.

첫째, '대리 판단 표준'이다. 이것은 다른 사람이 대상자를 대상으로 의사 결정을 내릴 때 대리인은 대상자가 원하는 기준을 가지고 결정해야 한다.

둘째, '순수 자율성 표준'이다. 이것은 대상자가 의사 표명을 상실하기 전에 표명한 견해를 대리인이 그대로 전달하는 것이다.

셋째, '환자 최선의 이익 표준'이다. 이것은 이용 가능한 대안을 고려하여 대상자에게 최선이라고 판단되는 대안을 결정하는 것이다.

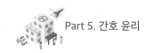

2. 악행 금지의 원칙

악행 금시의 원칙은 해(harm)를 일으키는 행위를 의도적으로 하지 않는 것이다. 우리가 타인에게 의도적으로 해를 입히거나 타인에게 해를 입히는 위험을 초래하는 것을 금지한다는 의미이며, 타인에게 해를 입히지 말아야 할 의무이다. 악행 금지의 규칙들은 타인에게 해를 가하지 말아야 한다는 점에서 행위에 대한 소극적 금지이다. 모든 의료인은 환자에게 '해'가 되는 행위를 하면 안 된다. 하지만 치료 과정에서 환자에게 무조건적인 통증이나 고통을 주는 행위에서는 환자에게 가해지는 위험과 고통을 최소화해야 한다. 즉, 환자의 선과 해의 크기를 따져서 결정하는 이중 효과의 원칙을 적용한다.

(1) 이중 효과의 원칙

좋은 결과와 나쁜 결과가 예견되는 하나의 행위가 도덕적으로 용인될 수 있는 경우, 네 가지 조건을 만족시켜야 한다. 첫째, 그 행위가 결과와 무관하게 본성상 좋은 행위이거나 최소한 가치 중립적이어야 한다. 둘째, 행위자의 나쁜 결과가 아니라 좋은 결과만을 의도하여야 한다. 셋째, 나쁜 결과가 좋은 결과를 위한 수단이 되어서는 안 된다. 넷째, 좋은 결과가 나쁜 결과를 능가하거나 최소한 같은 경우에는 허용될 수 있다.

3. 선행의 원칙

선행의 원칙은 대상자에게 피해를 주는 행위를 하지 않겠다는 것을 넘어서 적극적으로 돕겠다는 의미를 갖는 것이다. 선행은 발생할 수도 있는 해를 예방하거나 이미 일어난 해를 제거하여 도움을 주거나 선을 증진시키는 것이다.

(1) 선의의 간섭주의

적극적 선행은 대상자에게 이득을 제공하는 것이며 선의의 간섭주의로 알려져 있다. 선의의 간섭주의가 성립되려면 무엇이 대상자에게 선(good)이 될 것인지 알아야 한다. 선의의 간섭주의에 근거한 선행의 원칙은 무엇보다도 자율성 존중의 원칙과 상충한다는 문제점이 있다. 선행의 원칙이 강조되면 개인의 자율성이 침해를 받기 때문이다. 자율성을 침해하면서 선의의 간섭주의가 정당화되려면 환자의 치유에 도움이 되는 그에 능가하는 효용의 가치가 있어야 한다.

선의의 간섭주의 행위가 정당화되는 조건은 아래와 같다.(Beachamp, Childress 2001)

㉠ 환자는 예방 가능한 중대한 해를 입을 위험에 있다.

㉡ 선의의 간섭주의 행위는 아마도 그 해를 막아 줄 것이다.

㉢ 선의의 간섭주의 행위가 그 환자에게 가져다주는 이익은 그 환자에게 미치는 위험을 능가한다.

㉣ 자율성 제한을 대신할 합리적인 대안이 존재하지 않는다.

㉤ 이익을 보장하고 위험을 줄여주면서 자율성을 가장 적게 제한하는 대안이 채택된다.

4. 정의의 원칙

정의(justice)란 '사람들이 받아 마땅하고 그들에게 제공해야 할 공정하고 공평하고 적절한 대우'를 뜻한다. 간호에 있어 정의의 원칙은 의료 현장에서 희소 자원에 대한 분배를 어떻게 공정하게 하는가와 관련이 있다. 정의에 대한 다양한 개념 중에 생명 윤리 영역에서 필요로 하는 것은 '분배의 정의'이다. 제한된 자원들 중에서 무엇이 사람들에게 분배되어야 할 것인지 실질적인 분석과 판단이 필요하다. 전통적인 정의론에서 분배에 대한 기준은 능력에 따른 분배, 성과에 따른 분배, 투여된 노력에 따른 분배, 필요에 따른 분배가 있다.

- 능력에 따른 분배 : 사람들의 능력에 비례하여 더 많은 능력을 가진 자에게 더 많이 주는 것이 정당하다고 본다.
- 성과에 따른 분배 : 생산해낸 성과의 양에 따라 분배가 이루어져야 한다는 것으로 더 많은 생산자에게 더 많이 주는 것이 정당하다고 본다.
- 투여된 노력에 따른 분배: 더 많은 노력을 한 사람에게 더 많이 주는 것이 정당하다고 본다.

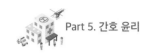

• 필요에 따른 분배 : 이익이나 혜택이 절실하게 필요한 사람에게 그것을 분배하는 것이 정의롭다고 본다. 그렇기 때문에 혜택을 받는 사람은 자신이 받은 혜택에 대한 비용을 지불해야 하는 것은 아니다.

비첨^{Tom Beauchamp}과 칠드레스^{James Childress}가 제시하는 분배적 정의에서 실질적인 원칙들은 조건부적인 성격을 띠고 있다. 공동체주의로 재해석한 정의는 단순히 공정한 기회를 제공할 뿐만 아니라 제한된 자원들 중에서 무엇이 사람들에게 분배되어야 할 것인지 실질적인 분석과 판단이 필요하다. 정의의 원칙에서는 의료 자원 할당 문제, 한 국가 예산 가운데 보건 의료 예산을 얼마나 할당할 것인지, 소요되는 비용을 누구에게 부담시킬 것인지, 최소한의 의료를 받을 권리의 문제 등을 논의해야 한다.

✚2 생명 윤리의 규칙들

1. 정직의 규칙

정직의 규칙(veracity rule)은 진실을 말해야 하는 의무이다. 정직의 규칙에서 포함되어야 하는 것은 다른 사람을 존중하고 선을 위해서 진실을 말해야 한다는 것이다. 정직의 원칙은 선의와 성실보다 구체적이다. 이는 환자와 다른 사람에게 진실만을 얘기하고 존중해야 한다는 의미이다. 윤리 행동의 기준이 되고 환자와 보호자 상호 작용 관계의 기본이 된다.

2. 신의의 규칙

신의의 규칙(confidentiality rule)은 간호사가 환자 개인의 의료 비밀을 보장하기 위해 최선을 다해야 한다는 것이다. 즉, 환자의 사생활 및 환자의 비밀을 지켜야 한다는 규칙이다. 나이팅게일 서약문, 한국 간호사 윤리 강령에도 이 내용이 포함되어 있다.

환자의 동의 또는 환자의 비밀 해제 요청이 있을 때를 제외하고 기밀성을 유지해야 하지만, 다음과 같은 상황에서는 법적인 예외로 본다.

- 기밀성을 지키는 것이 환자에게 해를 끼치는 응급 상황일 때
- 환자가 스스로를 위험하게 하거나 자신을 해하려 할 때(자살)
- 환자가 무능하거나 무력하여 환자를 위한 결정을 대리하여 내릴 제삼자가 필요할 때
- 확인된 제삼자의 심각한 위해 위험(예: 성병, 아동 또는 노인 학대)이 있을 때
- 정신 질환자의 구류 또는 입원 요청이 있을 때
- 많은 사람이 해를 입을 수 있는 심각한 위험에 처했을 때
- 법원의 명령

3. 성실의 규칙

성실의 규칙(fidelity rule)은 자신이 약속을 충실하게 지켜야 한다는 것이다. 환자에게 약속을 지킨다는 의미는 환자에게 기본적인 존중뿐만 아니라 간호 업무에 유능하고 전문적이며 충실하게 간호 표준을 준수하고 간호 업무를 수행해야 한다는 뜻이다.

3 윤리적 의사 결정

1. 윤리적 의사 결정이란

윤리적 의사 결정이란 간호사가 간호 업무 수행 중에 직면하게 되는 윤리적 딜레마 상황에서 실제로 행하는 윤리적 수행 및 실천적 행위를 의미한다. 윤리란 선과 악을 구분하는 원칙을 정하고 그 원칙을 적용하는 기법을 말한다. 의사 결정이란 여러

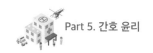

문제 해결 대안들 중에서 의사 결정자가 자신의 목적을 달성하는 데 있어 가장 좋은 대안이라고 생각되는 것을 선택하는 행위를 말한다. 임상 현장에서 많은 윤리적 딜레마 상황을 경험하고 있는 간호사는 복합적이며 다원적인 윤리적 책임 상황에 직면하게 되며, 이러한 상황에서 어떠한 태도와 행동을 택할 것인가에 대한 윤리적인 의사 결정을 내려야 한다. 그러므로 인간의 생명을 다루는 간호사는 임상에서 전문성, 권한, 자율성뿐만 아니라 윤리 의식이 강조되고 있으며, 윤리적 의사 결정을 판단하는 능력이 필요하다. 윤리적인 의사 결정에 대한 자신감을 키우기 위해서는 자신의 윤리적인 가치관, 상황 판단 능력, 문제 분석을 위한 윤리 이론을 기반으로 임상 실무에서 문제 해결 방안을 도출해야 한다.

비첨과 칠드레스는 윤리적 사고의 단계를 4단계로 제시했다.

첫째, 윤리적 판단과 행동의 단계이다. 이 단계에서 내리는 윤리적 결정은 윤리의 규칙에 의해 출현했다. 윤리적 규칙에서 옳고 그름의 상황을 알고 행동으로 선택할 것을 명시해준다.

둘째, 윤리 규칙의 단계이다. 윤리의 규칙은 보편적인 윤리의 원칙에서 많은 규칙이 나올 수 있다.

셋째, 윤리 원칙의 단계이다. 이 수준은 규칙에 비해 좀 더 일반적이고 기본적이다. 윤리의 원칙은 윤리 이론에 의해서 유도되는 일반적이며 기본적인 진리와 법칙이며, 보편적이고 누구나 공공연하게 알고 있는 원칙이다.

넷째, 윤리적 사고의 마지막 단계는 윤리 이론 단계이다. 윤리 이론은 가장 이론적이고 보편적인 수준의 윤리적 판단, 사고로써 규칙과 원칙의 근거가 되며 개인이나 집단의 도덕적 규범이나 규범 이론을 가리키기도 한다.

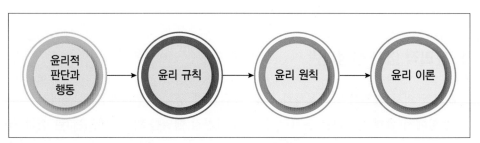

그림 17-1_ 윤리적 사고 4단계

2. 윤리적 의사 결정 모형

카메론Cameron이 개발한 'Vavle(가치), Be(모습), do(행동) 윤리적 의사 결정 모형'은 윤리적 갈등을 해결하기 위해 만든 모형이다. 돌봄과 정의의 의사 결정 모형은 돌봄의 윤리와 원칙주의를 통합시킨 모형이다. 이 모형에서는 덕 윤리에서 근거한 아리스토텔레스 유형의 질문을 제시하고 있다. 돌봄의 지침으로 옹호, 동정, 가치, 덕을 포함하고 있으며, 정의의 지침으로 자율성, 공평성, 보편성, 유용성을 포함하고 있다.

이 모형에서 제기하는 질문은 세 가지이다. '나는 무엇에 가치를 두는가?', '나는 무엇이 되어야 하는가?', '나는 무엇을 해야 하는가?'이다. 이 모형은 인간의 경험과 사회 문화에 적용시키기 때문에 실제적이라고 할 수 있다. 이 모형의 세 가지 질문은 매일 사용하는 일상적인 언어로 구성되어 있어 임상 현장에서 실제적이고 구체적인 윤리적 의사 결정을 내릴 수 있다.

[질문 1] 나는 무엇에 가치를 두는가?(What should I value?)

첫 번째 질문에서 연구자들은 보다 크고 목적 있는 삶의 형상으로서 의미를 부여할 수 있는 덕목을 개발하고자 했다. 진행되는 근거에서 돌봄, 정의, 해를 끼치지 않는 것, 선을 베푸는 것, 진실을 말하는 것과 같이 인생에 의미를 주고 윤리적으로 정당한 가치를 개발한다.

[질문 2] 나는 무엇이 되어야 하는가?(What should I be?)

두 번째 질문에서 연구자들은 질문 1에 반응해서 개발된 덕목과 조화를 이루어 살아감으로써 통합성을 가지고 행동하는 선한 사람이 되기를 원했다. 이러한 행동은 아리스토텔레스의 도덕적 덕과 통합된다. 질문 1에서부터 나오는 가치에 따라서 통합성을 가지는 탁월한 인격을 개발한다.

[질문 3] 나는 무엇을 해야 하는가?(What should I do?)

세 번째 질문에서 연구자들은 첫 번째에서 나온 가치를 설명하고 두 번째 질문에서 그들이 되어야 한다고 생각하는 사람과 실제적인 해결책을 개발하기를 원했다. 이러한 합리적인 행동은 아리스토텔레스의 계산적 논변과 유사하다. 이 과정에서 의무론(옳은 행동)과 결과론(좋은 결과)에 균형을 맞추었다. 윤리적 갈등에 직면할 때, 첫 번째 질문과 두 번째 질문에서 나온 반응과 옳은 행동과 옳은 결과를 고려하여 해결책을 개발한다.

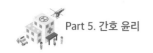

김현경(2002)의 연구에서 중환자실 대상 윤리적 딜레마 사례에 대한 Value, Be, do 윤리적 의사 결정 모형 분석 결과는 다음 〈표 17-1〉과 같다.

📝 표 17-1_ '말기 환자에게 사실을 말해야 하는 경우' 사례에 대한 의사 결정

간호사	Value	Be	Do
1	· 자신의 병을 알고 정리하도록 하는 것	· 생을 정리하도록 도와주는 간호사	· 진실을 말하고 호스피스 간호 제공
2	· 환자의 안위를 보호하며 진실을 알리는 것	· 삶과 죽음의 의미를 아는 간호사	· 사실을 말하고 희망을 줌
3	· 사실을 알려주는 것	· 환자, 보호자 상태를 고려하여 설명하는 간호사	· 사실을 알리고 정서적인 지지 제공
4	· 환자의 알 권리	· 환자와 보호자의 정서적 지지자	· 사실을 말함
5	· 환자의 알 권리를 존중하는 것	· 환자와 보호자에게 진실을 말하는 간호사	· 보호자의 요구에 따름
6	· 보호자의 의견 존중	· 환자의 고민을 들어주고 중재하는 간호사	· 보호자와 환자 사이의 대화 유도
7	· 환자의 알 권리를 보호하는 것	· 환자에게 감정 이입하는 간호사	· 환자의 죽음 수용을 도움
8	· 환자가 가장 원하는 방법을 선택하는 것	· 환자에게 사실을 알리고 사실을 수용하도록 돕는 사람	· 가족과 보람 있는 시간을 보내도록 환자에게 사실을 알림
9	· 병명을 알고 앞의 일을 준비하도록 하는 것	· 보호자와 의사에게 사실을 알릴 것을 권유하는 사람	· 보호자와 의사에게 사실을 알릴 것을 권유
10	· 환자에게 죽음을 준비할 기간을 주는 것	· 정신적 지지자, 상담자	· 죽음을 수용하도록 환자를 돕고, 환자와 가족을 사회적·정서적으로 지지
11	· 환자의 알 권리 보호	· 사실을 알리고 정서적으로 지지하는 간호사	· 직접 알리지 않고 의사와 보호자에게 알리도록 설득
12	· 환자, 보호자의 입장 존중	· 환자와 보호자의 고통 이해자, 의사의 협력자	· 보호자가 사실을 알리도록 권유, 환자에게 정서적 지지
13	· 생을 정리하고 죽음을 준비할 권리를 보호	· 보호자에게 사실을 알리도록 권유하는 중재자	· 환자에게 사실을 알리고 최선의 간호 제공
14	· 환자의 의지대로 살아갈 권리 존중	· 정보 제공자, 교육자, 상담자	· 직접 알리지 않고 보호자에게 환자의 알 권리를 주지시킴
15	· 환자의 알 권리	· 환자의 옹호자, 대변인	· 보호자를 설득
16	· 환자의 알 권리, 삶을 정리할 기회를 제공하는 것	· 포용력과 이해력을 가진 능숙한 대화자	· 가족을 설득

출처: 김현경(2002)의 연구에서 중환자실 대상 윤리적 딜레마 사례

학습활동

1. 생명 윤리 기본 원칙 4가지를 설명해보자.

_____

_____

_____

_____

_____

_____

_____

2. 생명 윤리 규칙 3가지를 설명해보자.

_____

_____

_____

_____

_____

_____

_____

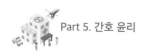

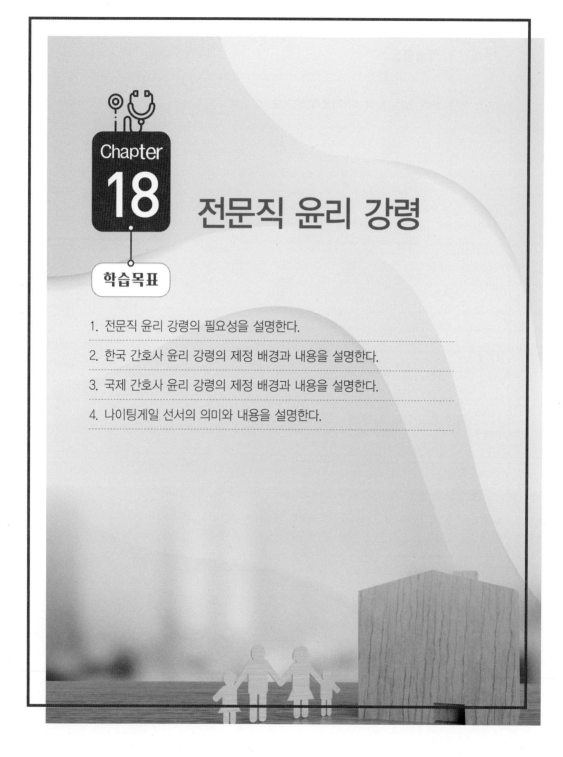

Chapter

18

전문직 윤리 강령

학습목표

1. 전문직 윤리 강령의 필요성을 설명한다.

2. 한국 간호사 윤리 강령의 제정 배경과 내용을 설명한다.

3. 국제 간호사 윤리 강령의 제정 배경과 내용을 설명한다.

4. 나이팅게일 선서의 의미와 내용을 설명한다.

1 전문직 윤리 강령

전문직 집단은 전문 지식과 사회가 인정하는 가치와 자율성을 지녀야 한다. 이를 유지하기 위해서는 윤리적인 방향성이 제시되어야 한다. 여기서 전문직 집단의 구성원이 따라야 하는 윤리적인 가치와 행동을 규정할 필요가 있는데, 이를 규정한 것을 윤리 강령(codes of ethics)이라고 한다.

윤리 강령은 전문직의 직업적 자율을 행사하기 위한 수단으로 활용될 뿐 법적인 강제성을 띠지는 않는다. 일반적으로 윤리 강령은 전문직의 책임과 의무의 내용을 사회에 공표하는 역할을 하며, 전문직의 윤리적 문제에 대한 최소한의 지침을 제공할 수 있도록 간결한 형태로 제시된다. 따라서 어떠한 상황에 따른 개별적인 지침을 제시하기보다는 광범위한 방향성을 제시하며, 사회적인 변화가 있을 경우 개정을 통해 변화할 수 있는 가능성을 지닌다.

특히, 의료인은 인간의 생명을 다루는 역할을 하므로 타 전문직에 비해 전문직으로서의 권한, 책임감, 자율성, 전문성뿐 아니라 고도의 직업 윤리가 필요하다. 간호사는 의료인에 속하며, 간호사에게는 간호학적 지식 및 기술과 더불어 윤리적으로 생각하는 능력과 도덕적인 측면이 강조되고 있다. 따라서 윤리 강령에 따라 의료 현장에서 직면하는 여러 상황에서 윤리 강령을 통해 행동의 방향성을 찾아가야 할 필요가 있다. 하지만 간호사 윤리 강령은 간호 업무 수행 중 일어나는 윤리적 딜레마를 해결해 줄 수는 없다. 단지 간호와 관련된 윤리적 문제를 해결해 나가기 위한 출발점과 방향성을 제공하는 역할을 한다.

2 한국 간호사 윤리 강령

한국 간호사 윤리 강령은 1966년 대한간호협회 내 윤리위원회가 발족된 후 제정하여 1972년 5월 12일 국제 간호사의 날에 공포했다. 대한간호협회는 사회적

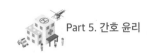

변화에 따라 한국 간호사 윤리 강령을 개정해 나가고 있으며, 1983년 1차 개정, 1995년 2차 개정, 2006년 3차 개정, 2013년 4차 개정을 거쳐 현재 2023년 2월 5차 개정이 진행되었다.

한국 간호사 윤리 강령은 서문과 '간호사와 대상자', '전문인으로서 간호사의 의무', '간호사와 협력자' 3개 영역에 따른 16개 각론으로 구성되어 있다.

'간호사와 대상자' 영역에는 '평등한 간호 제공', '개별적 요구 존중', '사생활 보호 및 비밀 유지', '알 권리 및 자기 결정권 존중', '취약한 간호 대상자 보호', '건강 환경 구현', '인간의 존엄성 보호'의 각론이 들어 있다. 전문인으로서 간호사의 의무 영역에는 간호 표준 준수, 교육과 연구, 정책 참여, 정의와 신뢰의 증진, 안전을 위한 간호, 건강 및 품위 유지에 대한 내용이 있다. 마지막으로 '간호사와 협력자'에는 관계 윤리 준수, 간호 대상자 보호, 첨단 생명 과학 기술 협력과 경계에 관한 내용이 있다. 특히, '인간의 존엄성 보호'는 2023년 신설되었으며 '정책 참여'는 기존의 '전문적 활동'에 해당하는 부분이 일부 수정되었고, '첨단 생명 과학 기술 협력과 경계'는 '생명 과학 기술과 존엄성 보호'에 해당하는 부분이 수정되었다.

한국 간호사 윤리 강령

제정	1972. 5. 12.
개정	1983. 7. 21.
	1995. 5. 25.
	2006. 2. 23.
	2013. 7. 23.
	2023. 2. 28.

간호의 근본 이념은 인간 생명을 존중하고 인권을 지키는 것이다.

간호사의 책무는 인간 생명의 시작부터 삶과 죽음의 전 과정에서 간호 대상자의 건강을 증진하고, 질병을 예방하며, 건강을 회복하고, 고통이 경감되도록 돌보는 것이다.

간호사는 간호 대상자의 자기 결정권을 존중하고, 간호 대상자 스스로 건강을 증진하는 데 필요한 지식과 정보를 획득하여 최선의 결정을 할 수 있도록 돕는다.

이에 대한간호협회는 국민의 건강과 안녕에 이바지하는 전문직 종사자로서 간호사의 위상과 긍지를 높이고 윤리 의식의 제고와 사회적 책무를 다하기 위하여 이 윤리 강령을 제정한다.

I. 간호사와 간호 대상자

1. 평등한 간호 제공

간호사는 간호 대상자의 국적, 인종, 종교, 사상, 연령, 성별, 정치적·사회적·경제적 지위, 성적 지향, 질병, 장애, 문화 등의 차이에 관계없이 평등하게 간호한다.

2. 개별적 요구 존중

간호사는 간호 대상자의 관습, 신념 및 가치관에 근거한 개인적 요구를 존중하여 간호하는 데 최선을 다한다.

3. 사생활 보호 및 비밀 유지

간호사는 간호 대상자의 개인 건강 정보를 포함한 사생활을 보호하고 비밀을 유지하며, 간호에 필요한 최소한의 정보 공유를 원칙으로 한다.

4. 알 권리 및 자기 결정권 존중

간호사는 간호의 전 과정에 간호 대상자를 참여시키며 충분한 정보 제공과 설명으로 간호 대상자가 스스로 의사 결정을 하도록 돕는다.

5. 취약한 간호 대상자 보호

간호사는 취약한 환경에 처해 있는 간호 대상자를 보호하고 돌본다.

6. 건강 환경 구현

간호사는 건강을 위협하는 사회적 유해 환경, 재해, 생태계의 오염으로부터 간호 대상자를 보호하고, 건강한 환경을 보전·유지하는 데 적극적으로 참여한다.

7. 인간의 존엄성 보호

간호사는 첨단 의과학 기술을 포함한 생명 과학 기술의 적용을 받는 간호 대상자를 돌볼 때 인간 생명의 존엄과 가치를 인식하고 간호 대상자를 보호한다.

II. 전문인으로서 간호사의 의무

8. 간호 표준 준수

간호사는 모든 업무를 대한간호협회 간호 표준에 따라 수행하고 간호에 대한 자신의 판단과 행위에 책임을 진다.

9. 교육과 연구

간호사는 간호 수준의 향상과 근거 기반 실무를 위한 교육과 훈련에 참여하고, 간호 표준 개발 및 연구에 기여한다.

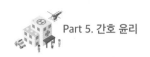

10. 정책 참여

간호사는 간호 전문직의 발전과 국민 건강 증진을 위해 간호 정책 및 관련 제도의 개선 활동에 적극적으로 참여한다.

11. 정의와 신뢰의 증진

간호사는 의료 자원의 분배와 간호 활동에 형평성과 공정성을 유지함으로써 사회의 공동 선과 신뢰를 증진하는 데에 기여한다.

12. 안전을 위한 간호

간호사는 간호의 전 과정에서 간호 대상자의 안전을 우선시 하며, 위험을 최소화하기 위한 조치를 취해야 한다.

13. 건강 및 품위 유지

간호사는 자신의 건강을 보호하고 전문인으로서의 긍지와 품위를 유지한다.

III. 간호사와 협력자

14. 관계 윤리 준수

간호사는 동료 의료인이나 간호 관련 종사자와 협력하는 경우 상대를 존중과 신의로서 대하며, 간호 대상자 및 사회에 대한 윤리적 책임을 다한다.

15. 간호 대상자 보호

간호사는 동료 의료인이나 간호 관련 종사자에 의해 간호 대상자의 건강과 안전이 위협받는 경우, 간호 대상자를 보호하기 위한 적절한 조치를 취한다.

16. 첨단 생명 과학 기술 협력과 경계

간호사는 첨단 생명 과학 기술을 적용한 보건 의료 연구에 협력함과 동시에, 관련 윤리적 문제에 대해 경계하고 대처한다.

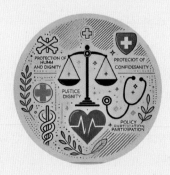

3 한국 간호사 윤리 선언과 윤리 지침

전문직은 높은 윤리성을 가진다. 해당 전문직의 윤리성을 사회적으로 선언하는 것을 윤리 선언이라 한다. 해당 전문직에 종사하는 자가 윤리 강령과 윤리 선언을 바탕으로 갖추어야 하는 윤리적 자세와, 실천이 가능한 윤리적인 행동을 구체적으로 제시한 것을 윤리 지침이라고 한다.

2004년 한국 간호사 윤리 강령을 개정하는 과정에서 윤리 선언과 윤리 지침의 필요성이 대두되었고, 포괄적인 내용을 담고 있는 윤리 강령에 비해 실제 업무에서 대면하게 되는 윤리적 딜레마를 분석하여 이에 대한 윤리적인 행동 지침과 교육을 목적으로 한 윤리 지침을 제정하게 되었다. 2006년 '한국 간호사 윤리 선언' 제정 이후 2007년 2월 '한국 간호사 윤리 지침'을 제정하여 간호사들의 윤리적 의사 결정에 도움을 주었다. 이후 '한국 간호사 윤리 강령'이 개정됨에 따라 '한국 간호사 윤리 선언'과 '한국 간호사 윤리 지침'도 지속적으로 개정을 진행했다.

한국 간호사 윤리 선언

제정 2006. 2. 23.
개정 2014. 2. 19.
개정 2023. 2. 28.

우리 간호사는 인간 생명을 존중하고 인권을 지킴으로써 국가와 인류 사회에 공헌하는 숭고한 사명을 부여받았다.

이에 우리는 국민의 건강 증진과 안녕 추구를 간호 전문직의 본분으로 삼고 이를 실천할 것을 다음과 같이 다짐한다.

우리는 어떤 상황에서도 간호 전문직으로서의 명예를 지키고 품위를 유지하며, 국민 건강 지킴이의 역할에 최선을 다한다.

우리는 인간 생명에 영향을 줄 수 있는 첨단 의과학 기술을 포함한 생명 과학 기술을 적용하는 것에 대해 윤리적 판단을 견지하며, 부당하고 비윤리적인 의료 행위에는 참여하지 않는다.

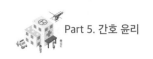
우리는 간호의 질 향상을 위해 노력하고, 모든 보건 의료 종사자의 고유한 역할을 존중하며 국민 건강을 위해 상호 협력한다.

우리는 이 다짐을 성실히 지킴으로써 간호 전문직으로서의 사회적 소명을 완수하기 위해 최선을 다할 것을 엄숙히 선언한다.

한국 간호사 윤리 지침

제정 2007. 2. 23.
개정 2014. 2. 19.
개정 2023. 2. 28.

제1장 총 칙
제1조 목적
제2조 제반 법령 준수
제2장 일반적 윤리
제3조 간호사의 사명
제4조 인간 존엄성 및 인권 존중
제5조 윤리적 간호 제공
제6조 건강 및 품위 유지
제3장 간호 대상자에 대한 윤리
제7조 평등한 간호 제공
제8조 개별적 요구 존중
제9조 인격 존중과 사생활 보호)
제10조 비밀 유지)
제11조 의무 기록 관리 책임)

제12조 알 권리 존중)
제13조 자기 결정권 존중)
제14조 취약한 간호 대상자 보호)
제15조 건강한 환경 구현)
제16조 인간 존엄성 보호와 생명 과학 기술)
제17조 장기 이식과 간호)
제18조 연명 의료와 간호)
제19조 말기 및 임종 과정의 간호)
제4장 전문직으로서의 윤리
제20조(간호 표준 준수)
제21조(자율성과 책임)
제22조(간호 업무의 위임)
제23조(옹호자 역할 수행)
제24조(비윤리적 행위 거부)

제25조(비윤리적 행위 보고)
제26조(비공인 간호 행위 금지)
제27조(간호사의 자기 계발)
제28조(간호 연구 활동)
제29조(전문직 단체 활동)
제30조(건강 정책 참여)
제31조(정의와 신뢰의 증진)
제5장 협력자에 대한 윤리
제32조(보건 의료인의 존중과 협력)
제33조(대외 협력)
제34조(첨단 생명 과학 기술 협력과 경계)

제1장 총 칙

제1조(목적) 이 '한국 간호사 윤리 지침'(이하 '지침'이라 한다.)의 목적은 대한간호협회가 제정한 '한국 간호사 윤리 선언'과 '한국 간호사 윤리 강령'의 정신을 실천하기 위한 구체적 행동 지침을 마련함으로써 국민의 건강 및 안녕을 증진하고 인권 신장에 기여하는 데 있다.

제2조(제반 법령 준수) 이 지침은 국제적으로 공인된 간호 윤리에 관한 선언·강령·지침과 대한민국의 관련 법령, 대한민국 정부가 조인하거나 승인한 관련 조약과 국제 협약 등을 준수한다.

334

제2장 일반적 윤리

제3조(간호사의 사명) 간호사는 인간 생명의 존엄성을 존중하고 인권을 지키며, 간호 대상자의 건강과 안녕을 증진하는 것을 사명으로 한다.(본 지침에서 간호 대상자는 개인, 가족, 지역 사회를 포함한다.)

제4조(인간 존엄성 및 인권 존중)

① 간호사는 어떠한 이유로도 인간을 수단으로 이용해서는 안 되며, 목적 자체로 대우해야 한다.

② 간호사는 인간의 윤리적, 법적 권리를 존중하고 지켜야 한다. 특히 다음 각 호의 인권을 존중해야 한다.

　1. 인간은 인간으로서 존중받으며 태어날 권리가 있다.

　2. 인간은 존엄하게 죽음을 맞이할 권리가 있다.

　3. 인간은 자신의 신체를 침해받지 않을 권리가 있다.

　4. 인간은 건강한 삶을 영위할 권리가 있다.

제5조(윤리적 간호 제공)

① 간호사는 인간 생명의 존엄과 가치, 간호 대상자의 최선의 이익을 위해 행동해야 한다.

② 간호사는 간호 대상자의 알 권리와 자기 결정권을 존중하고, 간호 대상자에게 충분한 정보를 제공하여 최선의 결정을 할 수 있도록 도와야 한다.

③ 간호사는 어떠한 경우라도 간호 대상자에게 해를 끼치는 행위를 해서는 안 된다.

④ 간호사는 선의를 가지고 성실하게 간호 대상자에게 최선의 간호를 제공하도록 노력해야 한다.

⑤ 간호사는 간호 대상자에게 공정하고 공평하게 간호를 수행해야 한다.

제6조(건강 및 품위 유지)

① 간호사는 민주 사회의 시민으로서 갖추어야 할 품위와 명예를 지키고, 법과 사회 상규가 요구하는 사항을 준수해야 한다.

② 간호사는 신체적, 정신적, 사회 심리적, 영적으로 건강한 생활을 유지해야 한다.

③ 간호사는 음주, 마약 및 향정신성 약물 사용 상태에서 간호 행위를 해서는 안 된다.

④ 간호사는 간호 행위와 일상 생활, 인터넷, 소셜 미디어 활동에서도 전문직으로서 간호사의 품위 유지와 이미지 향상에 힘써야 한다.

⑤ 간호사는 교차 감염이나 의인성 질병이 발생하지 않도록 자신의 위생 관리를 철저히 해야 한다.

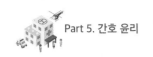

⑥ 간호사는 자신의 직위를 이용하여 특혜나 정당하지 않은 이익을 취하여서는 안 된다.

⑦ 간호사는 간호 대상자가 성적 접촉으로 오인하거나 유도될 수 있는 행동을 피하고 사적 관계를 형성해서는 안 된다.

⑧ 간호사는 간호직의 품위를 손상시키는 동료의 행위를 묵인해서는 안 된다.

제3장 간호 대상자에 대한 윤리

제7조(평등한 간호 제공)

① 간호사는 간호 대상자의 국적, 인종, 연령, 성별, 정치적·사회적·경제적 지위, 성적 지향 등의 차이에 관계없이 평등하게 간호해야 한다.

② 간호사는 간호 대상자의 질병과 장애의 종류와 정도 등의 차이에 관계없이 평등하게 간호해야 한다.

③ 간호사는 간호 대상자의 종교와 신념, 사상의 자유를 존중하여야 하며, 이와 관계없이 평등하게 간호해야 한다.

제8조(개별적 요구 존중)

① 간호사는 간호 대상자의 신체적, 사회적, 심리적, 영적 요구에 따라 개별적으로 간호해야 한다.

② 간호사는 간호 대상자의 관습과 문화의 다양성, 그리고 가치관에 근거한 개인의 요구를 존중하여 간호해야 한다

제9조(인격 존중과 사생활 보호)

① 간호사는 간호 대상자가 인격을 지닌 존재로 대우받는 치료 환경을 조성하고 이를 유지하도록 도와야 한다.

② 간호사는 간호 대상자와의 대화와 간호 처치 및 개인위생 시 사생활이 보호되도록 노력해야 한다.

③ 간호사는 간호 관련 종사자와 간호 학생 등이 간호 대상자의 사생활을 보호하도록 교육하고 지도해야 한다.

④ 간호사는 간호 대상자의 사생활에 대한 정보가 인터넷이나 소셜 미디어 등을 통해 유출되지 않도록 보호해야 한다.

⑤ 간호사는 유전 정보, 생체 인식 정보를 포함한 개인 건강 정보 보호 원칙을 준수하여 건강 정보의 분실, 도난, 유출, 위조, 변조, 훼손 등을 방지하며, 간호 대상자가 정보 주체로서 자신의 권리를 보호받을 수 있도록 도와야 한다.

제10조(비밀 유지)

① 간호사는 간호 대상자나 가족, 보건 의료인에게서 전달받은 사항뿐 아니라 간호사가 행한 것, 관찰한 것, 들은 것, 이해한 것 등 간호 대상자에 대한 비밀을 유지해야 한다.

② 간호사가 간호 대상자에 대한 최선의 치료 및 간호를 위해 필요한 정보에 한해서만 의료진과 공유해야 한다.

③ 간호사는 인수인계와 보고 시 간호 대상자의 개인 정보가 관계자 이외의 타인에게 노출되지 않도록 주의해야 한다.

④ 간호사는 학술 집담회의 사례 발표나 학술 연구 및 조사 등에서 간호 대상자의 개인 정보를 공개해서는 안 된다.

⑤ 간호사는 간호 대상자가 자신이나 타인에게 해를 가할 우려가 있다고 판단될 때는 법령이 허용하는 범위 안에서 관계자에게 필요한 정보를 제공할 수 있다.

⑥ 간호사는 간호 대상자의 동의 없이 간호나 치료 상황을 녹음·촬영하여 공개하는 행위를 하지 않아야 하고, 그러한 상황을 묵인해서도 안 된다.

⑦ 간호사는 간호 관련 종사자 및 간호 학생 등에게 간호 대상자의 비밀을 보장하도록 교육하고 지도해야 한다.

제11조(의무 기록 관리 책임)

① 간호사는 의무 기록, 전자 의무 기록 및 건강 기록부 등 간호 대상자에 대한 기록을 신중하고 엄격하게 관리해야 한다.

② 간호사는 간호 수행 직후 사실에 근거하여 진실하고 성실하게 의무 기록을 작성해야 하며, 고의로 위조, 변조, 누락, 추가 등을 해서는 안 된다.

③ 간호사는 의무 기록 등에 대해 사실과 다른 허위 기록 및 수정을 요구받을 경우 이를 거부해야 한다.

④ 간호사는 적법한 의무 기록 규정을 준수해야 한다.

제12조(알 권리 존중)

① 간호사는 간호 대상자가 자신의 건강 상태나 자신에게 수행되는 치료와 간호에 대해 정확한 정보를 알 권리가 있음을 인정하고 이를 존중해야 한다.

② 간호사는 간호를 제공할 때 간호 대상자의 요구와 관심, 교육 정도, 연령, 심신 상태, 이해 능력 등을 고려하여 간호의 목적, 방법, 기대되는 결과와 그에 따르는 위험성 등 충분한 정보를 제공해야 한다.

③ 간호사는 간호 대상자가 간호 전문직의 권한과 책임을 벗어나는 정보를 요구할 때 관계자의 도움을 받을 수 있도록 주선해야 한다.

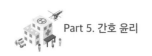

제13조(자기 결정권 존중)

① 간호사는 간호 대상자가 자신에게 수행되는 진료 및 간호에 대해 충분한 정보를 가지고 의사 결정에 참여할 권리를 존중해야 한다.

② 간호사는 간호 대상자가 제반 간호에 대하여 선택하거나 거부할 권리가 있음을 알려야 한다.

③ 간호사는 간호 대상자가 위해를 당하지 않고 최선의 이익이 되는 결정을 할 수 있도록 지지해야 한다.

④ 간호사는 간호 대상자가 의사 결정 능력이 없거나 부족한 경우, 의사 결정을 할 수 없는 경우, 미성년자인 경우, 기타 이에 상응하는 경우에는 법정 대리인 또는 성년 후견인의 동의 과정을 확인해야 한다.

⑤ 간호사는 간호 대상자의 가족을 간호의 동반자로 인정해야 하며, 간호 대상자의 치료와 간호 등에 대해 설명하고 의사 결정을 하는 과정에서 가족의 참여를 존중해야 한다.

제14조(취약한 간호 대상자 보호)

① 간호사는 노인, 아동, 장애인, 시설 수용자, 불법 체류자, 정신 질환자, 빈곤자, 다문화 가족 등 자신의 권익을 위한 주장과 의사 결정이 어려운 취약한 대상자의 인권을 옹호해야 한다.

② 간호사는 취약한 환경에 처해 있는 간호 대상자들이 의료 자원의 분배나 진료 및 간호의 우선순위 결정 등에서 불공정한 대우를 받지 않도록 그들의 권익을 대변해야 한다.

③ 간호사는 취약한 환경에 처해 있는 간호 대상자가 신체적, 정신적, 성적 학대를 받지 않고 인권이 침해되지 않도록 감시하고 보호해야 한다.

④ 간호사는 취약한 환경에 처해 있는 간호 대상자를 대상으로 연구가 이루어지는 경우, 기관생명윤리위원회의 승인 여부를 확인하고, 취약한 대상자 보호를 위한 연구 윤리 지침 준수 여부를 감시해야 한다.

제15조(건강한 환경 구현)

① 간호사는 간호 대상자의 생명과 안전을 보전하는 건강한 환경의 유지와 제도 개선을 위해 노력해야 한다.

② 간호사는 간호 대상자의 생명과 안전을 위협하는 감염이나 사고 발생 등의 위험이 있는 의료 환경을 간과해서는 안 되며, 이를 방지하기 위한 적절한 관리와 조치를 취해야 한다.

③ 간호사는 감염병이나 재해 위험, 사회적 위해 환경, 생태계의 오염 등으로부터 간호 대상자의 생명과 안전을 보호하고, 재난 발생 시 개인 또는 집단으로 구호 활동을 수행해야 한다.

제16조(인간 존엄성 보호와 생명 과학 기술)

① 간호사는 급변하는 생명 과학 기술의 발전에 대한 올바른 가치관을 정립하고 인간을 중심으로 하는 간호에 관심을 두어야 한다.

② 간호사는 새로운 생명 과학 기술을 적용받는 간호 대상자를 돌볼 때 해당 과학 기술의 목적, 이득, 한계 등을 인식하고 간호 대상자를 보호해야 한다.

③ 간호사는 기증에 의한 인공수정, 시험관 아기, 대리 출산 등 보조 생식술 사용이 윤리·도덕적으로 정당한 선택인지 확인해야 한다.

④ 간호사는 유전자 검사나 유전자 치료와 관련해서 유전 정보의 복제, 편집, 유출 등이 인간 생명의 존엄성을 침해할 가능성을 인지하고 간호 대상자를 보호해야 한다.

제17조(장기 이식과 간호)

① 간호사는 잠재적 장기 기증자에게서 장기 및 조직의 이식에 대한 동의 여부를 확인하고, 기증 결정자가 경제적, 사회적, 심리적 조건에 영향을 받지 않고 자유롭게 결정할 수 있도록 도와야 한다.

② 간호사는 다양한 이해관계인들과 협력적 의사소통을 통해, 관련 법령의 범위 내에서 기증자와 수혜자 모두의 권익을 위한 돌봄을 수행해야 한다.

③ 간호사는 장기 및 조직 이식 과정에서 장기 및 조직 등을 매매하거나 이러한 행위의 교사·알선·방조 사실을 알게 된 경우, 이를 관련 부서나 기관에 신고해야 한다.

제18조(연명 의료와 간호)

① 간호사는 간호 대상자의 존엄성 유지와 최선의 이익을 위한 연명 의료 결정이 될 수 있도록 간호 대상자를 지지하고 간호 대상자와 가족, 의료진과의 의사소통을 촉진해야 한다.

② 간호사는 간호 대상자의 연명 의료 결정과 이행의 과정에서 윤리적 갈등이 발생했을 때, 적절한 해결책을 마련하기 위해 병원 윤리위원회 등 자원을 연계하고 관련 활동에 참여할 수 있다.

제19조(말기 및 임종 과정의 간호)

① 간호사는 말기 및 임종 과정에 있는 간호 대상자에게 동반자 역할을 수행함으로써 인간의 존엄성을 유지할 수 있도록 돌본다.

② 간호사는 말기 및 임종 과정에 있는 간호 대상자나 가족, 대리인이 호스피스·완화 간호를 요구할 때 이를 제공해야 한다.

③ 간호사는 임종 과정에 있는 간호 대상자에게도 수분과 영양 공급 등 생명 유지에 필요한 기본적인 간호와 적절한 돌봄을 제공해야 한다.

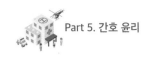

제4장 전문직으로서의 윤리

제20조(간호 표준 준수)

　간호사는 간호 지식과 기술을 바탕으로 대한간호협회에서 인정한 간호 표준에 따라 모든 간호 업무를 수행해야 한다.

제21조(자율성과 책임)

　① 간호사는 자신의 전문적인 판단과 자율적 의사 결정을 통해 간호를 수행해야 한다.

　② 간호사는 자신이 수행한 간호에 대해 그 정당성을 설명하고 책임질 수 있어야 한다.

제22조(간호 업무의 위임)

　① 간호사는 간호 행위를 위임할 경우 업무의 특성과 위임받는 자의 자격 및 업무 능력을 고려하여야 한다.

　② 간호사는 위임하는 간호 업무의 범위와 책임 소재 등을 명확히 정해야 한다.

　③ 간호사는 무면허자나 무자격자에 의한 간호 행위를 묵인하거나 방조해서는 안 된다.

　④ 간호사는 교육에 필요한 제한된 범위 내에서 간호사의 지도·감독하에 간호 학생에게 간호 업무를 수행하게 할 수 있으며, 그 결과에 대해 책임져야 한다.

제23조(옹호자 역할 수행)

　간호사는 보건 의료인, 가족 등의 의사 결정이 간호 대상자의 인권을 침해하거나 불이익을 초래한다고 판단될 경우, 간호 대상자의 권익을 보호해야 한다.

제24조(비윤리적 행위 거부)

　간호사는 전문적 가치와 자신의 양심에 비추어 인공 임신 중절, 안락사, 뇌사와 장기 이식, 말기 및 임종 과정의 환자 치료 및 간호 등과 관련하여 윤리적으로 정당하지 않은 행위에는 참여를 거부해야 한다.

제25조(비윤리적 행위 보고)

　① 간호사는 보건 의료인에게서 불법 행위 또는 윤리적으로 정당하지 않은 행위에 대한 협조 요청을 받았을 경우, 이를 거부하고 관련 부서에 보고해야 한다.

　② 간호사는 보건 의료인의 부적절한 행위로 인해 간호 대상자의 안녕이 위협받거나 위협받을 우려가 있는 경우, 정해진 절차에 따라 관련 부서나 기관에 보고해야 한다.

제26조(비공인 간호 행위 금지)

　간호사는 근거 중심의 간호를 수행해야 하며, 간호학계에서 공인하지 않은 간호 중재를 환자에게 적용해서는 안 된다.

제27조(간호사의 자기 계발)

　① 간호사는 간호 전문직에 필요한 대인 관계 및 의사소통 기술의 향상을 위해 노력해야 한다.

② 간호사는 건강 전문가로서 건강 증진을 위한 실천과 모범을 보여주어야 한다.

③ 간호사는 평생 학습을 통해 직무 역량을 유지하고 계발하도록 노력해야 한다.

④ 간호사는 대한간호협회, 시·도 간호사회, 의료 기관, 분야별 학회, 연구회 등에서 주관하는 연수, 보수 교육에 참여하여 새로운 간호 지식과 기술을 습득하고 발전시켜야 한다.

제28조(간호 연구 활동)

① 간호사는 간호 지식 및 중재를 개발하기 위한 연구를 할 경우, 참여자의 권리, 안전과 이익을 최우선으로 고려하여, 연구 윤리 지침을 준수해야 한다.

② 간호 연구자는 연구 참여자에게 연구 목적을 충분히 설명한 후 자발적인 동의를 받아야 한다.

③ 간호 연구자는 연구 과정 및 결과와 관련해 연구 참여자의 개인 정보가 유출되지 않도록 주의해야 한다.

④ 간호 연구자는 연구 방법에 대한 지식을 갖추어 연구 과정에서 연구 참여자에게 발생할 수 있는 위해 방지 및 이의 최소화를 위해 노력해야 한다.

⑤ 간호 연구자는 연구 결과를 이론과 실무에 활용하여 간호 지식의 수준을 높이고 간호 실무의 질을 향상하도록 노력해야 한다.

제29조(전문직 단체 활동)

① 간호사는 권익 보장과 전문성 향상을 위하여 대한간호협회, 시·도 간호사회, 산하 단체 등 전문직 단체 활동에 적극적으로 참여해야 한다.

② 간호사는 전문직 단체를 통하여 바람직한 간호 실무 환경을 조성하고, 사회 경제적으로 공정한 근무 조건을 갖추고 유지하기 위한 활동에 참여해야 한다.

③ 간호사가 전문직 단체 행동에 참여할 때는 간호 대상자의 안전과 이익을 먼저 고려해야 한다.

제30조(건강 정책 참여)

① 간호사는 간호 및 건강 관련 정책의 형성과정과 입법 활동에 관심을 가지고 참여해야 한다.

② 간호사는 생명 과학 기술을 이용한 치료 및 간호에 관한 정책 수립에 참여해야 한다.

③ 간호사는 국민 건강을 위한 보건 의료 환경 조성을 위하여 필요한 제도나 정책을 국가와 사회에 요구해야 한다.

④ 간호사는 국가의 보건 의료 환경에 관한 제도나 정책 수립 및 수행 과정을 감시해야 한다.

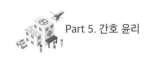

제31조(정의와 신뢰의 증진)

① 간호사는 간호 활동의 공정성과 형평성을 유지하며, 공정한 보건 의료 체계의 유지와 사회적 공동선을 지향하는 데 기여해야 한다.

② 간호사는 간호 대상자에게 필요한 의료 자원과 사회·경제적 자원의 공정한 분배가 이루어질 수 있도록 감시한다.

③ 간호사는 국민 건강을 위한 사회적 요구에 대해 간호 전문직 가치에 부합하는 윤리적 행위를 함으로써 사회적 신뢰를 증진한다.

제5장 협력자에 대한 윤리

제32조(보건 의료인의 존중과 협력)

① 간호사는 보건 의료인으로서 고유한 역할과 직무 가치를 이해하고 존중하며, 직무상 동료 및 다른 보건 의료인과 상호 협력적인 관계를 유지해야 한다.

② 간호사가 동료 및 다른 보건 의료인으로부터 업무를 위임받거나 위임할 때, 상호 협력하며 직무의 권한과 책임의 한계를 명확히 해야 한다.

③ 간호사는 상호 존중과 신뢰를 바탕으로 동료 및 다른 보건 의료인과 개방적이고 수평적 의사소통을 해야 한다.

④ 간호사는 동료 및 다른 보건 의료인과 상호 비방, 모함, 사생활 공개, 폭력 등의 언행을 삼가고 상호 신뢰 관계를 유지하기 위해 노력해야 한다.

⑤ 간호사는 직무 수행의 과정에서 동료 및 다른 보건 의료인과 갈등이 발생했을 때, 간호 대상자의 이익과 안전을 최우선으로 두고 갈등을 해결해야 한다.

제33조(대외 협력)

① 간호사는 국민의 건강 요구를 충족시키기 위한 지역적·국가적·국제적 차원의 노력에 협력해야 한다.

② 간호사는 천재지변 등의 자연 재난이나 사회적 재난 및 국가 위급 상황에서 간호사의 협력이 필요할 경우, 구호 활동에 참여해야 한다.

③ 간호사는 감염병 등 공중 보건 위기 상황이 발생했을 때, 지역적·국가적·국제적 방역과 검역 및 치료 활동에 협력해야 한다.

제34조(첨단 생명 과학 기술 협력과 경계)

① 간호사는 첨단 생명 과학 기술을 적용한 연구나 중재 개발 등에 협력하여 보건 의료 미래 세대를 준비해야 하며, 그 과정에서 발생할 수 있는 윤리적 문제를 경계하고 민감하게 대처해야 한다.

② 간호사는 첨단 생명 과학 기술을 적용한 연구나 중재 개발 등의 참여 과정에서 간호사의 양심, 전문직 가치와 갈등이 발생하는 경우에 문제를 제기하여야 하며, 문제가 계속되는 경우 참여를 거부해야 한다.

 4 국제 간호사 윤리 강령

1953년 브라질에서 국제간호협의회 제10차 총회가 개최되었다. 이곳에서 국제 간호사 윤리 강령을 채택했다. 국제 간호사 윤리 강령은 수차례의 검토와 수정을 거쳤고, 1972년 1차 개정, 2000년 2차 개정, 2012년 3차 개정을 거쳤으며, 최근 COVID-19 팬데믹 상황에서의 내용을 반영하여 2021년 개정판을 공포했다.

국제 간호사 윤리 강령은 간호사의 윤리적 가치, 책임, 전문적 책임에 대한 성명을 제시하며, 간호사들의 다양한 역할 수행 과정에서 윤리적인 간호를 실천할 수 있도록 방향을 제시하는 역할을 하고 있다. 국제 간호사 윤리 강령은 '간호사와 환자 또는 간호 대상자', '간호사와 실무', '간호사와 전문직', '간호사와 국제 건강'의 네 가지 요소로 구성되어 있다.

'간호사와 환자 또는 간호 대상자'에서는 간호사와 환자 또는 간호 서비스가 필요한 대상자와의 관계에 대해 다루고 있다. 간호사는 환자와 가족, 지역 사회 및 타 의료 서비스 이용자와의 상호 작용에서 윤리적으로 책임을 져야 한다.

'간호사와 실무'에서는 간호사의 직무 수행과 관련하여 윤리적인 책임과 원칙을 다루고 있다. 간호사는 전문적인 역량과 기술을 바탕으로 최상의 간호를 제공해야 한다.

'간호사와 전문직'에서는 간호사의 직업적인 역할과 관련한 윤리적인 책임과 원칙을 다룬다. 간호사는 직업에 대한 열정과 자부심을 가지고 간호직에 종사해야 한다.

'간호사와 국제 건강'은 2021년 추가된 내용으로 간호사들이 세계적인 관점에

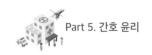
서 건강에 기여하기 위한 윤리적 책임과 원칙을 다룬다. 간호사들은 세계적인 건강 문제에 대한 이해와 관심을 가져야 한다.

5 간호사 윤리 강령의 활용

간호사 윤리 강령은 사회적 가치와 요구에 근거하여 간호를 실천하기 위한 지침으로 활용될 수 있다. 간호 업무를 수행하면서 직면하는 다양한 윤리적 갈등 상황에서 간호사 윤리 강령을 활용한다면 윤리적인 판단을 내리고 이를 실천하는 데 도움이 될 것이다. 이를 위해서 간호사와 간호 학생은 평소 간호사 윤리 강령의 내용을 충분히 이해하고 설명할 수 있어야 하며, 이를 바탕으로 실무에 적용할 수 있어야 한다. 이러한 과정에서 간호사 윤리 강령은 간호사들의 업무와 전문 간호의 실천에 영향을 미치며, 간호 사회의 윤리적인 기반을 강화하고 간호의 발전에 기여할 수 있다.

간호사들은 다음의 방법을 통해 간호사 윤리 강령을 활용할 수 있다.

간호사 윤리 강령의 활용 방법

- 강령의 각 요소에 대한 기준을 학습한다.
- 개인적으로 각 기준이 무엇을 의미하는지에 대한 심도 있는 고민을 해본다.
- 간호 실무, 교육, 연구, 경영, 리더십 또는 정책 개발 등 간호의 개인적인 영역에 윤리를 적용한다.
- 동료 및 다른 사람들과 강령에 대해 논의한다.
- 경험을 바탕으로 윤리적 딜레마와 강령에 기술된 행동 기준을 식별하고 강령이 딜레마를 해결하는 데 어떠한 도움이 되었는지 파악한다.
- 그룹을 활용한 협업으로 윤리적 의사 결정을 명확히 하고, 윤리적인 행동 기준에 대해 합의한다.
- 각 국가별 간호협회, 동료 및 다른 사람들과 간호 실무, 교육, 연구, 경영, 정책 분야에 지속적으로 윤리적 기준을 적용하도록 협력한다.

ICN에서는 간호사 윤리 강령의 활용을 위해 다음의 내용을 제시하고 있다. 그 중 각 요소별로 임상 실무자, 간호 리더와 간호 관리자, 교육자와 연구자, 간호 단체가 적용해야 하는 구체적인 내용을 기술하고 있다. 각각의 역할에 따라 적용해야 하는 내용의 일부를 살펴보자.

📝 표 18-1_ 간호사 윤리 강령의 활용

1. 간호사와 환자 또는 간호 대상자

임상 실무자, 간호 리더와 간호 관리자	교육자와 연구자	간호 단체
· 인권을 존중하고 인간의 가치, 문화, 신념에 민감한 자세로 간호를 제공한다.	· 교육 과정에 문화, 안전과 역량, 윤리, 인권, 평등, 인간의 존엄, 정의, 불평등, 연대 등의 내용을 포함한다. · 인권 문제를 탐구하기 위한 연구를 설계한다.	· 인권과 윤리적 표준을 지지할 지침 및 기준을 개발한다.
· 윤리적 문제, 윤리적 사고, 윤리적 행동에 대한 지속적인 교육에 참여한다. · 이해관계자들 간에 토론한다.	· 간호 윤리에 관한 현재의 출판 형식을 포괄하는 교육 과정을 설계한다. · 윤리적 문제, 윤리 원칙 및 사고, 윤리적 의사 결정에 대한 교육과 학습 기회(자율성 존중, 악행 금지, 선행, 정의의 원칙)를 제공한다.	· 윤리 교육에 대한 기준 확립과 지속적인 윤리 교육을 제공한다.
· 간호 및 의료 서비스 제공 시 동의를 구하기 위해 충분한 정보를 제공하여 치료를 선택하거나 거절할 권리를 존중한다.	· 자율성 존중, 사전 동의, 개인 정보 보호 및 비밀 보장에 대한 교육과 학습 기회를 제공한다.	· 연구 대상자를 위한 연구 지침, 성명서, 관련 문서 및 간호와 의료 서비스에 대한 정보 제공 동의에 대한 지속적인 교육을 실시한다.
· 환자의 선호도와 사회적 안전을 고려하여 인간의 권리, 사생활 보호, 개인 정보 보호를 위해 정보, 건강 기록 및 보고 시스템의 사용에 있어 전문적인 윤리적 판단력을 발휘하며, 관련 법률을 준수한다.	· 이미지, 녹음, 댓글 등의 미디어, 보고 및 기록 시스템의 정확성, 사생활 보호, 개인 정보 보호에 대한 내용을 포함한 교육 과정을 운영한다. · 응급 상황에 대한 필수 보고 사용에 대해 교육한다.	· 정보 및 보고 시스템의 적절한 사용에 관한 지침과 실천 기준을 마련한다. · 이를 통한 인권, 사생활 보호, 개인 정보 보호, 공중 보건 상황이나 응급 상황에 대한 보고 체계를 구성한다.

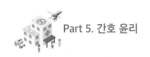

2. 간호사와 실무

임상 실무자, 간호 리더와 간호 관리자	교육자와 연구자	간호 단체
· 독서와 학습을 통해 전문성을 향상하고, 지식과 실무 능력을 향상하기 위한 지속적인 교육을 요청하고 참여한다.	· 평생 학습과 실무 능력을 갖추기 위한 가치와 의무를 가르치고 학습을 돕는다. · 이론과 실무에 대한 현재의 개념과 혁신적인 교수법을 탐구하여 가르치고 지원한다.	· 간호 이론과 실무의 발전을 반영하는 다양한 평생 교육 기회를 개발한다. · 이를 위한 학술지, 미디어, 학회 및 원격 교육을 활용하여 지속적인 교육 기회를 마련한다.
· 평생 교육에 참여하고, 직장 내 조직, 전문적인 성과 평가 시스템, 면허 갱신에 참여한다. · 간호 직원의 실무 적합성을 모니터링, 촉진, 평가한다.	· 지속적인 학습과 실무 능력 사이의 관련성을 탐구하는 연구를 수행하고 결과를 제공한다.	· 높은 수준의 간호 교육과 실무 승인을 위한 교육 요구 사항에 대한 정책을 촉진한다.
· 일과 삶의 균형을 추구하고, 지속적으로 개인적인 성장을 추구하며 건강한 생활 방식을 유지한다.	· 자신에 대한 의무뿐 아니라 환자에 대한 의무를 가르치고, 실무 적합성의 중요성과 근거 기반 간호의 중요성을 강조한다. · 교육 과정 내 직장 내에서 탄력성을 증진하는 내용을 포함시킨다.	· 간호사들을 위해 건강한 생활 방식을 촉진하는 근무 환경을 제시하고, 이와 관련된 지침을 제공한다.

3. 간호사와 전문직

임상 실무자, 간호 리더와 간호 관리자	교육자와 연구자	간호 단체
· 환자 치료, 간호 및 건강과 관련된 연구 수행, 보급 및 활용을 지원하기 위해 동료들과 협력한다.	· 연구 방법론, 윤리 및 평가를 교육하고, 간호 이론 발전을 위한 연구를 수행, 연구 결과 공유, 활용 및 평가를 실시한다.	· 간호 연구와 학문적 탐구에 기반한 선언, 지침, 정책, 기준을 개발한다.
· 더 나은 근무 조건을 조성하기 위해 간호사 단체에 적극적인 참여를 권장한다.	· 전문 간호사 협회의 본질, 기능, 국제 간호 협력의 중요성을 강조한다.	· 전문 간호사 협회의 회원 자격의 중요성을 강조하고, 간호사 협회 참여를 촉진한다.
· 긴급한 위기 상황(예: 전염병이나 갈등)에서 윤리적 행동을 실천하고 도덕적 고통에 대처하는 전략을 개발한다.	· 학생들을 지역적 대응에 대비하여 단결과 공공의 이익에 대해 이해할 수 있도록 준비시킨다. · 특히 유아, 노약자, 수감자, 경제적 약자, 노동자, 이주민, 난민과 같은 건강 격차를 포함하여 교육한다.	· 현재와 미래의 사회 정의 문제에 대처하기 위해 국제 기관들과 협력한다.

4. 간호사와 국제 건강

임상 실무자, 간호 리더와 간호 관리자	교육자와 연구자	간호 단체
· 인권 신장을 위한 활동에 참여하며, 인신매매 예방과 발견, 취약한 인구 지원, 보편적 교육 제공, 굶주림과 빈곤 완화를 위한 지원을 한다.	· 교육 과정 내 인권, 지속 가능한 발전 목표, 보건 의료에 대한 보편적 접근, 문화에 적합한 간호, 시민 의식, 공정성, 사회 및 환경 정의에 대한 내용이 포함되도록 구성한다.	· 간호 규제 기관, 자원 봉사 단체 및 국제 기관과 협력하여 인권, 환경 정의 및 국제 평화를 지원하는 선언과 지침을 개발한다.
· 본인과 동료들에게 현재의 글로벌 건강과 미래의 기술을 포함한 교육을 실시한다. · 안전, 존엄성, 개인 정보 보호, 기밀 유지 및 인권을 준수하는 기술 및 과학적 진보의 윤리적 사용을 옹호한다.	· 다양한 기술과 새로운 관행, 혁신 장비, 로봇 공학, 유전학, 줄기 세포 기술, 장기 기증을 포함한 기술의 장단기적 윤리적 문제를 고민한다.	· 국가의 건강 및 사회적 관행에 적합한 기술과 과학적 진보에 대한 윤리적 고려, 관련 법률과 정책을 마련한다.
· 기후 변화가 인간의 건강과 지구에 미치는 부정적인 영향에 대한 지식을 습득하고 공유한다.	· 기후 변화가 건강에 미치는 영향, 정책 및 기관 수준에서 기후 건강을 지원하는 다양한 방안을 교육한다.	· 임상과 의료 산업이 환경에 영향을 미치는 정도를 개선하고, 인류의 건강에 부정적인 영향을 미치는 기후 변화에 대응하는 법률을 개발하는 데 참여한다.

출처: ICN(2021), https://www.icn.ch/node/1401

6 나이팅게일 선서

나이팅게일 선서(florence nightingale pledge)는 미국의 간호사 리스트라 그레터 Lystra Gretter와 파랜드 간호 학교의 교수진이 히포크라테스 선서를 참고하여 초안을 작성했고, 그 선서의 이름은 플로렌스 나이팅게일로 채택했다. 한국어로 번역된 나이팅게일 선서문은 대한간호협회에서 1988년 2월 12일 확정하여 국내의 간호 교육 기관에서 활용하고 있다.

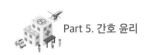

나이팅게일 선서문

나는 일생을 의롭게 살며 전문 간호직에 최선을 다할 것을 하느님과 여러분 앞에 선서합니다.

I solemnly pledge myself before God and in the presence of this assembly to pass my life in purity and to practice my profession faithfully.

나는 인간의 생명에 해로운 일은 어떤 상황에서도 하지 않겠습니다.

I will abstain from whatever is deleterious and mischievous and will not take or knowingly administer any harmful drug.

나는 간호의 수준을 높이기 위하여 전력을 다하겠으며, 간호하면서 알게 된 개인이나 가족의 사정은 비밀로 하겠습니다.

I will do all in my power to elevate standard of my profession, and will hold in confidence all personal matters committed to my keeping, and all family affairs coming to my knowledge in the practice of my calling.

나는 성심으로 보건 의료인과 협조하겠으며, 나의 간호를 받는 사람들의 안녕을 위하여 헌신하겠습니다.

With loyalty will I endeavor to aid the physician in his work and devote myself to the welfare of those committed to my care.

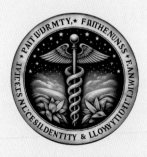

학습활동

1. 전문직 특성으로서 한국 간호사 윤리 강령이 제정된 이유를 설명해보자.

_____

_____

_____

_____

_____

_____

_____

2. 한국 간호사 윤리 강령의 변화 과정을 설명해보자.

_____

_____

_____

_____

_____

_____

_____

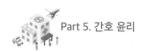
Chapter
19

간호사와
대상자 간의 윤리

학습목표

1. 인공 임신 중절과 관련된 간호 윤리 문제를 설명한다.

2. 존엄사와 안락사가 관련된 간호 윤리 문제를 설명한다.

3. 장기 이식과 뇌사가 관련된 간호 윤리 문제를 설명한다.

4. 말기 환자와 관련된 간호 윤리 문제를 설명한다.

5. 의료 자원 분배와 관련된 간호 윤리 문제를 설명한다.

6. 생명 공학과 관련된 간호 윤리 문제를 설명한다.

7. 연구 윤리 문제를 설명한다.

1 인공 임신 중절

1. 정의

인공 임신 중절(artificial termination of pregnancy)은 자연적으로 분만하기 이전 태아를 인위적으로 모체 밖으로 배출하거나 모체 안에서 죽게 하는 것으로 자궁 밖에서 단독으로 살아갈 수 없는 태아를 모체의 몸 밖으로 축출하여 임신 과정을 종결시키는 행위이다. '인공 임신 중절 수술'이란 태아가 모체 밖에서는 생명을 유지할 수 없는 시기에 태아와 그 부속물을 인공적으로 모체 밖으로 배출시키는 수술을 말한다.(모자보건법 제2조 제7호)

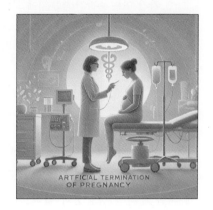

ARTIFICIAL TERMINATION OF PREGNANCY

인공 임신 중절은 지속적 임신으로 인해 산모의 건강에 위해가 발생하거나 태아에게 중대한 결함이 있다는 의학적 판단에 따라 행해지는 치료적 임신 중절(therapeutic abortion)과 의학적 이유 없이 자의적으로 행해지는 임의적 임신 중절(criminal abortion)로 분류할 수 있다.

2. 인공 임신 중절과 관련된 입장

우리나라에서는 2019년 이전까지 특별한 이유(모자보건법 제14조)가 있을 때만 인공 임신 중절이 허용되었다. 그러나 2019년 4월 11일, 헌법재판소는 낙태 처벌 형법 규정에 대해 '헌법 불합치' 판정을 내려 2020년 12월 31일까지 인공 임신 중절에 관해 새로운 법률을 제정하도록 권고했다. 이에 따라 모자보건법에 명시된 이외의 이유로 인공 임신 중절을 시행하는 것이 더 이상 불법이 아닌 상태가 되었다. 그러나 우리나라 국회는 아직 낙태와 관련한 새로운 법률을 제정하지 못하여 2021년 1월 1일부터 낙태죄가 폐지되었다.

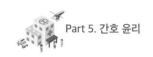

모자보건법 제14조

제14조(인공임신중절수술의 허용 한계) ① 의사는 다음 각호의 어느 하나에 해당되는 경우에만 본인과 배우자(사실상의 혼인 관계에 있는 사람을 포함한다. 이하 같다)의 동의를 받아 인공 임신 중절 수술을 할 수 있다.

1. 본인이나 배우자가 대통령령으로 정하는 우생학적(優生學的) 또는 유전학적 정신 장애나 신체 질환이 있는 경우
2. 본인이나 배우자가 대통령령으로 정하는 전염성 질환이 있는 경우
3. 강간 또는 준강간(準强姦)에 의하여 임신된 경우
4. 법률상 혼인할 수 없는 혈족 또는 인척 간에 임신된 경우
5. 임신의 지속이 보건의학적 이유로 모체의 건강을 심각하게 해치고 있거나 해칠 우려가 있는 경우

[전문 개정 2009. 1. 7.]

우리나라는 아직 낙태와 관련하여 새로운 법률이 제정되지 않았고, 인공 임신 중절과 관련하여 어떠한 법률적 판단도 내리지 못하는 상태이다. 그러나 인공 임신 중절에 대한 윤리적 정당성과 법적 허용에 관한 논쟁은 첨예하게 대립적이다. 보수적 입장에서는 태아의 기본 권리인 생명권 보호를, 반대편에서는 개인의 자기 결정권에 입각한 선택의 자유를 강조하고 있으며 이러한 두 입장을 절충해야 한다는 의견도 있다. 또 다른 입장은 생명의 시작에 대한 논쟁으로 정자와 난자의 수정을 생명 존중의 시작으로 볼 것인지 출생 이후를 하나의 인간 생명으로 여길 것인지에 대한 문제를 제기하고 있다. 이처럼 인공 임신 중절에 대한 견해는 매우 다양할 수 있지만 크게 세 가지 입장으로 분류할 수 있다.

(1) 보수주의적 입장

보수주의적 입장은 태아의 생명권 수호를 주장하며 인공 임신 중절을 강력하게 반대하는 입장이다. 이들은 산모의 생명에 직접적인 위협이 되는 경우를 제외하고 인공 임신 중절을 도덕적으로 용납할 수 없다고 주장한다. 이러한 주장의 논리적 근거는 정자와 난자가 수정된 순간부터 이미 태어난 사람과 동일하게 생명에 대한 권리

를 갖는다는 것이다. 즉, 태아의 생명권을 다른 권리(특히, 여성이 자기 몸에서 일어나는 일을 선택할 권리)보다 우선한다는 생명 우선론적(pro-lifer) 입장에 기인한 것이다. 그러므로 태아가 인간이라는 전제가 형성되면 태아의 무고함은 당연하므로 산모의 자궁은 태아의 자연적인 거처이자 유일한 장소이기 때문에 태아가 어머니의 자궁을 점유하고 이용할 권리는 산모로부터 부여받은 것이 아닌 원천적으로 주어진 것으로 간주한다. 독일에서는 태아의 생명권이 산모의 개성 신장의 자유보다 우선된다고 하여 낙태를 인정하지 않고 있다.

(2) 자유주의적 입장

인공 임신 중절에 대해 가장 관대하며 강력하게 찬성하는 자유주의자들은 인간이 가지는 생명권이나 신체상의 온전한 권리가 아직 태어나지 않은 태아에게는 없다고 생각한다. 이에 반하여, 한 사람의 시민이자 여성으로서 산모는 자기 신체에서 일어나는 일에 대해 자기 마음대로 결정하고 행동할 수 있는 권리가 있고 어머니가 될 것인지를 결정할 권리(선택 우선론)와 어머니가 된다면 언제 어머니가 될 것인지를 결정할 권리(교체 이론), 그리고 이러한 결정을 자유롭게 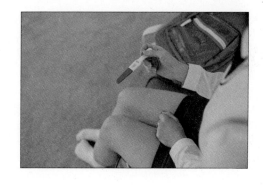 선택할 권리가 있다고 생각한다. 그래서 자유주의자들은 여성의 프라이버시에 대한 권리와 선택에 대한 자유가 태아의 생명권보다 우선한다고 주장한다.

(3) 절충주의적 입장

절충주의자들은 위의 두 가지 입장에서 중립을 추구하는 것으로 어떤 상황에서는 임신 중절의 합법성을 인정하지만, 태아와 부모, 양측에게 고통이 발생하지 않을 때는 임신 중절의 합법성을 인정하지 않는다. 따라서 절충주의자들은 항상 비극적이고 손실이 뒤따르는 매우 좁게 한정된 경우에만 임신 중절을 허용해야 한다고 주장한

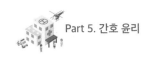
다. 즉, 절충주의자들은 태아가 죽임을 당하지 않을 권리를 갖고 있지만 이러한 태아의 권리가 이미 태어나서 성숙한 인간인 산모의 권리보다는 약하다고 생각한다. 과거 우리나라는 절충주의적인 입장을 취하여 모자보건법에 인공 임신 중절이 허용되는 경우를 제한적으로 명시했다.

2022년 6월 24일, 미국의 연방 대법원은 여성의 임신 중지를 헌법상의 권리로 인정한 판례를 뒤집는 것에 찬성 5명 대 반대 4명으로 50년 만에 이전의 판결을 번복했다. 연방대법관 9명이 표결하여 5 대 4의 결정으로 '로 대 웨이드'의 판례를 폐기함으로써 낙태를 법으로 금지해도 된다고 판시한 것이다.

'로 대 웨이드 사건'은 미국 대법원이 내린 중요한 판례 중 하나로, 헌법에 근거한 사생활 권리가 낙태의 권리를 포함하는지를 논한 사건이다. 이 사건에서 로^{Roe}는 '제인 로'라는 가명을 쓴 텍사스주의 비혼 여성으로, 낙태를 금지한 텍사스주의 형사법이 개인의 자기 결정권을 침해한다고 대법원에 소송을 제기했다. 소송 당시, 로는 성폭력을 당하여 원치 않는 임신을 한 상태였는데, 텍사스주 법은 여성의 생명이 위험한 경우에만 낙태를 허용했다. 1973년 연방 대법원은 다수 의견 7인과 소수 의견 2인으로 원고 승소 판결했다. 이 판결은 헌법이 개인의 사생활을 존중한다는 원칙 아래서 임신 초기 여성이 낙태를 허용할지 여부를 자기 스스로 판단해야 한다는 취지이다. 이는 여성이 결혼을 할지, 비혼모가 될지, 임신과 출산을 선택할지, 그리고 성행위와 관련된 결정 등에 대해 자유롭게 결정할 수 있는 성적 자기 결정권을 미국 연방 대법원이 존중한 판결이었다. 그러나 최근 미국 연방 대법원이 50년 만에 이 판례를 번복함으로써 인공 임신 중절과 관련된 논란이 전 세계적으로 재조명되고 있다.

2 말기 환자

1. 정의

말기 환자란 적극적인 치료에도 불구하고 근원적인 회복의 가능성이 없고, 점차 증상이 악화되어 보건복지부령이 정하는 절차와 기준에 따라 담당 의사와 해당 분야의 전문의 1명으로부터 수개월 이내에 사망할 것으로 진단을 받은 환자를 말한다. 말기 환자에 대한 이러한 정의는 법률로 정해져 있으며, 사회적·통념적으로 받아들여지고 있으므로 본 교재에서는 이 정의를 그대로 사용하기로 한다.

2. 말기 환자의 욕구

말기 환자가 직면하는 가장 큰 문제는 사람들로부터 버림받았다는 느낌, 자기 관리 능력의 상실감, 견디기 어려운 고통이다. 또한 말기 환자는 죽음의 상황에서도 자율성과 존엄을 유지하며, 자신이 삶의 주인공으로 존중받기를 원한다. 이러한 말기 환자의 욕구를 충족시킬 수 있는 대안으로 호스피스가 제안되고 있다.

호스피스는 적극적인 치료와 생명 연장보다는 말기 환자가 편안하게 죽음을 맞이할 수 있도록 준비시키는 과정으로, 간접적 안락사가 이에 해당한다. 간접적 안락사는 자연적인 죽음을 유도하기 때문에 많은 사회에서 수용되고 있다. 그러나 말기 환자가 다른 유형의 안락사를 선택할 경우에는 사회적 통념이나 법 질서 등과 충돌할 수 있으므로 안락사에 대한 태도는 매우 신중하게 받아들여야 한다.

3. 말기 환자와 관련된 윤리적 문제

말기 환자와 관련하여 제기되는 윤리적 문제는 크게 두 가지로 나눌 수 있다. 첫째, 말기 환자가 고통을 겪을 때, 간호사는 의료 전문가로서 환자의 고통을 경감시켜야 할 책임을 가지고 있을 뿐 아니라 환자가 인간으로서 존엄하게 임종을 맞이할 수 있도록 준비시켜야 하는 도덕적 의무와 갈등이 발생할 수 있다. 둘째, 환자가 자신의 병명이나 예후를 알지 못한 채 병세가 악화되는 경우이다. 환자는 마땅히 자신이 말기 환자임을 알 권리가 있으며 죽음을 대비할 필요가 있다. 그러나 보호자가 환자의 심리적 충격을 걱정하여 비밀로 유지해 달라고 요구할 경우, 간호사는 환자를 위한 최선의 선택이 무엇인지 확신하기 어려워 갈등하게 된다. 연구에 따르면 대부분 간호사는 환자에게 사실을 알리는 입장을 취한다.

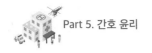
3 안락사

1. 정의

안락사(euthanasia)는 그리스어의 '편안한 죽음(euthanatos)'을 뜻하는 말로 불치의 병에 걸려 임종 과정에 들어선 환자의 고통을 덜어주기 위해 본인, 가족, 주변 사람들의 의사에 따라 환자의 생명을 인위적으로 단축하는 행위를 의미한다.

2. 분류

안락사는 크게 세 가지 기준, 즉 '생명 주체의 의사', '행위자의 의사', '생존 윤리성'에 의해 구분한다.

(1) 생명 주체의 의사에 따른 분류

❶ 자의적 안락사(voluntary euthanasia)

자의적 안락사는 생명 주체의 의사에 따라 행해지는 안락사를 말한다. 이것은 생명 주체의 의뢰, 신청, 자발적 명령과 같은 적극적 요구로 이루어지는 의뢰적 안락사와, 생명 주체가 적극적으로 원하지 않지만 동의나 승낙과 같은 소극적 의사에 의해 이루어지는 승인적 안락사로 분류될 수 있다.

❷ 임의적 안락사(nonvoluntary euthanasia)

임의적 안락사는 생명 주체가 생명 현상의 종식 의사를 표현할 수 없거나, 의사 결정이 불가능한 경우, 또는 가능하다 할지라도 외부에서 이를 이해할 수 없을 경우 행해지는 안락사를 의미한다. 즉, 생명 현상의 중단 의사를 표현하고는 있으나 시행자에게 정확히 전달되지 않는 상황에서 시행되는 경우이다.

❸ 타의적 안락사(involuntary euthanasia)

타의적 안락사는 생명 주체가 적극적으로 반대하는데도 불구하고, 권력이나 시행자에 의해 실시되는 강제적 안락사를 일컫는다.

(2) 행위자의 의사에 따른 분류

❶ 소극적 안락사(passive euthanasia)

소극적 안락사는 생명 주체가 어떤 원인에 의하여 죽음의 과정에 들어선 것이 확실할 때 시행자가 그 진행을 일시적이나마 저지하거나 지연시킬 수 있는데도 불구하고 이를 방관하는 것으로 '부작위적 안락사'라고도 한다. 예를 들어, 중증 기형 신생아를 치료하지 않고 방치하여 사망에 이르게 하는 경우가 이에 해당한다.

❷ 간접적 안락사(indirective euthanasia)

간접적 안락사는 현실적 변화를 목표로 하는 자신의 의도적 행위가 결과적으로는 죽음을 초래한다는 것을 알면서도 실행하여 결과적으로 대상자를 죽음에 이르게 하는 것으로, '결과적 안락사'라고도 한다. 예를 들어, 사망 가능성을 알면서도 통증 감소를 위해 모르핀(morphine) 투약 용량을 증가시키는 경우가 이에 해당한다.

❸ 적극적 안락사(active euthanasia)

적극적 안락사는 행위자가 대상자의 생명을 단축시킬 목적으로 이루어지는 것으로 '작위적 안락사'라고도 한다. 예를 들어, 혈관에 공기를 주입하여 공기 색전으로 사망하게 하는 경우가 이에 해당한다.

(3) 생존의 윤리성에 따른 분류

❶ 자비적 안락사(beneficent euthanasia)

자비적 안락사는 견디기 힘든 격렬한 통증이 진정될 가능성이 없어 육체적 고통만을 지닌 인간 생명을 무의미하다고 보고 생명의 지속을 거부하는 것으로, 엄청난 고

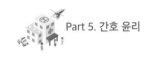

통을 견디며 조금 더 사는 것보다 죽음이 훨씬 자비로운 행위라는 개념이다. '반고통
사'라고도 한다.

❷ 존엄적 안락사(euthanasia with dignity)

존엄적 안락사는 이성적이지 않은 생명은 의미가 없는 생존이라고 보고, 의식 없이
정신적 활동이 전혀 불가능한 상태라면 인격의 존엄성을 지키기 위해 생명의 지속을
거부하는 것으로 '존엄사'라 명명하기도 한다.

❸ 도태적 안락사(selective euthanasia)

도태적 안락사는 질병이나 사고로 인해 심신이 극도로 악화되어 소속 집단에 많은
부담이 되고 집단이 이러한 희생을 더 이상 감내할 수 없다고 판단할 경우 소속 집단
에 의해 생존 가치가 거부되는 것으로, '도태사(淘汰死)' 혹은 '포기적 안락사'라고도
한다.

3. 안락사에 대한 국가별 인식

안락사에 대한 합법화는 국가별로 매우 다양하며 안락사에 대한 인식은 사회 문화
적인 관습과 아주 밀접한 관련이 있다. 미국에서는 주(州)별로 차이가 있다. 소극적
안락사는 대부분 인정하지만 적극적 안락사나 조력 자살은 이와 다르다. 미국의 경
우 적극적 안락사는 원칙적으로 불법이지만 조력 자살은 콜로라도주를 비롯하여 12
개 주와 컬럼비아 특별구 등이 합법으로 인정하고 있다.

유럽에서는 네덜란드가 가장 진보적 태도를 보인다. 네덜란드는 적극적 안락사와
조력 자살 모두를 최초로 허용한 나라이다. 그 뒤를 따라 많은 나라가 부분적 혹은
제한적으로 적극적 안락사를 허용하고 있다. 이 경우 안락사 자체는 불법이지만 의
학적으로 소생할 수 없는 환자가 자유로운 의사로 안락사를 반복적으로 요청할 경우
허용되기도 한다. 네덜란드는 판례를 통해 엄격하게 제시된 조건이 충족되면 적극적
안락사와 조력 자살을 허용하고 있다. 따라서 네덜란드는 안락사에 관해 가장 관용
적인 나라로 알려져 있고 이후 그 영향을 받아 벨기에, 스위스, 룩셈부르크, 태국, 캐

나다, 콜롬비아, 일본, 호주 등에서도 비록 엄격하게 규정하고 있지만 적극적 안락사가 허용되고 있다.

독일의 경우 어떠한 이유에서도 사람을 죽일 수 없다고 형법에 규정하고 있으며 안락사에 고의가 인정되면 최고 종신형까지 처벌받게 된다. 반면 생명 유지 장치를 중단하거나 치료 중단으로써 환자를 사망에 이르게 하는 소극적 안락사의 경우에는 환자의 자기 결정권에 근거하여 그 처벌성을 부정하고 있다.

우리나라의 경우 안락사를 허용하고 있지 않기 때문에 인위적으로 생명을 단축하는 행위는 형법상 촉탁 살인죄나 자살 방조죄에 해당한다. 하지만 소생 가능성이 없는 식물 상태에 있는 환자에게 인위적으로 생명 연장 장치를 제거하는 존엄사는 허용되고 있다. 2008년 11월 무의식 환자의 가족이 법원에 '무의미한 연명 치료 거부'를 요청했고, 2009년 9월 임상 현장과 학계의 요구를 반영하여 대한의사협회와 대한의학회, 대한병원협회가 공동으로 '연명 의료 중지에 관한 지침'을 발표하면서 2009년 5월, 대법원의 판사 전원이 '무의미한 연명 치료 거부'를 허용하여 안락사의 한 형태인 존엄사가 법적으로 인정되었다. 이후 2016년 2월, 호스피스·완화 의료 및 임종 과정에 있는 환자의 연명 의료 결정에 관한 법률이 제정되었고, 2017년 7월부터 이 법이 시행됨에 따라 우리나라에서는 안락사의 일종인 존엄사가 시행되고 있다.

4. 국내 안락사에 대한 법과 제도

우리나라에서 존엄사는 '회생 가능성이 전혀 없는 암, 에이즈, 뇌사 판정자가 자연스럽게 죽음을 맞을 수 있도록 적극적으로 생명을 연장하지 않는 것'으로 2009년 5월 대법원에서 존엄사를 인정했다. 단, 우리나라 대법원이 존엄사를 허용하는 조건은 다음과 같다.

첫째, 환자가 회복 불가능한 사망 단계에 진입했음이 분명해야 한다.

둘째, 환자의 치료 중단에 대한 의사를 확실하게 확인할 수 있어야 한다.

셋째, 전문 의사 등으로 구성된 위원회에 의해 환자의 상태와 환자의 진정한 의사
가 판단되어야 한다.

존엄사가 인정되면서 치료와 생명에 관한 결정이 의학적 기준이 아닌 환자의 기준에 의해 선택될 수 있게 되었다. 그러나 이를 위해 환자는 자신의 치료와 생명에 관

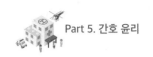

해 미리 선택하는 사전 동의서(advanced directives) 혹은 사전연명의료의향서를 작성하여야 한다. 사전 동의서는 환자가 자신의 의료적 상태에 대해 제공될 치료와 간호 내용을 미리 결정해 놓은 것(유언장, living will)과 대리인에게 위임하는 것(durable power of attorney) 두 가지 종류가 있다.

호스피스 · 완화 의료 및 임종 과정에 있는 환자의 연명 의료 결정에 관한 법률(약칭 : 연명의료결정법)

제12조(사전연명의료의향서의 작성 · 등록 등)

① 사전연명의료의향서를 작성하고자 하는 사람(이하 "작성자"라 한다)은 이 조에 따라서 직접 작성하여야 한다.

② 등록 기관은 작성자에게 그 작성 전에 다음 각 호의 사항을 충분히 설명하고, 작성자로부터 내용을 이해했음을 확인받아야 한다.

1. 연명 의료의 시행 방법 및 연명의료중단 등 결정에 대한 사항
2. 호스피스의 선택 및 이용에 관한 사항
3. 사전연명의료의향서의 효력 및 효력 상실에 관한 사항
4. 사전연명의료의향서의 작성·등록·보관 및 통보에 관한 사항
5. 사전연명의료의향서의 변경·철회 및 그에 따른 조치에 관한 사항
6. 그 밖에 보건복지부령으로 정하는 사항

③ 사전연명의료의향서는 다음 각 호의 사항을 포함하여야 한다. 〈개정 2018. 3. 27.〉

1. 연명의료중단 등 결정
2. 호스피스의 이용
3. 작성 연월일
4. 그 밖에 보건복지부령으로 정하는 사항

④ 등록 기관의 장은 사전연명의료의향서를 제출받을 때 본인의 작성 여부를 확인한 후 작성된 사전연명의료의향서를 등록·보관하여야 한다.

⑤ 등록 기관의 장은 제4항에 따른 등록 결과를 관리기관의 장에게 통보하여야 한다.

⑥ 사전연명의료의향서를 작성한 사람은 언제든지 그 의사를 변경하거나 철회할 수 있다. 이 경우 등록 기관의 장은 지체 없이 사전연명의료의향서를 변경하거나 등록을 말소하여야 한다.

---

⑦ 등록기관의 장은 제6항에 따라 사전연명의료의향서가 변경 또는 철회된 경우 그 결과를 관리기관의 장에게 통보하여야 한다.

⑧ 사전연명의료의향서는 다음 각 호의 어느 하나에 해당하는 경우 그 효력이 없다. 다만, 제4호의 경우에는 그 때부터 효력을 잃는다.

　1. 본인이 직접 작성하지 아니한 경우

　2. 본인의 자발적 의사에 따라 작성되지 아니한 경우

　3. 제2항 각 호의 사항에 관한 설명이 제공되지 아니하거나 작성자의 확인을 받지 아니한 경우

　4. 사전연명의료의향서 작성·등록 후에 연명 의료 계획서가 다시 작성된 경우

⑨ 사전연명의료의향서의 서식 및 사전연명의료의향서의 작성·등록·보관·통보 등에 필요한 사항은 보건복지부령으로 정한다.

[시행 2024. 6. 14.] [법률 제19466호, 2023. 6. 13., 일부 개정]

2019년 8월 발표된 연명의료결정법에 따르면 연명의료중단에 관한 결정이나 호스피스 이용 여부는 작성 연월일을 포함하여 사전연명의료의향서에 제시하여야 한다. 연명의료결정법에서 정의하는 연명 의료는 "임종 과정에 있는 환자에게 하는 심폐 소생술, 혈액 투석, 항암제 투여, 인공 호흡기 착용 및 그 밖에 대통령령으로 정하는 의학적 시술로서 치료 효과 없이 임종 과정의 기간만을 연장하는 것"으로 정의하고 있다. 임종 과정에 있는 말기 환자의 경우 본인이 존엄사를 원할 경우 사전연명의료의향서나 연명 의료 계획서를 임종 전에 작성하여 자기 의사를 표시할 수 있고, 만약

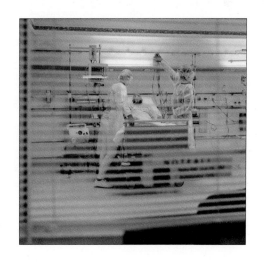

환자가 의식이 없는 경우이면 환자 가족(19세 이상의 배우자, 직계 존비속) 2명 이상의 합의하에 환자의 연명의료중단을 결정할 수 있다. 연명의료결정법에서 제시하는 사전연명의료의향서는 〈그림 19-1〉과 같다.

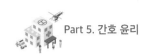

사전연명의료의향서 (앞쪽)

※ 색상이 어두운 부분은 작성하지 않으며, [ ]에는 해당되는 곳에 √표시를 합니다.

등록번호	※ 등록번호는 등록기관에서 부여합니다.	

작성자	성 명	주민등록번호
	주 소	
	전화번호	

연명의료 중단등결정 (항목별로 선택 합니다)	[ ] 심폐소생술	[ ] 인공호흡기 착용
	[ ] 혈액투석	[ ] 항암제 투여

호스피스의 이용 계획	[ ] 이용 의향이 있음	[ ] 이용 의향이 없음

사전연명의료 의향서 등록기관의 설명사항 확인	설명 사항	[ ] 연명의료의 시행방법 및 연명의료중단등결정에 대한 사항
		[ ] 호스피스의 선택 및 이용에 관한 사항
		[ ] 사전연명의료의향서의 효력 및 효력 상실에 관한 사항
		[ ] 사전연명의료의향서의 작성·등록·보관 및 통보에 관한 사항
		[ ] 사전연명의료의향서의 변경·철회 및 그에 따른 조치에 관한 사항
		[ ] 등록기관의 폐업·휴업 및 지정 취소에 따른 기록의 이관에 관한 사항
	확인	년 월 일 성명 (서명 또는 인)

환자 사망 전 열람허용 여부	[ ] 열람 가능	[ ] 열람 거부	[ ] 그 밖의 의견

사전연명의료 의향서 보관방법	

사전연명의료 의향서 등록기관 및 상담자	기관 명칭	소재지
	상담자 성명	전화번호

본인은 「호스피스·완화의료 및 임종과정에 있는 환자의 연명의료결정에 관한 법률」 제12조 및 같은 법 시행규칙 제8조에 따라 위와 같은 내용을 직접 작성하였습니다.

작성일   년   월   일

작성자   (서명 또는 인)

등록일   년   월   일

등록자   (서명 또는 인)

🎨 그림 19-1_ 사전 연명 의료 의향서 양식

5. 안락사와 호스피스

(1) 호스피스의 배경 및 개념

안락사 옹호론자와 불가론자가 맞서고 있는 상황에서 '호스피스(hospice)'가 이를 해결할 수 있는 하나의 대안으로 제시되고 있다. 호스피스는 중세기 성지인 예루살렘을 순례하던 사람들이 하룻밤 편히 쉬면서 재충전할 수 있게 도와준 것에서 유래된 것으로, 아픈 사람이나 죽어가는 사람들에게 음식과 약을 제공해 주고 보살펴 준다는 뜻을 담고 있다. 19세기 후반 아일랜드 수녀들의 자선 단체에 의해 세워진 두 개의 호스피스(듀블린의 Our Lady's Hospice와 런던의 St. Joseph's Hospice)가 바탕이 되었다.

서양에서는 11세기부터 호스피스 개념이 발달했다. 호스피스는 그 후 몇 세기 동안 로마 가톨릭의 전통에 의해 아프고 상처받고 죽어가는 여행자와 순례자를 접대(hospitality)하는 장소였다. 현대적 개념에서는 병원이나 요양원(nursing home)과 같은 기관에서 불치병에 대하여 완화 치료(palliative care)를 제공하는 것과 동시에 집에서 삶을 마무리하고 싶어하는 환자의 경우 이들에 대한 돌봄까지도 포함한다. 이러한 현대적 개념의 호스피스는 시실리 손더스^{Cicely Saunders}에 의해 1967년부터 시작되었다.

현대의 호스피스는 말기 암 등 현대 의학으로 치료 불가능한 환자들의 고통을 덜어줌으로써 품위 있는 죽음을 맞이하도록 도와주는 의료 서비스이다. 죽어가는 환자를 하나의 인간으로 대우하고 그들이 품위를 잃지 않고 평화스럽게 임종을 맞이할 수 있도록 신체적, 정신적, 사회적 욕구를 충족시켜 줌과 동시에 가족들도 격려, 지원해 주는 것이 호스피스 활동이다. 그러나 해마다 5만여 명의 사람들이 암으로 숨지고 있는 현실을 생각할 때 이들을 수용할 수 있는 호스피스 시설과 인력은 아직 턱없이 부족한 상태이다.

(2) 호스피스의 기본 개념

호스피스는 돌봄(care)의 한 가지 종류이다. 호스피스는 만성적이거나 말기이거나 심각한 질병을 앓고 있는 환자의 고통과 증상을 완화하는 데 중점을 두고 환자의 감

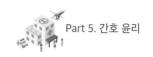
정적, 영적 필요에 주의를 기울이는 일종의 돌봄 철학이기도 하다. 호스피스 돌봄에서는 반드시 포함되어야 하는 12가지의 기본 개념이 있다. 자율성, 대상(환자와 가족), 완화(통증 조절), 죽음(죽음을 인생의 자연스러운 부분으로 인식), 전인적 돌봄, 다학제적, 자원봉사자, 24시간 서비스, 돌봄의 필요성, 사별 후 돌봄, 지속적 돌봄, 질적 돌봄 등의 개념이 포함된다.

(3) 호스피스 돌봄에서의 윤리적인 문제

호스피스에서는 윤리적인 의사 결정 상황에 지속적으로 직면하게 된다. 이는 환자-의료진과의 관계, 가족과의 관계, 돌봄 내용과 관련된 부분, 죽음의 준비와 연관된 부분 등 호스피스의 필요성을 느끼고 참여하기를 원한다 해도 다양한 윤리적 문제들을 피할 수 없다.

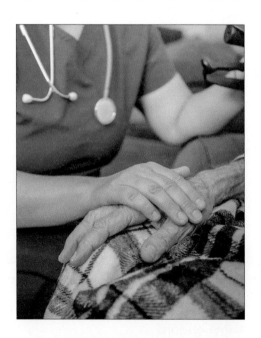

대표적인 윤리적 문제들을 살펴보면 첫째, 치료 대 비치료의 문제이다. 즉, 새로운 상황이 발생했을 때, 언제 치료를 시행하고 언제 완화적 항암 화학요법 또는 방사선 치료를 제공할 것인지, 아니면 이러한 치료들 중 어떤 것을 선택적으로 적용할 것인지에 관한 문제이다. 둘째, 통증 조절의 문제이다. 충분한 양의 통증 조절 약이 환자의 수명을 단축시킨다면 어떻게 할 것인가, 음식을 거부하는 환자에 대해서는 어떤 조치를 취해야 할지와 관련된 문제이다. 셋째, 의사소통 문제이다. 환자와 의사소통이 원활하지 않을 때 어떻게 할 것이며, 가족들이 환자의 악화된 상황을 알리기를 원치 않을 때 어떻게 할 것인가에 대한 고민이다. 마지막으로, 안락사, 조력 자살, 자살 문제이다. 환자가 생명을 포기하려는 행동을 보일 때 어떻게 할 것인가, 고통을 호소하는 환자에게 모든 시도를 해도 저항한다면 어떻게 할 것인가와 관련된 부분들이다.

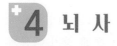

4 뇌 사

1. 뇌사의 정의

　뇌사(brain death)는 뇌 기능의 파괴로 호흡과 심장 박동 등 생명 현상을 주관하는 뇌간의 기능이 정지되어 장기의 모든 기능이 중지될 수밖에 없는 '뇌 기능의 불가역 적인 상태'를 의미한다. 즉, 자발적 호흡이 없고 인공 호흡기로 생명을 유지하는 상 태, 인공 호흡기를 계속 유지하더라도 2주 안에 자연 사망할 가능성이 있는 경우, 회 생 가능성이 전혀 없는 상태에 처한 사람은 뇌사자라고 한다. 식물인간은 호흡과 심 장 박동 등 생명 현상을 주관하는 뇌간의 기능이 살아 있어 자가 호흡이 가능하고 때 로는 회생도 가능한 상태에 있는 환자를 말하지만, 뇌사는 뇌간의 기능이 완전히 정 지되어 호흡, 순환, 대사, 체온 유지 등 생명 유지에 필수적인 기능이 자발적으로 이 루어지지 않는 상태를 말하므로 뇌사자는 '식물인간'과는 다른 상태이다.(표 19-1)

　'뇌사'라는 용어가 처음으로 등장한 것은 1967년 남아프리카 공화국의 외과 의사 인 크리스틴 버나드^{Christiaan Neethling Barnard} 박사가 교통사고로 뇌사 상태에 빠진 사람의 심장을 이식하면서부터이다. 이듬해인 1968년 제22차 세계의학협회 총회에서 뇌사 를 공식적으로 인정하는 '시드니 선언'이 채택된 이래, 전 세계적으로 55개국 이상의

📝 표 19-1_ 뇌사 상태와 식물인간 상태의 비교

구 분	뇌사 상태	식물인간 상태
손상 부위	뇌간을 포함한 뇌 전체	대뇌의 일부
정신 상태	심한 혼수상태	무의식 상태
기능 장애	심장 박동 외 모든 기능이 정지	기억/사고 등 대뇌 장애
운동 능력	움직임 전혀 없음	목적 없는 약간의 움직임 가능
호흡 상태	자발적 호흡이 불가능	자발적 호흡 가능
경과 내용	필연적 호흡 중지로 인한 사망	수개월~수년 후 회복 가능성
기타	장기 기능 대상 가능	장기 기증 대상 불가능

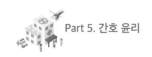

나라에서 뇌사가 인정되고 있다. 동양에서는 대만이 1987년 처음 뇌사를 인정했으며 일본에서는 1997년 윤리위원회와 함께 뇌사 인정에 관한 토론을 통해 장기 이식에 대한 법안을 통과시켰다. 우리나라는 1988년 서울대학교 병원에서 뇌사자의 간을 이식하는 수술을 시작으로 그동안 법조계, 종교계, 시민 단체 등 각계의 의견을 수렴하는 일련의 찬반 토론회를 거쳐 1999년 1월 국회에서 '뇌사 판정을 허용하는 장기 이식에 관한 법률안'이 통과됨에 따라 2000년 초부터 뇌사가 법적으로 인정되고 있다.

2. 뇌사 판정

뇌사를 판정하는 공통적인 기준은 신경 의학적 진단에 의해 무반응성 혼수, 자가 호흡의 소실, 뇌간의 신경학적 반사 소실 등과 같은 상황이 나타날 때이다. 이때 뇌사를 판정할 수 있는 의사는 신경과, 신경외과 또는 마취과 전문의 중에서 2인(2인 중 신경과 또는 신경외과 전문의 1인은 필히 포함되어야 함)과 담당 전문의로 이들이 함께 뇌사를 판정한다. 단, 장기 이식에 관여하는 의사는 판정에 참여할 수 없다. 무호흡 검사, 뇌파 검사와 같은 의학적 검사 절차를 통해 상태가 확인되면 뇌간 반사가 완전히 소실된 것으로 여겨 뇌사를 판정하게 된다. 일반적으로 다음과 같은 판정 기준에 의하여 무반응, 무호흡, 무반사 등의 상태가 확인되면 뇌사 판정이 내려진다.

뇌사 판정의 기준-대한의사협회 뇌사 판정 기준 개정안

1. 6세 이상인 자에 대한 뇌사 판정 기준
   다음 선행 조건 및 판정 기준에 모두 적합해야 한다.
   가. 선행 조건
       (1) 원인 질환이 확실하고 치료될 가능성이 없는 기질적인 뇌병변이 있어야 할 것
       (2) 깊은 혼수상태로서 자발 호흡이 없고 인공 호흡기로 호흡이 유지되고 있어야 할 것
       (3) 치료 가능한 약물 중독(마취제, 수면제, 진정제, 근육 이완제 또는 독극물 등에 의한 중독)이나 대사성 또는 내분비성 장애(간성혼수, 요독성 혼수 또는 저혈당성 뇌증 등)의 가능성이 없어야 할 것
       (4) 저체온 상태(직장 온도가 섭씨 32도 이하)가 아니어야 할 것
       (5) 쇼크 상태가 아니어야 할 것

나. 판정 기준

   (1) 외부 자극에 전혀 반응이 없는 깊은 혼수상태일 것

   (2) 자발 호흡이 되살아날 수 없는 상태로 소실되었을 것

   (3) 두 눈의 동공이 확대 고정되어 있을 것

   (4) 뇌간 반사가 완전히 소실되어 있을 것 : 다음에 해당하는 반사가 모두 소실된 것을 말한다.

      (가) 광반사(light reflex)

      (나) 각막 반사(corneal reflex)

      (다) 안구 두부 반사(oculo-cephalic reflex)

      (라) 전정 안구 반사(vestibular-ocular reflex)

      (마) 모양체 척수 반사(cilio-spinal reflex)

      (바) 구역 반사(gag reflex)

      (사) 기침 반사(cough reflex)

   (5) 자발 운동, 제뇌 강직, 재피질 강직 및 경련 등이 나타나지 아니할 것

   (6) 무호흡 검사 결과 자발 호흡이 유발되지 아니하여 자발 호흡이 되살아날 수 없다고 판정될 것

※ 무호흡 검사

  자발 호흡이 소실된 후 자발 호흡의 회복 가능 여부를 판정하는 임상 검사로서 그 검사 방법은 다음과 같다.

  100% 산소 또는 95% 산소와 5% 이산화탄소를 10분 동안 인공 호흡기로 흡입시킨 후 인공 호흡기를 제거한 상태에서 100% 산소 6L/min를 기관 내관을 통하여 공급하면서, 10분 이내에 혈압을 관찰하여 혈액의 이산화탄소 분압($PaCO_2$)이 50torr 이상으로 상승함을 확인하였음에도 불구하고 자발 호흡이 유발되지 아니하면 자발 호흡이 되살아날 수 없다고 판정하고, 검사가 불충분하거나 중단된 경우에는 혈류 검사로 추가 확인하여야 한다.

---

   (7) 재확인 : (1) 내지 (6)에 의한 판정 결과를 6시간이 경과한 후에 재확인하여도 그 결과가 동일할 것

   (8) 뇌파 검사 : (7)에 의한 재확인 후 뇌파 검사를 실시하여 평탄 뇌파가 30분 이상 지속될 것

   (9) 기타 필요하다고 인정되는 대통령령이 정하는 검사에 적합할 것

2. 6세 미만인 소아에 대한 뇌사 판정 기준

  6세 이상인 자에 대한 뇌사 판정 선행 조건 및 판정 기준에 적합하여야 하되, 연령에 따라 재확인 및 뇌파 검사를 다음과 같이 실시한다.

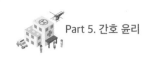

> (1) 생후 2월 이상 1세 미만인 소아
>
> 　6세 이상인 자에 대한 뇌사 판정 기준 나 항목 (7)에 의한 재확인을 48시간이 경과한 후에 실시하고, 6세 이상인 자에 대한 뇌사 판정 기준 나 항목 (6)에 의한 뇌파 검사를 재확인 전과 후에 각각 실시한다.
>
> (2) 1세 이상 6세 미만인 소아
>
> 　6세 이상인 자에 대한 뇌사 판정 기준 나 항목 (7)에 의한 재확인을 24시간이 경과한 후에 실시한다.

3. 뇌사자 장기 이식과 관련된 윤리 문제

일반적으로 죽음은 심장, 폐, 뇌 기능의 영구적인 정지로 정의해야 타당하나 죽음의 판정 역시 그 기준에 대해 의사, 입법가, 법률가, 철학자, 신학자들 간에 논란이 되고 있다. 어떤 상황에서도 인권 침해적 소인을 가져서는 안 되기에 죽음의 판정은 매우 민감한 사항이며 엄격성이 요구된다. 죽어가는 환자의 생명을 구하기 위해 장기 기증을 할 수 있도록 뇌사를 인정해야 한다는 대의에도 불구하고 뇌사자의 장기 이식과 관련된 문제는 의료 윤리의 중심 주제 중 하나이다.

대부분 국가에서 특별법으로 뇌사 판정 기준을 규정하고 있다. 의학협회와 정부가 공식적으로 뇌사 및 장기 기증에 관한 판정 기준을 엄격하게 법률로 관리하는 것은 뇌사자의 장기 기증이 다양하고 심각한 윤리적인 문제를 발생시킬 수 있기 때문이다. 우리나라에서는 지난 1983년 대한의학협회에서 죽음의 정의 및 뇌사 판단 기준을 처음 마련한 이후 1999년 장기 등 이식에 관한 법률 속에 뇌사 판정 기준을 확정했다. 이후 2002년 최종 개정 작업을 거쳐 시행되고 있다. 뇌사 판정 기준은 장기 등 이식에 관한 법률 제16조 제2항에 규정되어 있다.

간호사는 대상자 곁에서 의료 행위를 수행하는 전문인으로서 의료 현장에서 뇌사와 관련된 문제에 직면할 수밖에 없으므로 올바른 윤리 의식 및 뇌사와 관련한 윤리적 문제를 성찰하고 이해해야 한다.

다음은 뇌사와 관련된 윤리적 쟁점들이다.

첫째, 뇌사자의 장기 이식이 진행되는 경우 뇌사 판정의 엄정성과 정확한 기준에 대하여 알아야 한다.

둘째, 장기 기증자의 의사 결정 기준에 대해서도 명확히 알아야 한다. 기증자가 생전에 스스로 동의서를 작성한 경우를 제외하고 사망자의 의견을 확인할 수 없는 경우 또는 미성년자의 경우에는 환자를 대신하여 대리인이 결정하는데, 이 경우 대리인 자격이 쟁점이 될 수 있다.

셋째, 뇌사에 대한 윤리적 논의를 안락사와 연결시킬 때, 특히 소극적 안락사가 허용되는 조건과 윤리적인 쟁점들에 대해 정확하게 알아야 한다. 소극적 안락사는 적극적 안락사와는 다르다. 음식 및 물과 공기의 공급을 차단하고 죽음을 기다리는 직접적(부자연스러운) 안락사가 있고, 생명 유지에 필수적인 인공 호흡기와 음식물 반입 튜브를 제거하고 죽음을 기다리는 간접적(자연스러운) 안락사가 있다. 자연스러운 소극적 안락사가 허용되는 조건과 윤리적 문제에 대한 충분하고 신중한 접근이 필요하다.

넷째, 뇌사와 장기 기증과의 관계에 대하여 알아야 한다. 뇌사에 대한 논의가 쟁점화된 것은 30여 년 전이고, 이것이 사회적으로 논의된 배경에는 장기 부족 문제가 있다. 정부는 1999년 「장기 등 이식에 관한 법률」을 제정하여 2006년 4번째 개정을 했고, 모든 사람이 장기 등을 공평하게 이식받을 수 있는 기회가 보장되도록 했다. 그러나 이러한 기준이 공평하고 합법적인가 하는 문제는 숙고해야 한다.

마지막으로, 장기 기증 후 사후 처치에 대한 법적 보호와 관련한 문제이다. 우리나라의 경우 뇌사자가 장기를 기증한 후 시신 처리 문제에 대한 법적 보호가 마련되지 않았다. 그래서 장기 기증 후 환자의 신체가 손상당한다는 느낌이나 분노, 갈등에 대한 지적을 받을 수 있다. 이와 같은 윤리적 쟁점으로 각종 단체와 학회에서는 뇌사 및 장기 이식에 대해 신중한 윤리적 기준을 제공하고자 노력하고 있다. 법, 종교, 윤리적인 입장에서 뇌사를 죽음으로 받아들이기 어렵다고 하더라도 환자가 무반응성 혼수, 자가 호흡 소실, 뇌간의 신경학적 반사 소실 등으로 임상적으로 뇌사 상태라면 의학적으로는 죽음(의학적 죽음)에 이르렀다고 할 수 있다. 이 경우 뇌사 판정법에 따른 검사 절차를 밟아 뇌사 판정을 내린다. 한 생명 주체가 뇌사 판정을 받으면 사회적으로는 죽은 것(사회적 죽음)이지만 그것이 곧 법적 죽음이라고는 할 수 없다. 법적으로는 뇌사 판정을 받은 개체의 모든 장기 기능이 멈춘 심폐사 단계에 이르렀을 때 비로소 죽은 것(법적 죽음)이 된다. 따라서 뇌사와 장기 이식 합법화에서 전문 의료인인 간호사는 다양한 윤리적 입장에 대하여 깊이 있는 이해와 통찰력을 길러야 한다.

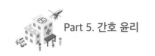

5 장기 이식

1. 개념과 역사

    이식이란 신체 조직이나 장기의 한 부분 또는 전부를 절제하여 자신이나 다른 개체의 체표면이나 체내에 옮겨주는 것을 말한다. 장기 이식(organ transplantation)은 질병 등의 이유로 어떤 장기가 더 이상 치료될 수 없는 상태에 이른 경우 타인의 동일한 장기로 대체하는 방법을 말한다. 장기나 조직을 주는 자를 공여자(doner)라 하며, 장기 제공 상태에 따라 공여자가 생체일 경우 생체 공여자(living doner), 사체일 경우 사체 공여자(cadaver doner)라고 한다.

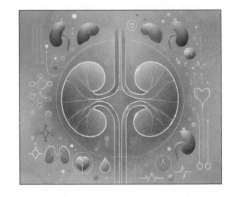

    국내에서는 1969년 신장 이식의 성공을 시작으로 1988년 뇌사자로부터 적출한 간 이식이 성공하면서 뇌사에 대한 사회적 관심이 일어났고, 1992년 췌장 및 심장 이식이 성공하여 장기 이식이 본격화되었다. 이후 급격히 증가하여 1996년 말 신장 이식 7,424건, 1998년 간 이식 133건, 심장 이식 98건, 췌장 이식 18건 등이 실시되었다. 그러나 한국인의 사고방식에는 부모에게 물려받은 신체를 잘 보존하는 것이 조상에 대한 예의라고 생각하기에 장기 기증이 원활하게 이루어지지 않으며 이로 인해 이식 희망자는 많지만 기증자들이 상대적으로 적어서 결국 국내에서의 이식 수술을 포기하고 중국으로 가서 수술을 받는 사례가 적지 않다. 더불어 정부가 뇌사자의 장기 기증을 너무 엄격하게 제한하는 점도 문제로 지적되었는데, 이는 장기 기증 유료화를 검토하던 미국의학협회(American Medical Association: AMA)와 비교하면 매우 상반되는 입장이다.

    장기 기증이 부족한 현실에도 불구하고 우리나라에서 장기 기증 기준을 엄격하게 운영하는 것은 뇌사에 대한 판단과 장기 기증에 대한 사회 윤리적 논쟁이 첨예하게 대립하고 있기 때문이다. 그러므로 정부는 적극적인 장기 기증 운동과 함께 장기 기증에 대한 기준을 올바르게 정립할 필요가 있다.

2. 장기 이식 절차

우리나라에서 장기 이식은 살아 있는 자로부터의 장기 이식, 뇌사자로부터의 장기 이식, 사망한 자로부터의 장기 이식으로 구분되며 절차도 규정되어 있다.

살아 있는 자로부터의 이식은 장기 기증자나 가족이 장기 이식 등록 기관에 기증 의사를 등록한다. 기증자는 신체 검사를 받은 후 등록 여부가 판정된다. 장기 기증자 본인이나 가족으로부터 장기 등록을 받은 장기 이식 등록 기관은 국립 장기 이식 관리 기관에 이식 대상자 신청에 대한 승인을 요청하고 국립 장기 이식 등록 기관에서 이식 대상자로 선정한다. 장기 이식 등록 여부가 판정되면 장기 기증자에게 통보된다.

뇌사자로부터의 장기 이식은 장기 기증자 가족의 기증 동의하에 뇌사 판정 대상 관리 전문 기관에서 뇌사 판정 및 뇌사 관리를 한다. 뇌사 판정이 나면 뇌사 판정 대상 관리 전문 기관이 국립 장기 이식 관리 기관에 이식 대상자 선정을 요청하고 국립 장기 이식 관리 기관이 이식 대상자를 선정하면 장기 이식 등록 기관에 이를 통보함과 동시에 장기 기증자 가족에게도 그 결과를 통보한다.

사망한 자로부터의 장기 이식은 비교적 시간적 압박을 받는 상황에서 이루어진다. 그러므로 장기 기증자 가족의 동의로 기증 의사가 확인되고 나면 곧바로 장기 이식 의료 기관에서 필요한 장기를 적출하게 된다. 그리고 국립 장기 이식 관리 기관은 장기 이식이 이루어진 후에 결과를 통보받는다.

3. 장기 기증

우리나라에서 장기 기증은 만 16세 이상인 경우 미성년자라도 법정 대리인의 동의 없이 가능하지만, 만 16세 미만인 경우 법정 대리인의 자필 서명이 필요하고 법정 대리인임을 확인할 수 있는 가족 관계 증명서 등의 서류를 함께 접수하여야 한다. 또한 온라인으로 쉽게 신청할 수 있는데 우리나라의 대표적인 장기 기증 온라인 사이트는 다음과 같다.

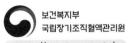 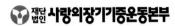

🎨 그림 19-2_ 우리나라의 대표적인 장기 기증 온라인 사이트

장기 기증은 말 그대로 폐, 심장, 간, 안구, 십이지장, 비장, 신장 등 우리 몸을 구성하는 주요 장기를 떼내어 기증하는 장기 기증과 심장 판막, 피부, 뼈, 인대, 연골 등과 같이 장기를 구성하는 몸의 조직을 떼어 내어 기증하는 조직 기증으로 나눌 수 있다.

기증된 장기의 분배 기준은 일반적으로 의학적 유용성에 대한 기대치와 기회 균등에 대한 관점에서 고려된다. 여기에서 예상되는 의학적 유용성이란 장기 분배에 있어 수혜자가 가능한 한 보다 높은 삶의 질을 유지하는 동시에 최대한의 생존 기간을 획득하는 것을 의미하고, 기회 균등이란 여러 환자가 동일한 적합성을 보일 경우 위급성과 기다린 기간의 순서에 따라 장기 이식자를 선정한다는 의미이다.

6 부족한 의료 자원의 분배

많은 사람이 현재 의료 자원 부족을 새로운 문제로 여기고 있다. 하지만 이미 오래 전부터 의료 자원은 부족했다. 그러나 이러한 자원 부족 현상에 대해 의료인들은 중요한 문제로 취급하지는 않고 있다. 물론 의료인들의 이러한 태도에는 그 나름대로의 합당한 이유가 있다. 의사들과 간호사들은 보통 환자 개개인의 치료에 자신들의 모든 지식과 힘을 쏟고 있기 때문에 의료 자원 부족 문제에 신경 쓸 겨를이 없는 것이다. 히포크라테스 선서나 페르시아나 일본, 고대 인도나 이스라엘과 같은 서로 다른 문화권의 의사들 서약에도 그러한 문제가 제기되지 않고 있다.

이번 장에서는 의료 자원 부족 문제에 대처하기 위한 노력으로 제도를 합리적으로 만들거나 분배의 조정을 위한 이론을 전개하기보다 몇 가지 선행적인 근거나 배후 근거에 대해서 이야기해 보고자 한다. 왜냐하면 의료 자원 부족이 단순히 재정적인 문제 해결이나 조직의 조정을 통해서 해결될 수 없기 때문이다. 또한 예산 삭감, 긴축 재정이나 행위 연결망의 개선, 법 제도와 행정 제도의 유연화 등이 자원 부족 문제를 해결할 수 있는 길의 전부는 아니기 때문이다.

1. 의료 자원 분배 문제의 배경

의료의 불평등은 상대적 빈곤감과 사회적 연대를 해치는 가장 오래된 문제이다. 이러한 문제로 어려운 환경에 처한 사람들은 건강 측면에서 더욱 힘들어지고 건강할 수 있는 환경과 기회가 줄어들 수 있다. 그러므로 의료의 전반적인 발전과 함께 형평성까지 고려한 국가 정책이 기본적인 목표가 되어야 한다. 국가의 보건 의료 제도 정책의 목표가 특정 개인이나 집단이 아닌 전체 국민의 건강 보호와 증진에 있다면 국민 모두에게 가장 기본적인 건강 유지 수단의 접근이 공평하게 보장되도록 자원이 배분되어야 하고, 소득 수준이나 사회 계층에 관계없이 의료에 접근할 수 있어야 한다.

국민의 건강권을 보장하기 위해 국가는 보건 의료 서비스를 공평하게 분배하여야 하고 이를 위해 적절한 방법을 모색하고 선택할 필요가 있다. 그래서 공공 정책을 통해 모든 국민에게 기본적인 보건 의료 서비스의 이용이 가능하도록 해야 한다.

현대 국가의 중요한 정책 목표가 보건 의료의 형평성을 제고하는 것이 되고 있다. 이를 실현하기 위해 의료 전달 체계를 개선하고 의료 자원을 고르게 분포시켜 국민 모두가 동등하게 의료 서비스에 접근할 수 있도록 노력하고 있다. 우리나라의 건강 보험은 이러한 면에서 개인이 과도한 의료 비용을 부담하지 않도록 돕고 있다. 그러나 의료 비용 이외의 다른 많은 요인에 의해 의료의 이용이 제한되고 있다. 특히, 의료의 접근성을 높이기 위해 지역별로 의료 인력과 시설 등의 의료 자원이 평등하게 배분되어야 한다. 또한, 각 의료 기관의 규모와 종류에 따라 그 역할과 기능을 충분히 발휘할 수 있도록 병상 규모, 인력, 시설, 장비 등을 갖추고 있어야 한다. 하지만 우리나라는 아직 도시의 크기와 위치에 따라 의료 자원의 분배가 제대로 이루어지지 않은 상태이다.

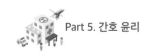

 알아두기

의료 자원 분배의 정당성

• 의료 자원은 한계가 있다.
• 인간 생명에는 존엄성이 있다.
• 의료 자원의 배분에 있어서 적절한 선택을 통해 정당성을 확보해야 한다.
• 인간은 누구나 최소한의 의료 서비스를 받을 권리(사회적 지위, 경제 사정에 상관없이)가 있다.
• 희소한 자원으로 필요한 욕구를 충족시키기 위해 효율적으로 분배되는 방식은 무엇인가?
• 첨단 생명 의료 기술의 시대에 정의 문제는 더욱 심층적으로 고려되어야 한다. 따라서 보다 깊이 있는 정의론을 구상하고 그에 의거한 사회적 통제와 책임을 완수해야 할 시기가 도래했다.

이러한 의료 전달 체계의 가장 큰 문제는, 민간 의료는 비약적으로 발전한 반면 공공 의료 부문은 상대적으로 약화되었다는 점이다. 이로 인해 의료 자원이 지역 주민의 의료 필요에 의해 분배되기보다는 인구 밀도가 높고 교통, 문화, 시간, 교육 등 의료 이용에 유리한 도시에 집중되는 경향이 있다. 그 결과 농어촌 지역에서는 의료 시설과 인력이 심각하게 부족해지면서 지역 간 불평등 문제가 발생한 것이다. 이러한 요인들을 파악하여 개선하기 위한 노력은 건강 보험의 발전을 위해 절실히 필요하다.

2. 분배에 대한 윤리적 견해

(1) 공리주의에서의 분배

최대 다수에게 최대 이익을 주는 분배는 사회적 효용성이 커서 도덕적으로 바람직하다. 희귀한 질병 치료에 의료 자원을 사용하는 것보다는 흔한 질병 치료에, 소수보다는 다수에 효과가 나타나는 치료에 더 많은 투자를 하게 된다. 예를 들어, 고가의 심장 이식 수술보다 어린이 예방 접종에, 노인보다는 어린이 건강에 우선권을 부여한다. 그러나 이러한 접근 방식은 다수의 이익을 우선시하여 소수 집단이 의료 서비스에서 배제될 수 있다는 비판을 받고 있다.

(2) 평등주의에서의 분배

의료를 포함한 모든 자원은 신분이나 경제력에 관계없이 모든 사람에게 공평하게 제공되어야 한다. 왜냐하면 인간은 평등하므로 어떤 조건에서도 의료 서비스를 제공받는 것이 사회 정의이기 때문이다. 자원이 부족할 때는 필요한 모든 사람이 동등한 조건하에서 제비뽑기를 하여 분배를 결정하는 방식을 취한다. 평등주의에 입각한다면 진료, 의사의 급여, 약품 공급, 보건 교육 등 모든 것을 정부가 관할하기 때문에 돈이 있어도 자기가 원하는 특별한 의료 혜택을 받을 수 없을 뿐만 아니라 효율 면에서 문제가 발생하게 된다. 또한 국가 정부와 같은 강력한 기구가 개입해야 평등주의 분배가 가능하므로 비용이 많이 들고 비효율적이며 부패 문제나 의료의 질 저하를 초래한다.

(3) 자유주의에서의 분배

자유주의에서는 의료 서비스도 주택이나 자동차 소모품처럼 비용을 많이 낼수록 당연히 다른 사람들보다 더 좋은 의료 서비스를 받아야 한다고 주장한다. 즉, 개개인의 능력과 선택의 자유에 따라 자원이 분배되며, 부족한 자원은 시장 기능에 맡겨서 분배한다.

정부의 역할이 최소화되어야 좋고 정부의 간섭도 적을수록 좋다. 그러나 이러한 접근 방식은 의료 자원의 분배가 고르지 못하기 때문에 최상의 의료 서비스를 받는 사람이 있는 반면, 의료 서비스를 받지 못하는 사람도 있다는 것이 결점이다. 또한 의료비에 대한 통제가 이루어지지 않기 때문에 의료비 상승이 불가피하게 나타난다.

3. 의료 자원의 분배 차원

(1) 의료 자원의 미시적 분배

- 확보된 의료 자원을 누구에게 먼저, 어떻게 배분할 것인가에 해당하는 문제로 현실에서 실제로 일어날 수 있으며 사회 구성원에게 직접적인 영향을 준다.
- 장기의 수혜자 결정, 병실 부족, 약품, 설비, 기타 문제를 고려해야 한다.

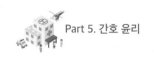

- 성공률, 생존 기간, 사회의 공헌도, 제비뽑기, 순서, 경제성, 균등 적용 등 결정 시 여러 가지 기준을 고려해야 한다.
- 미시적 분배의 문제는 주로 자원의 희소성에 의해 발생한다.
- 미시적 분배에 대한 물음은 수요보다는 공급이 부족할 때 제기되는 문제가 많다.
- 생명의 존엄성은 모든 가치에 대하여 우선순위에 있고 누구나 최소한의 의료 혜택을 받을 권리가 있다. 그러나 실제 상황에서 발생하는 일에서 생명의 존엄성만을 갖고 판단할 수 없는 경우도 있다. 그러므로 각 상황에 맞게 가치 판단의 방법을 적절히 사용하여 분배의 정당성을 확보해야 한다.
- 한정된 자원을 배분할 때 의사 한 명의 결정은 독단적이거나 정의롭지 못할 수 있다. 따라서 자체 회의나 사회 각계각층의 사람들로 구성된 위원회를 구성하는 등 정의로운 분배를 위해 노력해야 한다.

(2) 의료 자원의 거시적 분배

- 사회 전반에 대한 의료 자원이 어떻게 분배되어야 하고 그것에 대한 경비의 배정에 관한 물음이다.
- 국가 단위 치료에 대한 의료 자원의 분배는 의회, 행정부, 보건복지부 관련 기관, 사설 단체, 건강 및 생명 보험 회사 등의 협의를 통해 이루어진다.
- 매우 광범위하고 복합적이다.(한 국가의 예산 중에서 보건 의료 예산을 얼마로 책정할 것인지와 이 비용을 누가 부담할 것인지에 대한 논의가 필요하다)
- 인공 장기 개발을 위해 필요한 비용은 국민 기금으로 할 것인지, 아니면 수혜자에게 부담시킬 것인지에 대한 논의도 중요하다.
- 국민들에게 어떤 의료 보험 제도를 시행하는 것이 정의로운지에 대한 물음도 필요하다.

4. 의료 자원 분배의 현실

코로나 팬데믹으로 의료 자원의 부족 문제가 한국 사회에서 중요한 이슈로 대두되었다. 코로나19 확진자가 급증하면서 중환자 진료를 위한 인프라가 부족해지는 현상이 발생했고, 이로 인해 증상이 악화되는 위급한 환자들과 기존 일반 중환자 간의 진료 우선순위를 결정해야 하는 위기 상황이 발생했다.

 의료 자원 분배 부족 사례

• 코로나19 위중 환자로 분류된 A 씨는 이미 80세를 넘긴 나이에 다양한 중증 만성 질환을 앓고 있다. 코로나19에 확진되면서 인공 호흡기와 에크모(ECMO) 등 산소 치료가 장기간 필요한 상태다. 반면 또 다른 확진자인 B 씨는 만성 호흡기 질환 환자로 최근 상태가 악화되어 중환자 치료가 필요하게 되었다. 단 한 명의 환자만 치료할 수 있는 병상과 인력, 장비가 있다면 어떤 환자를 우선적으로 치료하는 것이 맞을까?

2020년 기준 우리나라 간호사 1명당 평균 환자 수는 19.4명(중환자실 2명)으로 미국 4.7명, 스웨덴 5.4명, 노르웨이 3.7명에 비해 상대적으로 많은 환자를 돌보는 것으로 나타났다. 이러한 상황에서 코로나19가 대유행하면서 병원들은 중증 병상 확보를 위해 인력을 재배치하고 기존 병상은 폐쇄하면서 수익이 악화되었다. 결국, 이러한 조치는 인력 감축이라는 결과로 나타나 보건 의료 대응력이 약화되는 결과를 초래하게 되었다.

7 생명 공학

생명 공학이란 인체를 포함한 동식물, 미생물 등의 세포 내에서 일어나는 생명체 활동의 현상과 원리를 규명하고, 이를 인간에게 유익하게 응용하여 질병 예방 및 치료, 화장품, 농업 생산, 에너지 지속 가능성 등을 개선하기 위해 공학 원리를 적용하는 것이다. 생명체를 연구하는 것은 생물학, 생명 과학과 유사하지만, 이들 두 가지는 기초 과학에 초점을 두고 생명 그 자체를 연구하는 반면, 생명 공학은 생명 과학에서 얻은 지식을 응용하여 인간의 건강과 복지 증진 등에 초점을 맞춘다.

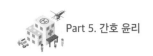

현대의 생물 산업을 가능케 한 계기로 학자들이 공통적으로 지적하는 것은 1970년 대에 이루어진 두 가지 중요한 혁신이다. 첫 번째는 1973년 허버트 보이어^{Herbert Boyer} 와 스탠리 코헨^{Stanley Cohen}이 개발한 유전자 재조합 기술(recombinant DNA)이고, 두 번째는 1975년 캐사르 밀슈타인^{Caesar Milstein}과 조지 콜러^{George Kohler}가 단클론 항체(monoclonal antibody)를 만들기 위해 개발한 세포 융합 기술이다.

유전자 재조합 기술은 한 유기체에서 일부의 유전자를 잘라내어 다른 유기체의 유전자에 이식하는 기술을 말한다. 이러한 기술은 특정 단백질을 생산시키는 유전자를 대장균이나 박테리아같이 자기 복제 능력이 매우 뛰어난 생물체의 유전자에 삽입시켜 인류가 원하는 형태의 단백질을 인위적으로 생산할 수 있음을 의미하는 것이었다. 이 기술은 제약 산업에 응용될 수 있다. 제약 산업에서는 약물 발견을 위한 연구 도구로 사용하거나 단백질 신약을 생산하는 데 사용한다. 인체에는 약 50만 개 정도의 단백질이 있는데, 이들은 모든 생명 과정에 관여함으로써 건강을 유지하기도 하고 질병을 일으키기도 한다. 즉, 이들 단백질은 약물로서의 잠재성을 지니고 있다고 가정할 수 있다. 그런데 이들의 구조가 매우 복잡해서 종래의 유기 화학적 방법으로는 합성할 수 없고, 인체나 다른 유기체에서 추출하여 정제하기도 매우 어려운 경우가 많다. 그러나 유전자 재조합 기술의 발명으로 치료 효과가 있는 단백질들을 생물학적 방법으로 생산할 수 있게 된 것이다. 최초의 유전자 재조합 약품인 인간 성장 호르몬(human growth hormone)이 제넨텍(Genentech)에 의해 개발되어 1982년 FDA의 승인을 받은 이후 1999년까지 유전자 재조합 기술에 의해 개발된 25종의 단백질 신약이 FDA의 승인을 받았다.

생명 공학과 관련된 기업들에 의해 개발된 단백질 신약은 크게 두 종류로 구분된다. 첫 번째는 다른 과정을 통해 생산되어 이미 시판 중이었던 약품들(인성장 호르몬, 인슐린 등)인데, 생명 공학 기업들은 유전자 재조합 기술을 이용하여 이를 대규모로 생산하는 데 성공했다. 다른 한 종류는 그 기능이 잘 알려져 있었으나 화학적 합성이 불가능하고 생체로부터 추출·정제하기도 어려워 상업화되지 못했던 단백질들(빈혈 치료제 EPO, 혈전 용해제 tPA, 항암제 인터페론 등)이다. 이런 단백질들은 유전자 재조합 기술을 사용하여 똑같이 생산하거나 유사한 분자 구조를 지닌 약품의 형태로 생산되었다. 이러한 단백질 신약들 중 인슐린, 혈전 용해제 tPA(tissue Plasminogen Activator), EPO(erythropoietin) 등 3개 약품이 큰 상업적 성공을 거두었다.

한편, 1975년 밀스타인^{César Milstein}과 쾰러^{Georges J. F. Köhler}는 쥐의 비장 세포에서 추출

한 B 세포와 골수종 세포를 융합시켜서 하이브리도마(hybridoma)라고 불리는 잡종 세포를 만드는 데 성공했다. 이 세포는 비장 세포의 항체 생산 능력과 골수종 세포의 증식 능력을 함께 지님으로써 무한히 복제 가능한 단일 항체, 즉 '단클론 항체'의 성질을 가지게 되었다. 단클론 항체는 특정 항원의 특정 부위만을 인식하는 기능을 지니고 있는데, 그것이 지닌 특정 분자 구조에 대한 민감성 때문에 특정 물질의 검출 시약, 진단 시약, 분리 정제용 시약으로 활용되었고, 후에는 신장 이식 거부 반응 억제제와 같은 약물 개발에도 활용되었다. 단클론 항체 기술을 이용한 진단 시약 사업은 시약이 인체 내에 투여되지 않는다는 점 때문에 상대적으로 규제 당국(FDA)의 승인을 얻기가 용이해서 단백질 신약에 비해 훨씬 많은 제품이 개발·판매되었으며, 전문 생명 공학 기업들에게는 초기 주 수입원이 되기도 했다.

1. 생명 공학의 필요성과 문제점

(1) 생명 공학의 필요성

생명 공학 기술은 인간의 영원한 꿈인 생로병사의 길을 열어준다. 여러 가지 불치병과 갖가지 의학 기술의 발전에 힘입어 개인, 나아가 인류의 건강을 증진시킨다. 기술력 증진을 통해 그러한 의학 기술을 상업화, 실용화해서 세계 시장에서 경쟁하여 국력 증진을 도모할 수 있다.

현대의 생명 공학이 전통적인 배양 방법과 다른 점은 개별적인 유전 인자를 분리시켜서 이후에 목적에 맞게 새로운 유기체를 주입하는 것이다. 이것으로 원하는 특성을 얻을 수 있으며, 동종 이동에서 이종 이동의 방법을 사용하여 새로운 유기체를 생산하는 것이 가능해졌다. 이런 방법으로 동물에서 추출한 유전자들을 식물에 이식하고 이러한 과정에서 유전자 변이를 한 결과 놀라운 결과를 가져오게 되었다.

먼저 바이러스와 세균에 대한 저항력이 증가하고 해충과 질병에 잘 견디는 튼튼한 식물을 생산할 수 있다. 광합성 능력이 증가된 식물이나 공해에 강한 식물, 공기 중의 질산염을 흡수하거나 또는 질산염을 많이 필요로 하지 않는 식물을 생산할 수 있게 되었다. 동식물, 박테리아 등의 조작은 보다 많은 영양가를 가지거나 쉽게 소화되

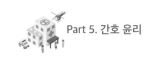

거나 혹은 적당한 지방질을 포함하는 등의 개선된 곡물과 염가의 식품, 더욱 효과적인 약품 등을 생산해낼 수 있게 한다. 의약 분야에서는 인슐린, 인터페론, 성장 호르몬, 다양한 주사제 등 희귀한 의약품들뿐 아니라 동물 실험을 통해서 종양을 죽이는 단백질을 분리해내기도 했다. 가까운 미래에는 종양의 발생을 억제하고, 암을 치료하는 약제도 만들어낼 수 있을 것이다. 또한 동물 복제 기술로 대량 생산과 저렴한 제조 단가가 가능하게 될 것이다.

동물 복제 기술은 이 외에도 개량된 동물을 생산할 수도 있다. 많은 새끼를 낳도록 유도한다든지 양과 질이 개선된 우유의 생산을 가능하게 하거나 전염병에 강한 가축으로 개량할 수 있다. 이를 통해 축산 농민들의 소득 향상을 꾀할 수 있으며, 오늘날 세계가 안고 있는 식량 문제를 해결하는 데 현존하는 어느 방안보다도 더 효과적일 수 있다.

나아가 포유류에 대한 복제 기술은 인간에게 필요한 장기를 제공할 형질 전환 동물의 생산도 가능하게 할 것이다. 생명 공학적인 조작으로 미생물들을 새로이 구성하여 각종 폐수나 폐유를 정화하도록 하여 환경을 보존하거나 대체 에너지를 개발하는 것까지 그 응용 범위가 넓은 게 사실이다. 모든 DNA의 순서와 10~30만 개의 모든 단백질 구조, 각 단백질의 정확한 기능이 밝혀진다면 여러 가지 질환의 예방과 치료에 크게 이바지할 것이다. 현재 불치병이라고 여기는 당뇨병, 유전자 변이와 관련이 있다고 알려진 선천성 대사 질환, 심장 질환과 각종 암들의 예방과 치료에 많은 영향을 미칠 것이고, 정신 분열증을 포함한 여러 정신 질환들도 유전자 변이와 관련이 있다는 연구 보고가 많아 정신 건강과 관련해서도 크게 기여할 것이다.

(2) 생명 공학의 문제점

생명 공학 기술을 비인륜적으로 사용한다면 도덕화가 무너질 수 있다. 사회 질서의 혼란을 가져올 수 있으며 생명을 담보로 돈을 추구할 우려가 있다. 특히 사회 계층제가 나타나 상대적으로 무소유 계층은 소유 계층을 위한 하나의 도구로 전락하거나 기계화에 의해 인간이 도태될 수도 있다. 사회 윤리적으로 특별히 숙고해 보아야 하는 점은, 유전 공학의 방법을 통한 식량의 증산과 대용 식품의 판매로 다국적 기업이 세계 시장을 석권하여 농산물 수출이 80% 이상을 차지하고 있는 가난한 개발 도상

국들의 수많은 노동자가 일자리를 빼앗기게 될 수 있다는 것이다. 그리고 식량의 정의로운 분배도 여전히 문제로 남는다.

2. 생명 공학의 응용 분야

　생명 공학은 의약과 보건, 환경 정화, 식량, 생활용품 및 기타 산업에 활용될 수 있는 생명체를 다루는 산업에 모두 적용될 수 있으며 그 응용 범위는 무한하다고 할 수 있다. 다음은 현재 생명 공학이 응용되고 있는 몇 가지 분야이다.

(1) 의약과 보건

- ㉠ 유전자를 이식한 동물로부터 의약품과 영양제 생산 : 미래에는 의약품 생산을 위한 공장 시설이 많이 줄어들게 된다. 의약품 생산을 위해 유전자가 변형된 동물과 간단한 분리 시설만 있으면 의약품을 싼 비용으로 생산할 수 있다.
- ㉡ DNA 칩 : DNA 칩이라는 작은 슬라이드 글라스를 이용하여 유전자병과 암을 진단할 수 있다.
- ㉢ 인공 장기 생산 : 동물에게 인간의 유전자를 삽입하여 이식용 동물을 만들고 인공 장기를 생산(허파, 심장, 간, 췌장 등)한다.
- ㉣ 인공 피부 생산 : 화상이나 흉터 치료에 효과적이다.
- ㉤ 인공 기관 생산 : 인간의 심장, 유방, 연골, 귀, 팔, 다리 등을 생산할 수 있다.
- ㉥ 유전자 치료 : 유전자병, 암, 파킨슨병 등을 치료할 수 있으며 체세포는 물론 생식 세포 단계에서도 유전자 이상을 치료할 수 있다.

(2) 환경 정화(환경 오염 저감)

- ㉠ 미생물을 이용한 채광 작업
- ㉡ 생물 연료 생산
- ㉢ 미생물에 의한 플라스틱 생산

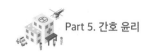

ㄹ 생물을 이용한 유해 물질 정화[예 : 파이토리메디에이션(Phytoremediation)]

ㅁ 생물 농약

(3) 식량(현재 GMO로 지칭되는 것들)

ㄱ 유전자 변형 농산물

ㄴ 유전자 이식 축산물

ㄷ 복제 물고기 양식

3. 생명 공학과 관련된 윤리 문제

(1) 줄기세포와 배아 복제

❶ 배아 줄기세포와 성체 줄기세포

수정란은 자궁에 착상될 때까지 분열을 거듭하는데 이를 난할이라고 한다. 이렇게 난할이 진행되기 시작한 배아의 초기 단계의 세포들은 다양한 조직과 기관이 될 능력을 가지고 있다. 이러한 세포가 특정 기간이 되어 심장이나 신경, 혈관과 같은 다양한 기관으로 분화할 수 있는 세포를 줄기세포(stem cell)라 한다. 줄기세포는 인체의 다양한 세포와 조직으로 분화할 수 있는 능력을 가진, 아직 분화되기 이전의 세포인 '미분화' 세포를 말하는 것이다.

줄기세포를 확보하는 방법은 여러 가지가 있다. 먼저 배아 줄기세포를 확보하는 방법이 있다. 배아란 '인간의 수정란 및 수정된 때부터 발생학적으로 모든 기관이 형성되기 전까지의 분열된 세포군'을 말한다. 수정된 후 분열이 활발히 진행되는 착상 이전 상태의 줄기세포를 배아 줄기세포라고 하며, 이 시기의 줄기세포는 이론적으로 어떠한 세포나 조직으로도 분화가 가능하기 때문에 효용성이 가장 높은 것으로 알려져 있다. 그러나 생명체는 수정된 때부터 시작한다는 입장에서 보면 "배아 줄기세포를 추출하는 것은 생명체의 파괴로 보아 인간의 존엄성을 해친다"는 비판을 피할 수 없어 윤리적인 논쟁의 대상이 되어오고 있다.

이러한 문제점들을 해소하기 위하여 배아가 아닌 성체에서 줄기세포를 찾으려는 연구도 활발하게 진행되고 있다. 성체 줄기세포(adult stem cell)라고 불리는 줄기세포는 이미 분화가 이루어지고 난 성체에서 얻는 것이기에 배아 줄기세포에 비해 그 종류가 한정되어 있고 분화 능력이 낮기 때문에 활용 범위가 좁으며, 필요한 만큼 충분한 양을 얻을 수 있도록 증식하기가 어렵다는 등의 단점을 가지고 있다. 그러나 골수나 태반, 탯줄과 같은 곳에서 추출하여 배아를 사용하지 않는다는 점에서 배아 줄기세포가 가지는 윤리적인 문제점을 해소할 수 있는 대안이라는 장점을 지니고 있다.

❷ 배아 줄기세포 연구의 윤리적 문제점

배아 줄기세포의 확보는 각종 난치병을 치료하는 데 획기적인 방법이 될 수 있고 이식용 장기의 심각한 부족 현상을 해소할 수 있는 장점이 있어 의학적, 산업적, 과학적으로 경쟁적인 연구가 진행되고 있다. 하지만 이러한 이득을 현실화하기 위해서는 해결되어야 할 윤리적, 법적, 사회적 문제가 있다.

- 우리나라 헌법재판소의 결정으로는 배아의 생명권을 인정하고 있지는 않다.(헌법재판소 2010. 5. 27. 2005헌마346결정) 정자와 난자 수정 이후 14일째 나타나는 원시선 발생 때까지의 배아(초기 배아)를 생명체가 아닌 세포 덩어리로 본다는 것이다. 즉, 배아 줄기세포 복제의 연구 허용 근거는 수정 후 14일 이내의 인간 배아는 생명체로 간주되지 않기 때문에 이 시점까지의 연구는 크게 문제가 되지 않는다고 보는 것이다. 그러나 이 주장 역시 보는 관점에 따라 다르다. 특히 종교적 관점에서 보았을 때 생명은 수정되는 순간부터 시작되는 것이므로 수정 후 14일 이내의 배아라 하더라도 이를 생명체로 간주해야 한다는 입장이다. 이러한 입장에서 배아 복제는 인간을 목적을 위한 수단으로 삼는 것이 되기 때문에 허용할 수 없는 것이 된다. 이렇게 "인간 생명의 시작을 언제로 볼 것인가?" 하는 문제는 아직도 해답을 찾지 못하고 있다.
- 연구 지지자들은 배아 복제를 통해 난치병이나 불치병을 치료할 수 있고 장기 수급 해결이라는 사회적 문제를 해결할 수 있기 때문에 배아 복제 연구는 포기할 수 없다고 한다. 반면 연구 반대자들은 생명의 존엄성과 생명의 신비를 지키려 한다. 이 때문에 배아 복제에 대한 윤리적인 논쟁과 자율 및 규제의 움직임이 매우 복잡

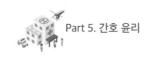

한 실정이다.

- 배아 복제 연구가 자칫 인간 복제로 이어질 수 있다는 점에서 배아 복제를 금지시 커야 한다는 주장도 제기되고 있다. 인간 복제를 허용하지 않은 채 배아 복제만을 허용했을 때 배아 복제를 구실로 인간 복제에 대한 연구와 복제를 실행할 수 있다 는 것이다.

- 배아 복제가 허용되고 그 기술의 발달로 이식용 장기가 생산된다고 하더라도 필요 로 하는 모든 사람에게 아무런 차별과 제한 없이 제공될 수 있을까 하는 우려도 있 다. 배아 복제와 같은 첨단 의학으로 만들어진 이식용 장기 역시 돈과 사회적 권력 에서 소외된 계층에게는 또 다른 차별로 다가갈 것이 분명하다는 점도 문제점으로 제기되고 있다.

❸ 줄기세포와 생명윤리법 규제

2005년 제정된 '생명윤리법'은 생명 복제와 같은 생명 과학 연구와 관련된 윤리적 인 사안들에 대한 규제를 다루고 있다. 생명윤리법에 따르면 배아 줄기세포주는 한 정된 연구 목적으로만 이용할 수 있으며, 체외 수정으로 생성된 배아 중 임신 목적으 로 이용하고 남은 배아인 잔여 배아 연구 범위를 난임 치료 등 22개 질환으로 한정하 고 있다.

2005년 황우석 박사의 '줄기세포 논문 조작' 사태 이후 대한민국 내에서의 인간 배아 줄기세포 연구는 엄격히 제한되어 왔다.(생명윤리법 제33조, 34조, 35조 참조) 그러 나 2018년부터 정부가 생명윤리법 규제를 완화할 움직임을 보이면서 줄기세포 치료 에 대한 연구와 윤리 문제가 다시 떠오르고 있다. 지금까지의 규제로 인해 다른 나라 에 비해 연구가 뒤처져 왔기에 국가 경쟁력 확보 차원에서 규제 완화가 필요하다는 주장 때문이다. 관련 학계의 요구와 함께 사회 윤리적 범위와 약속에 대하여 다시 정 의내릴 필요성이 대두되고 있다.

(2) 인간의 개체 복제

배아 복제 연구는 자칫 인간 복제로 이어질 수 있는 위험이 있다. 인간 복제는 유전 적 쌍둥이를 탄생시키는 개체 복제와 환자 맞춤형 치료용 줄기세포를 생산하기 위한 치료 복제가 있다. 개체 복제와 치료 복제의 과정은 동일한데, 핵 치환술을 통해 복제된 배아를 인간의 자궁에 착상시키면 개체 복제로 들어서게 된다.

현재 개체 복제는 대부분의 나라에서 금지되어 있다. 우리나라의 「생명 윤리 및 안전에 관한 법률」 ① 제20조에서도 "(인간 복제의 금지) 누구든지 체세포 복제 배아 및 단성 생식 배아를 인간 또는 동물의 자궁에 착상시켜서는 아니 되며, 착상된 상태를 유지하거나 출산하여서는 아니 된다"고 규정하여 인간의 개체 복제를 엄격히 금지하고 있다. 인간의 배아를 동물의 자궁에 착상시키거나 동물의 배아를 인간의 자궁에 착상시킨다면 인간 정체성에 대한 치명적 도전이 될 수 있다.

(3) 생식 기술

❶ 불임과 생식 기술

여러 가지 이유로 임신이 이루어지지 않는 부부들에게 임신의 기회를 높이기 위해 사용되는 기술들을 통틀어 생식 기술[생식 보조 의료(Assisted Reproductive Technology, ART)]이라고 한다. 난소로부터 난자를, 고환으로부터 정자를 추출하여 시술이나 과학적 방법을 통해 수정을 시행하는 것이 일반적인 원리이다.

❷ 생식 기술의 종류

인공 수정(artificial insemination)은 주로 남편의 정자 수가 너무 적어 생식 활동을 통한 수정이 이루어지지 않을 때 인위적인 방법을 통해 임신을 유도하는 방법으로, 생식 기술 중 처음으로 개발된 방법 중 하나이다. 이러한 인공 수정은 크게 체내 인공 수정과 체외 인공 수정으로 나누어진다.

- 체내 인공 수정의 경우, 인위적인 방법으로 체내에서 수정이 성립될 수 있도록 하는 것이다. '자궁 내 정자 주입'이 가장 흔하게 사용되는 방법인데, 배란이 일어날 시기에 주사기 등을 이용하여 질이나 자궁에 직접 정액을 주입하는 방법이다. 남편의 정자를 이용하기 어려운 경우 기증된 정자를 이용하는 공여자 인공 수정 방법이 있다.
- 흔히 알려진 '시험관 아기'도 체외 인공 수정의 한 종류이다. 배란된 난자가 자궁

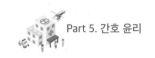

관에서 수정되고 수정란이 자궁에 착상하여 발생 과정을 거쳐서 출산을 하게 되는 일반적인 과정이 여러 이유로 어려울 때, 시험관 아기 시술과 같은 방법을 통해 출산을 유도하여 불임을 해결하려는 방법이다. 1978년 영국에서 최초로 시험관 아기 시술이 있었다. 여성의 난소에서 배란 전의 성숙한 난자를 체외로 채취하고, 인위적으로 채취한 남성의 정액과 함께 시험관(배양접시)에서 수정시킨 후, 수정란을 4~5일 정도 배양하여 다시 자궁에 이식해 임신이 성립되도록 하는 시술이었다. 우리나라의 경우는 1985년 서울대 병원에서 최초의 시험관 아기가 시도되어 같은 해에 제왕절개 분만을 통해 첫 시험관 아기가 쌍둥이로 태어나게 되었다.

❸ 생식 기술의 윤리적 문제

불임 부부에게 출산 가능성에 대한 희망을 준다는 점에서 생식 기술은 장점이나 순기능도 많지만, 문제점이 많은 것도 사실이다. 비용이나 임신 성공 확률에 대한 여러 가지 문제점들이 걸림돌이 되며, 이 외에도 여러 윤리적인 문제들이 존재한다.

㉠ 난자 제공자에 대한 배려와 과배란 유도에서 오는 문제점

정자와 난자와 같은 생식 세포를 제공하는 사람들에 대한 권리와 의무에 대한 부분은 사회적, 윤리적, 법적으로 명확하게 해야 한다. 특히 난자 제공자의 경우에는 과배란이라는 과정을 거쳐야 하기 때문에 세심한 주의가 필요하다.

인공 수정 등의 시술 과정에서 최대한 많은 난자를 추출하기 위해서는 여성에게 과배란 유도 호르몬을 투여할 수밖에 없다. 문제는 이 호르몬이 육체적 고통을 줄 뿐만 아니라 부작용으로 생리 주기가 불규칙해지거나 여성 생식기계에 심각한 타격을 줄 수 있다는 것이다. 최악의 경우 더 이상 임신을 하지 못하는 경우도 있다고 한다. 따라서 우리나라에서는 「생명윤리 및 안전에 관한 법률」에서 타인의 난임 치료를 위해 난자를 제공하는 것을 평생 3회로 제한했고, 난자 제공자에게는 교통비 등 실비보상을 하기로 입법 공지했다.

㉡ 잔여 배아 폐기에 따른 문제점

시험관 아기 시술 과정에서 임신 확률을 높이고 건강한 수정란을 획득하기 위하여 한번에 많은 난자를 채취해 시험관 내에서 많은 정자들과 함께 수정을 유도하게 된다. 이 과정 중에서 다수의 배아(수정란)들이 형성될 수 있으나 실제 시술에 사용되는 배아는 한정되어 있다. 시술에 사용되지 않은 배아들을 '잔여 배아'라고 부른다. 이러한 잔여 배아들은 다음번 출산에 대비하여 냉동 보관된다. 이렇게 보관된 배아들은 정해진 기간이 지나고 나면 폐기되어 버리거나 실험용 재료로 쓰인다. 보관되었던 배아 역시 착상을 했다면 하나의 생명이 될 수도 있었다는 점을 생각하면 폐기나 연구용으로 쓰이는 것에 윤리적인 문제를 제기할 수밖에 없다.

생명윤리법에 따르면 배아 역시 하나의 생명체가 될 수 있기 때문에 임신 외의 목적으로 배아를 생성하여서는 안 되며, 같은 이유로 인위적으로 배아를 잉는 과정에서 금품이 오가거나 특정한 성(性)을 선택하여서도 안 된다. 또한 생명윤리법 제29조(잔여 배아 연구)에 따르면 배아의 보존 기간이 지난 잔여 배아는 발생학적으로 원시선(Primitive streak, 原始線)이 나타나기 전까지만 체외에서 필요한 연구 목적으로 이용될 수 있다. 예외 조항으로 국가위원회의 심의를 거쳐 대통령령으로 정하는 연구는 가능하다. 일반적으로 잔여 배아의 보전 기간을 5년으로 정하고, 이 기간이 지나고 나면 대부분 폐기하거나 연구용으로 사용하게 된다. 아울러 폐기 또는 연구에 활용되는 배아는 반드시 그 배아에 대한 소유권을 가지고 있는 사람들의 동의를 구하여야 한다. 이때 만일 부부 중 어느 한 쪽이라도 거부하거나 이혼과 같은 사유로 단독으로 배아의 운명을 결정하려는 문제도 짚고 넘어가야 한다.

(4) 대리모

대리모(surrogate mother)는 다른 여성을 대신해서 임신과 출산을 해주는 어머니를 말한다. 즉, 다른 여성의 자궁을 빌려 아기를 출산한다는 뜻인데, 난소가 제대로 기능을 하고 난자 역시 정상이지만 자궁에 문제가 있어 착상이 제대로 일어날 수 없는 경우 대리모를 이용할 수 있다.

대리모는 생물학적으로 전혀 관계가 없는 여성과 여성, 그리고 남성이 얽혀서 아기를 출생시키는 것이기 때문에 감정적이고 정서적인 문제들이 많이 생길 수밖에 없다. 이러한 대리모를 통한 출산은 법적, 사회적, 윤리적으로 많은 문제점을 가지고 있다. 여성이 출산을 위한 도구로 전락되기도 하고, 고귀해야 할 생명 탄생의 과정에 금전 거래가 오고가는 등의 문제점을 가지게 된다. 또한 여기에는 금전적 보상과 정신적 후유증이 함께 발생하므로 여전히 사회적 논란의 소지가 많다.

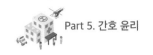
(5) 생명 공학에서의 윤리

생명 공학 기술은 신약, 장기 이식, 유전자 치료, 생식 기술 등과 같은 새로운 치료 방법으로 인류에게 많은 혜택을 주고 있다. 그러나 생명을 연구 대상으로 하기 때문에 인간의 존엄성을 훼손하고 생명의 가치를 떨어뜨릴 위험이 있다. 간호사에게 인간 존엄성 혹은 생명은 중요한 가치이다. 그러므로 생명 공학 분야에서 인간 생명을 도구화하는 것을 제한하고, 연구 과정에서 불필요한 동물 실험 등을 최소화하며, 생태계 교란이나 오염을 가져올 수 있는 연구를 제한할 수 있도록 노력해야 한다. 아울러 관련 법률에도 관심을 가져야 한다.

8 연구자 윤리

1. 연구 윤리란?

연구 윤리(research ethics)는 연구자가 연구의 계획, 수행, 보고 등에서 책임 있는 태도로 연구를 수행하기 위해 지켜야 할 가치 혹은 규범을 말한다. 연구 윤리에서는 인간과 동물을 대상으로 하는 실험, 연구 부정행위(날조, 복제, 위조 등), 내부 고발, 연구 규제 등 연구와 관련된 다양한 쟁점들을 다룬다. 즉 연구자는 바람직한 연구를 수행하기 위해 정직하고 정확한 태도로 윤리적 원칙 또는 행동 양식을 준수하며 연구를 진행해야 한다.

2. 연구 수행을 위한 연구 진실성

연구에 있어 윤리적 가치는 연구자가 연구 과제를 선정하는 것부터 적용되어야 한다. 연구 윤리는 연구의 전 과정에서 연구의 핵심 가치를 지켜나가는 것을 의미한다. 연구의 진실성(research integrity)은 연구의 핵심 가치인 객관성(objectivity), 정직성(honesty), 공정성(fairness), 개방성(openness), 책무성(accountability), 관리(steward-ship) 등을 지키는 것을 말한다.(그림 19-3)

연구자는 올바른 연구 수행을 위한 가치 혹은 덕목을 정확하게 이해해야 하며, 책임 있는 연구를 위해 제시된 지침이나 정책을 준수해야 한다. 즉 연구자는 연구 수행 및 도출에 있어 비의도적인 오류나 위변조, 표절 등의 부정행위가 개입되지 않도록 노력해야 하며, 차후에 연구 진실성을 증명할 수 있도록 연구 과정, 연구 방법, 데이터 및 현상들에 대해 정확하고 자세하게 기록하고 일정 기간 자료를 보관해야 한다.

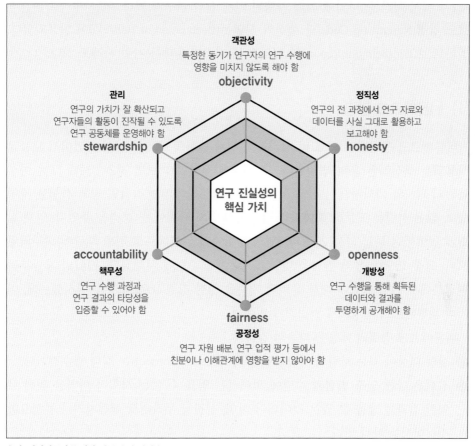

출처: 신진연구자를 위한 연구 윤리 첫걸음 p. 11

🎨 그림 19-3_ 연구 진실성의 핵심 가치

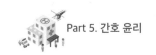

3. 연구 윤리의 쟁점

과학적 연구 분야에서 쟁점이 되는 것은 인체 대상 실험과 동물 실험 등 연구 대상자 보호를 위한 생명 윤리에 관한 사안이다. 연구자들은 연구를 통해 발견한 정보를 오용해서는 안 되며 인간의 존엄성 및 실험 동물의 생명 존엄성을 해쳐서는 안 된다. 즉 어떤 연구가 사회적 윤리적으로 용인될 수 있는지, 개인의 권리와 사생활 침해는 없는지, 인간 존엄성 및 실험 동물의 생명 존엄성을 보장하는지에 대한 주의와 배려 여부가 중요한 쟁점이 되고 있다.

연구에서 핵심적·윤리적 쟁점은 인권 보호이다. 인권 침해에 대한 대표적인 예는 제2차 세계 대전 중 나치에 의해 자행된 인체 실험 연구가 있다. 이를 계기로 뉘른베르크 강령(Nuremberg Code)과 헬싱키 선언문(Declaration of Helsinki)이 발표되었다. 벨몬트 보고서(Belmont Report)의 계기가 된 터스키기 매독 사건 사례도 있다.

(1) 뉘른베르크 강령

뉘른베르크 강령이란 의료 및 심리학적 생체 실험의 준비와 진행에 있어서 오늘날 사용되는 핵심적인 윤리 법칙이다. 그 배경에 대해 살펴보면 제2차 세계 대전 이후 독일의 의사와 과학자들이 전쟁 상황이라는 명분하에 비윤리적인 인체 실험을 자행했고, 많은 사람을 고문하고 학살한 사실이 밝혀져 사회에 큰 충격을 주었다. 인체 실험에 참여했던 독일 의사 20명과 3명의 과학자가 뉘른베르크 전범 재판에 회부되었으며, 그중 15명이 유죄 판결을 받았고, 7명이 교수형에 처해졌다. 1947년 재판부는 판결문에서 인체 실험에 대한 윤리적 기준을 정한 강령 10개 조항을 명시했는데, 이것이 뉘른베르크 강령으로 알려진 원칙이다.

뉘른베르크 강령의 내용은 다음과 같다.

- ㉠ 실험 대상이 되는 사람의 자발적인 동의(voluntary consent)는 절대 필수적이다.
- ㉡ 실험은 다른 연구 방법과 수단에 의해서는 얻을 수 없는 사회적 이익을 위해 유익한 결과를 낳을 수 있는 것이어야 하며, 성질상 무작위로 행해지거나 불필요한 것이어서는 아니 된다.
- ㉢ 실험은 그로 인하여 기대되는 결과가 당해 실험의 실행을 정당화할 수 있도록 동

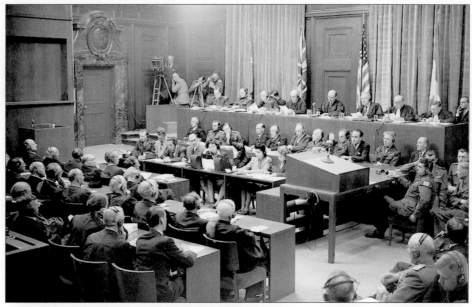

출처 : 중부일보 - 경기·인천의 든든한 친구(https://www.joongboo.com)

그림 19-4_ 1946년 9월 30일 제2차 세계 대전 전범 처벌을 위한 뉘른베르크 전범(戰犯) 재판

물 실험의 결과와 연구 대상이 되는 질병의 자연 발생사 및 기타 문제에 관한 지식에 근거하여 계획해야 한다.

ㄹ 실험할 때는 모든 불필요한 신체적·정신적 고통과 침해를 피해야 한다.

ㅁ 사망 또는 불구의 장해가 발생할 수 있으리라고 추측할 만한 이유가 있는 경우에는 실험을 행할 수 없다. 단, 실험을 하는 의료진도 그 대상이 되는 실험의 경우는 예외로 한다.

ㅂ 실험으로 인하여 감수해야 하는 위험의 정도나 그로 인하여 해결되는 문제의 인도주의적 중요성 정도를 초과해서는 아니 된다.

ㅅ 상해, 불구, 사망의 어떠한 일말의 가능성으로부터도 실험 대상자를 보호하기 위하여 적절한 준비와 적당한 시설을 갖추어야 한다.

ㅇ 실험은 과학적으로 자격을 갖춘 자에 의해서만 행해져야 한다. 실험을 시행하고 이에 참여하는 사람에게는 실험의 모든 단계를 통하여 최고도의 기술과 주의가 요구된다.

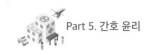

ㅈ 실험이 진행되는 동안 실험 대상자는 실험의 계속이 불가능하다고 보이는 신체적·정신적 상태에 이르게 된 경우 실험을 자유로이 종료시킬 수 있어야 한다.

ㅊ 실험이 신행되는 동안 당해 과학자는 그에게 요구되는 선의, 고도의 기술 및 주의력으로 판단해 볼 때, 실험의 계속이 실험 대상자에게 상해, 장애 또는 죽음을 야기하리라고 믿을 만한 상당한 이유가 있는 경우에는 어느 단계에서든 실험을 중지할 준비가 되어 있어야 한다.

(2) 헬싱키 선언

헬싱키 선언은 1964년 핀란드 헬싱키에서 열린 세계의사협회 제18회 총회에서 채택된 의료 윤리 선언이다. 이것은 뉘른베르크 강령을 참조하여 의학 연구자가 스스로를 구제하기 위해 채택한 인체 실험에 대한 윤리 규범이다. 정식 명칭은 '사람을 대상으로 한 의학 연구에 대한 윤리적 원칙'이다. 법률가들이 재판을 위해 만든 뉘른베르크 강령과 달리 의사들 스스로 연구 윤리에 대한 필요성을 인식하여 만들었다는 점에서 의의가 있다.

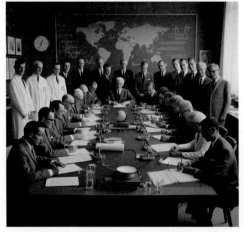

헬싱키 선언의 주요 내용은 다음과 같다.

ㄱ 인간을 대상으로 하는 생명 의료 연구는 일반적으로 승인된 과학 원칙에 따라야 하며, 적절히 시행된 실험·동물 실험의 근거가 있어야 한다.

ㄴ 실험의 계획 및 시행은 국내법 규정에 따라 독립적인 위원회의 사전 심의를 거쳐야 한다.

ㄷ 자격 있는 유능한 과학자의 책임하에 연구를 진행해야 한다.

ㄹ 연구 목적의 중요성은 위험과 균형을 이루어야 한다.

ㅁ 과학적·사회적 이익보다 연구 대상이 되는 사람의 안녕이 우선적으로 고려되어

야 한다.

ⓑ 신체의 완전성에 대한 권리, 프라이버시를 존중해야 한다.

ⓢ 연구에 따른 위험이 잠재적 이익보다 크다고 판단할 때에는 연구를 중단해야 한다.

ⓞ 연구 결과를 발표할 때 의료진은 결과의 정확성을 유지하고, 이 선언에 규정된 원칙을 따라야 한다.

ⓩ 연구 자체의 목적과 방법, 예견되는 이익과 내재하는 위험성, 그에 따르는 고통 등에 관하여 피험자에게 사전에 충분히 알려주어야 하며, 또한 그들로부터 충분한 설명에 근거하여 자유로이 이루어진 동의를 받아야 한다.

ⓒ 이때 동의는 그 연구에 참가하지 않고 독립된 지위에 있는 의료인이 받아야 한다.

ⓚ 법률상 무능력자에 대해서는 국내법에 따라 법적 대리인의 동의를 얻어야 한다.

ⓣ 연구자는 모든 재정적 이해관계를 윤리심사위원회와 잠재적 연구 참여자에게 밝혀야 하며, 간행되는 논문에도 이를 명시해야 한다.

ⓟ 새로운 치료의 유효성을 지지하지 않는 반대 연구의 결과도 발표되어야 한다.

ⓗ 학술 잡지는 이 선언의 원칙을 준수하지 않는 보고서를 수용해서는 안 된다.

(3) 벨몬트 보고서

벨몬트 보고서는 임상 시험 대상자의 보호를 위한 윤리 원칙을 제시 한 지침서이다.

1932~1973년 미국 앨라배마주 터스키기에서 가난한 흑인을 대상으로 사전 설명과 동의 없이 매독에 대한 생체 실험을 실시했다. 이후 페니실린이라는 매독 치료제가 나왔음에도 실험을 지속하기 위해 이 사실을 숨겼다. 1972년 터스키기 실험이 폭로된 이후, 인간 대상 실험에 대한 윤리적 자각이 높아지면서 의학 연구의 윤리성을 심사하는 제도가 마련되어야 한다는 여론이 높았다. 이에 미국 의회는 1973년 '생의학 및 행동 과학 연구 실험 대상자의 보호를 위한 국가위원회'를 설립했고, 1974년 국가연구법을 통과시키면서 '임상 시험의 인간 피험자를 보호하기 위한 윤리 원칙과 가이드라인(Ethical Principles and Guidelines for the Protection of Human Subjects of Reserch)을 마련하게 되었다. 그리고 1979년에 이르러 벨몬트 보고서가 세상에 나오게 되었다.

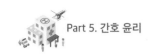

벨몬트 보고서는 인간 존중(Respect for Person), 선행(Beneficent), 정의(Justice), 신의(Fidelity), 악행 금지(Non-Maleficence), 진실(Veracity)의 여섯 개 기본 윤리 원칙을 설정했으나 이 원칙들 중에서 유사한 개념이 정리되어 현재 모든 임상 시험의 기초가 되는 '인간 존중', '선행', '정의'의 세 가지 기본 윤리 원칙을 설정했다.

벨몬트 보고서의 3원칙은 다음과 같다.

ㄱ 인간 존중 : 인간은 자율적 존재로 취급되어야 하며 자율 능력이 부족한 인간은 보호를 받을 권리가 있다.

ㄴ 선행 : 기대되는 이익의 최대화와 잠재적인 위험을 최소화함으로써 개인을 보호해야 한다.

ㄷ 정의 : 연구 이익과 부담의 공평한 배분이 보장되어야 한다.

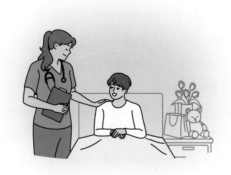

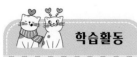

학습활동

1. 아래의 사례를 읽고 인공 임신 중절에 대해 세 가지 입장에서 토론해보자.

낙태 불허로 임신부 사망: 아일랜드 법 개정 요구 확산

아일랜드에서 낙태를 희망한 임신부의 요구를 병원이 거절해 임신부가 패혈증으로 숨지는 사건이 발생하면서 낙태 금지법 개정 논란이 거세게 일어났다. 인도 출신 치과 의사 사비타 할라파나바르(31)는 임신 17주 차이던 지난달 21일 심한 요통을 호소하며 한 대학 병원을 찾았다. 의사들은 유산이라며 태아가 살아날 가능성이 전혀 없다는 진단을 내렸다. 이에 할라파나바르가 여러 차례 중절 수술을 희망했지만 병원 측은 태아의 심장이 여전히 뛰고 있는 한 낙태 수술은 불법이라며 이를 거부했다.

그녀는 자신이 힌두교 신자라는 점을 밝히며 재차 수술을 요구했으나 의료진은 "아일랜드는 천주교 국가라 낙태 금지법을 따라야 한다."고 강조했다. 결국 의료진은 태아의 심장 박동이 중단된 지난달 24일 태아를 제거하는 수술을 했고 이 과정에서 패혈증에 걸린 할라파나바르는 4일 뒤인 28일 사망했다. 아일랜드에서 낙태 수술을 둘러싼 논란은 처음이 아니다. 대법원은 1992년 임신부의 생명을 위협하는 경우에 낙태를 허용할 수 있다고 판결했다. 그러나 아일랜드 정부는 20년이 지난 지금까지 구체적인 법안을 마련하지 않았다.

출처 : 조희선(2012), 낙태 불허로 임신부 사망, 서울신문 기사, 2012년 11월 19일 https://www.seoul.co.kr/news/newsView.php?id=20121119014012

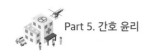

2. 아래의 내용을 참고하여 환자가 '존엄사'를 원할 때 어떻게 해야 할지 찬성과
   반대 입장에서 토론해보자.

> 미국에서 환자와 보호자의 의지에 따라 연명 치료 중단을 인정한 판결(1976년, 퀸란 사건)을 계기로 소극적 안락사, 이른바 '존엄사'의 개념이 등장했다. 우리나라에서도 2016년 '연명의료결정법'이 제정됐고, 지난해 2022년에는 가능성이 없는 환자가 본인의 희망으로 의사의 도움을 받아 삶을 마치는 '조력 존엄사(조력 자살)' 법안이 발의되기도 했다. 아래는 한국에서 있었던 연명 치료 중단과 관련된 사건이다.
>
> · 1997년 보라매 병원 사건 : 퇴원하면 환자가 사망할 것이라는 의료진의 설명에도 환자의 가족은 반복해서 퇴원만을 요구했다. 결국 의료진은 퇴원 후 환자의 사망에 법적 이의를 제기하지 않겠다는 귀가 서약서를 받고 환자를 인계했다. 의료진은 살인 방조죄 판결을 받았다.
> · 2003년 용산구 사건 : 의료비 부담 때문에 생명에 문제없이 TV를 시청하고 있던 환자의 산소 호흡기 전원을 차단했고 의료진은 살인죄(집행 유예)를 받았다.
> · 2007년 담양군 사건 : 소생 가능성이 희박한 식물인간 환자의 고통 경감을 이유로 인공 호흡기를 제거하여 살인죄(집행유예)를 받았다.
> · 2008년 '김 할머니 사건'에서 대법원이 처음으로 '존엄사'의 개념을 인정하고 연명의료중단의 요건을 판시했다. 김 할머니 사건은 환자(김 할머니)가 평소 연명 의료를 원하지 않았다며 중단을 요구한 가족들이 이를 거부한 의료진에 소송을 제기하면서 촉발됐다. 그 결과 2016년 연명의료결정법(호스피스·완화 의료 및 임종 과정에 있는 환자의 연명 의료 결정에 관한 법률)이 제정되었으나 연명의료법의 규정이 의학적으로 실질적인 판단 기준이 되지 못한다는 점, DNR(Do Not Resuscitate) 동의서를 받아도 의료진이 면책되지 않을 가능성을 지적, 의료진의 신중한 판단을 당부했다.
> · 연명의료법에서는 '임종 과정에 있는 환자'를 '회생 가능성'이 없고 '급속도'로 증상이 악화돼 '사망에 임박한 환자'로 정의하고 있고, '말기 환자'를 '근원적 회복 가능성'이 없고 '점차' 증상이 악화되며 '수개월 내' 사망할 것으로 예상되는 환자로 정의한다. 전성훈 법제 이사는 "의학적인 관점에서 기준이 모호하고 의료 현장에서도 어느 한 쪽으로 양분하기 어려운 경우가 많다"고 지적했다.
>
> 출처 : 김미경(2023). 환자가 '존엄사'를 원할 때 어떻게 해야 하나. 의협신문 기사. 2023년 3월 7일
> https://www.doctorsnews.co.kr/news/articleView.html?idxno=148805

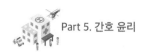
간호사와
협력자 간의 윤리

학습목표

1. 연구 윤리 문제를 설명한다.

2. 간호사와 의사가 관련된 간호 윤리 문제를 설명한다.

3. 간호사와 타 직종이 관련된 간호 윤리 문제를 설명한다.

4. 간호사와 동료가 관련된 간호 윤리 문제를 설명한다.

1 윤리 강령으로 본 간호사와 협력자 간의 윤리

하루가 다르게 발전하고 성장하는 과학과 의료 기술로 인해 인간 복제, 존엄사, 연명 치료 중단과 같은 윤리적 문제에 따른 고민과 대처 방안이 요구되고 있다. 윤리적 측면에서는 다양한 사람들의 요구와 기대가 아닌 제도적·사회적 차원에서 사회적 윤리성을 고려해야 한다. 의료 조직은 인간의 생명을 다루는 다양한 의료 전문인들이 서로 밀접하게 관련되어 있어 윤리적 문제가 복잡해질 수 있으므로 신중한 판단과 도덕적 책임감이 동시에 필요하다. 의료인은 타 직업군과는 다른 고도의 직업 윤리가 강조되며

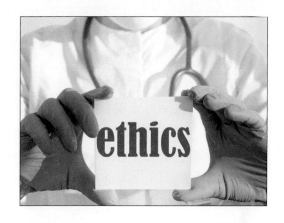

전문직 단체를 중심으로 직업적 행동에 따른 도덕성을 윤리적 규약에서 갖추고 있다. 대한간호협회는 한국 간호사 윤리 강령을 통해 간호 근본 이념을 인간 생명 존중과 인권을 지키는 것이라고 정의 내렸고, 간호사의 책무는 인간 생명의 시작부터 삶과 죽음의 전 과정에서 간호 대상자의 건강 증진과 질병 예방에 힘쓰고 건강 회복과 고통 경감을 위해 돌보는 것이라고 했다.

첫째, 간호사와 협력자 간 관계에서 윤리를 준수해야 한다. 간호사는 의료와 관련된 전문직 및 산업체 종사자와 서로 배려하고 협조하여 높은 업무 효율성으로 환자의 치료 성과를 향상시키도록 노력해야 한다. 둘째, 대상자를 보호해야 한다. 간호사는 간호 대상자의 건강과 안전이 위험하다고 판단되는 상황에서 대상자의 사생활을 보호하고 인권을 존중하며 적절한 조치를 해야 한다. 셋째, 인간 생명의 존엄성을 지키고 안전에 위해를 줄 수 있는 과학 기술로부터 간호 대상자를 보호해야 한다. 실제 임상 현장에서 간호사와 협력자 간 협조는 의료 제공자 측면에서 의료 수요자인 대상자 중심의 변화를 위해 중요성이 증가하고 있으며 윤리적 갈등 관리도 중요해지고 있다.

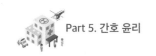

2 간호사와 의사 및 직원 간의 윤리

1. 간호사와 의사

　간호사와 의사는 환자를 대상으로 한 치료와 돌봄 영역에서 윤리적 책임을 공유하고 있다. 간호사와 의사의 협력은 환자 건강을 목적으로 질적인 의료 서비스와 간호 서비스 제공을 위한 의사 결정 프로세스를 함께하고 있다. 의사는 환자를 진단하고 치료를 결정할 때 환자에게 적합한 정보를 제공하여 실용적으로 의사 결정이 이루어지도록 한다. 여기에 맞추어 간호사는 적극적으로 환자와 소통하고 필요한 지지와 지원으로 치료 프로세스에 대한 상호 보완적 역할을 담당한다. 과거 간호사는 의사로부터 훈련을 받으며 간호사-의사 간의 수직적인 관계 아래에 있었기 때문에 자율적인 의사 결정이 어려웠다. 간호사와 의사 간의 수평적인 관계 유지를 위해서는 서로의 역할과 책임을 명확히 구분하고 상호 협력하여 환자의 건강 증진에 집중하는 것이 중요하다. 이를 위해서는 간호사와 의사 간의 원활한 소통과 협력이 필요하며, 환자의 이익을 우선순위로 두는 의사 결정이 이루어져야 한다.

　보건 의료 환경은 과거와 다르게 수요자를 중심으로 한 질병 예방, 건강권 인식 확산, 양질의 의료 요구도 증가 등으로 변화되면서 간호사의 업무 영역이 전문적인 부분까지 확대되고 있다. 그럼에도 간호사-의사 간의 권위적이고 일방적인 의사소통으로 상호 간 신뢰, 협력, 조화 등에서 갈등이 나타나기도 한다. 환자에 대한 간호 업무 수행에서 간호사는 독립적인 책무로 자격 있는 전문가 역할을 하고 있다. 하지만 간호사가 환자에 대한 의사 처방에 의문 혹은 질문을 하거나 다른 의견을 제시하는 경우 의사 권위에 대한 도전이라고 여기는 경우가 종종 있다. 일차적 전문가로서 의사의 의학적 판단은 존중받아야 하지만, 의사의 지시를 간호사가 무조건 따르기보다 환자에게 나타날 수 있는 좋지 않은 상황이 예상된다면 환자의 '옹호자'로서의 역할이 필요하다. 또한 경험이 다소 부족한 의료진과 협업할 때나 인력이 부족한 부서에서 일할 때 간호사의 명확하지 않은 역할에 관해서도 생각해야 한다.

　갈등을 해결하기 위해서는 대화와 소통, 상호 간의 이해, 갈등 해결을 위한 중재자의 개입, 문제 해결 방법 도출, 윤리적 전문가 참여 등이 필요하다. 「한국 간호사 윤리 지침」 제32조 관계 윤리 준수에 의하면, 간호사는 보건 의료인으로서 고유한 역할과 직무 가치를 이해하고 존중받아야 한다. 직무상 상호 협력적 관계를 유지해야 하는 간호사는 보건 의료인 중 협력자와 갈등이 있을 때 간호 대상자의 안전을 최우선으로 여겨야 한다. 또한, 간호사는 의사 처방을 수행하기 전 처방이 간호 대상자에게 최선의 이익이 되는지 여부를 확인하고, 부적절하다고 판단되는 경우 이를 의사에게 확인해야 한다고 명시하고 있다. 간호사와 의사의 공통적 의무를 다하기 위해서는 상호 보완적 관계 형성으로 서로 간에 존중하고 협력하는 것이 매우 중요하다. 그러기 위해서는 원활한 의사소통이 필요한데, 「한국 간호사 윤리 지침」 제27조에서는 효과적인 의사소통 기술을 향상시키려는 노력을 전문직 윤리로 제시하고 있다.

임상에서 의사가 환자에게 의료 행위를 제공할 때 간호사의 의견이나 조언은 매우 중요하다. 그러므로 의사-간호사는 '환자 최선의 이익'을 위해 충분히 소통하고 존중하는 신뢰할 수 있는 동료가 되어야 한다. 간호사와 의사 간 직무의 차이는 존중하면서 직무의 성질이나 인간적인 관계에서는 수평적이고 대등한 관계로 인식하며 배려하고 존중하는 태도의 변화가 필요하다.

2. 간호사와 관련 직원

병원 조직은 여러 분야의 전문인들이 대상자의 건강 유지 및 증진을 위해 각각 다양하고 전문적이며 고도의 복잡성이 요구되는 의료 서비스를 위해 협력하고 있다. 각각의 환자에 대한 서비스는 상호 밀접하게 연계되어 있다. 서비스 특성상 정확성, 신뢰성, 민첩성, 신중성 등이 필요하며 각 업무는 미루거나 적당히 할 수 없다. 또한 업무 간 밀접한 관련성으로 다른 어떤 조직보다 협력이 중요하다. 최근 질적인 의료 서비스에 대한 관심이 증가하고, 국민의 건강권에 대한 인식이 확산됨에 따라 병원 조직은 의료의 질 관리를 위해 전략적인 접근을 시도하고 있다. 의료의 질을 관리하기 위해서는 환자에게 직접적인 영향을 미치는 임상 영역과 식사, 청소, 원무 등의 비임상 영역 간의 협력이 필수적이다.

병원 조직의 의료 서비스는 단순한 치료 방법 이상의 것을 의미한다. 모든 서비스는 환자의 전체적인 건강과 복지를 고려해서 설계되어야 하며, 이러한 서비스는 다

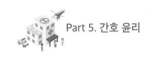

양한 전문 분야 간의 긴밀한 협력을 통해 이루어진다. 의료의 질을 전략적으로 관리할 때 병원은 환자의 건강 결과를 개선하여 더 나은 환자 경험을 제공할 수 있으며 의료 서비스의 전반적인 효율성을 높일 수 있다. 따라서 병원 조직 내에서 임상 및 비임상 영역 모두가 협력하는 문화를 촉진하는 것이 매우 중요하다. 이는 병원이 직면한 문제를 극복하고 의료 서비스의 질을 지속적으로 향상시키는 데 기여할 수 있다.

부서 간 업무에 대한 이해 부족을 해소하기 위해서는 직종 간 직업적 존중을 밑바탕으로 타 부서를 이해하고 배려하는 상호 신뢰적 태도가 필요하다. 또한, 긍정적인 조직 문화 조성을 위해 의사소통, 대인 관계, 긍정적 사고, 주장 훈련 등이 필요하다.

병원 조직에서 간호사는 가장 많은 인력 구성원으로 다양한 부서, 행정 직원 및 의료 지원 부서와 관계를 형성하므로 갈등을 경험하기도 한다. 「한국 간호사 윤리 지침」 제32조에서는 간호사가 다른 보건 의료인으로부터 업무를 위임 받아 협력해야 할 때 책임의 한계를 명확히 해야 하고, 다른 보건 의료인들을 상호 비방하거나 모함해서는 안 된다고 규정하고 있다. 또한 타인의 사생활을 공개하거나 폭력 등의 언행을 삼가며 갈등 해소를 위해 노력해야 한다고 한다. 간호사는 간호 대상자의 안전을 최우선으로 여기며 협력 관계인 다른 보건 의료인들과의 갈등에서도 관계 윤리를 준수하도록 해야 한다.

✚3 간호사와 간호사 간의 윤리

인간 권리의 중요성이 강조되고 있는 요즘, 간호사는 의료인 중 환자와 가장 밀접하게 접촉하며 다양한 생명 윤리적 상황에 직면하게 된다. 이러한 상황 속에서 간호사 개인의 업무 수행 능력만으로 간호 서비스를 제공하기 어렵고, 다른 간호사들과 협력하여 긴밀한 상호 관계를 형성해야만 가능하다. 또한 양질의 간호 서비스를 제공하기 위해서는 간호사들 간의 일관된 접근이 중요하다. 그렇지 못한 경우 환자는 질적인 간호 서비스를 제공받기 어렵다.

간호사는 환자를 돌봄에 있어 환자의 이익과 안전을 최우선으로 여겨야 하며, 간호사 자신을 포함한 팀원의 무능력하고 비윤리적인 행위나 처치로부터 환자의 이익과 안전을 보호할 책임이 있다. 동료 간호사의 비윤리적 행위 또는 무능력한 행위를 직접 목격하는 경우나 의심되는 경우에는 즉시 보고해야 한다. 그러나 이러한 문제 행동을 목격했을 때는 전문가 집단에서 인정하는 기준을 고려하고, 지역 사회에서의 기대와 그 심각성도 함께 고민해야 한다. 그렇기 때문에 현실적으로 동료의 무능력한 행위와 비윤리적인 처치를 보고한

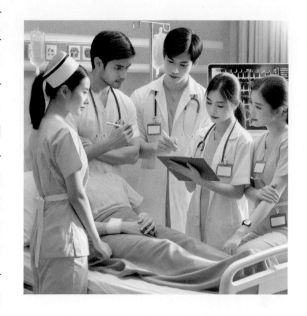

다는 것은 어려울 수 있다. 이때 간호사는 윤리성과 객관성을 유지하는 것이 매우 중요하다. 한국 간호사 윤리 강령에서는 협력자에 의해 간호 대상자의 건강과 안전에 위협이 예상될 때 적절한 조치가 필요하다고 밝히고 있다. 즉 환자를 해악으로부터 보호하기 위한 도덕적 의무는 간호 실무에서 매우 중요하다. 다른 사람의 판단이나 행동이 환자에게 위험이나 위협을 준다면 간호사는 상급자에게 보고할 수 있어야 한다.

간호사들 간에 긴장이나 갈등을 유발하는 요인은 개인적 특성과 간호 조직 및 의료기관의 특성으로 구분해 볼 수 있다. 특히 윤리적 갈등은 개인의 가치관이나 성격, 학습 환경, 사회적 환경과 밀접하게 관련되어 있다. 간호의 목적은 대상자의 건강 증진을 위한 최선의 간호를 제공하는 것이지만, 간호사 개개인의 윤리적 가치관이나 성향은 차이가 있을 수 있다. 나아가 윤리는 단시간의 학습으로 변화되기 어렵기 때문에 이러한 윤리적 갈등 상황에서는 신중한 의사 결정과 판단이 요구된다. 조직 문화를 포함한 구조적 특성이 제한적인 의사 결정이나 선택을 유도할 수 있으며, 이는 바람직하지 않은 윤리적 행동의 원인이 될 수도 있다. 따라서 간호사와 간호사 간의 윤리적 갈등 문제 해결을 위해서는 다양한 변인들이 있음을 인식하고 접근해야 한다.

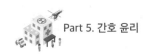

학습활동

1. 간호사와 협력자 간의 갈등에서 윤리적 쟁점 사례를 조사한 후 팀을 이루어 토론해보자.

_____

_____

_____

_____

_____

_____

_____

_____

_____

_____

_____

_____

_____

_____

_____

_____

_____

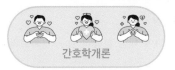

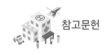

 참고문헌

· 강명신, 손명세(2009), 의료 윤리학의 학문적 위상과 학제적 연구의 범위에 대한 일고. 한국의료 윤리학회지 12(3)

· 강희정(2023), 2023년 보건의료정책 전망과 과제, 보건복지포럼

· 건강보험심사평가원(2024), 2024 알기 쉬운 의료급여제도

· 계봉오(2020), 인구고령화 지표에 대한 대안적 접근: 장래 연령 관점을 중심으로, 43(4)

· 고명숙 외(2019), 간호학개론 5판, 수문사

· 고수현(2013), 생명윤리학, 양서원

· 고영복(2000), 사회학 사전, 사회문화연구소 https://url.kr/e3o5fu

· 고유경 외(2019), 인간존중과 윤리, 수문사

· 고윤석, 맹광호, 황상익 등(1998), 병원윤리위원회 운영 현황에 대한 조사연구, 한국의료윤리교육 학회 정기학술대회 초록집

· 고진강 역(2023), 간호이론 제5판, 수문사

· 공병혜 외(2018), 간호윤리, 현문사

· 공병혜(2005), 간호에서의 보살핌에 대한 철학적 탐구-리쾨르의 이야기 윤리 기초하여-, 대한간 호학회지 35(7), 1333-1342

· 공병혜(2021), Covid-19 팬데믹에서의 간호윤리: 돌봄의 윤리적 관점에서, 한국의료윤리학회지 24(3)

· 국민건강보험공단(2016), 2016년도 간호 간병 통합 서비스 사업 지침

· 권수혜 외(2020), 간호윤리, 수문사

· 김광연(2020), 인공임신중절의 윤리적 논쟁과 생명의 우선성, 철학논총

· 김광점, 장보윤, 정재연, 박오연(2018), 4차 산업혁명과 간호 인적자원의 개발, 인적자원개발 연 구 2권

· 김동규, 김은주(1994), 진료권별 의료자원의 적정배분과 정책과제, 한국보건사회연구원

· 김동원(1996), 보건의료서비스의 형평성 개념에 관한 이론적 연구, 서울대 석사 논문

· 김명기(2020), 국제적십자 운동기본 원칙 증보판, 대한적십자사

· 김문석(2012), 윤리적 의사 결정이 조직성과에 미치는 영향에 관한 연구-조직문화특성의 조절효 과를 중심으로, 고려대학교 경영학 석사 학위 논문

· 김문실 외(2017), 간호학개론, 고문사

· 김문실 외(2023), 간호학개론, 고문사

· 김미경(2023). 환자가 '존엄사'를 원할 때 어떻게 해야 하나. 의협신문 기사. 2023년 3월 7일 https://www.doctorsnews.co.kr/news/articleView.html?idxno=148805

· 김미정, 신수진, 이인영(2020), 병원 신규간호사 교육 프로그램 운영 및 성과: 주제범위 문헌고찰, 성인간호학회지 32(5)

· 김상득(2000), 생명의료 윤리학, 철학과 현실사

· 김상득(2014), 간호윤리의 본질에 관한 윤리학적 고찰-간호사와 의사의 관계를 중심으로, 한국의료윤리학회지 17(2)

· 김상득(2015), 병원윤리위원회의 역할, 구성 및 운영에 관한 연구, 한국의료윤리학회지 18(4)

· 김영진(2005), [특집: 생명윤리] 생명윤리와 줄기세포 연구의 문제, 철학과 현실

· 김원배(1999), 생명공학 기술 산업화 현황과 문제점, 99생명공학 심포지엄 자료집, 특허청

· 김원일(2024), 우리나라 보건의료체계 특성과 한계에 관한 법적 고찰, 법이론실무연구 12(1)

· 김인경 외(2020), 2020 간호 새내기의 길잡이 간호학개론, 퍼시픽출판사

· 김정연, 김인숙(2005), 신규 간호사의 프리셉터쉽 경험, 병원간호사회 10(2)

· 김조자, 박지원(1990), 신규간호사의 역할 적응에 관한 탐색적 연구, 대한간호학회지 20(1)

· 김지미 외(2024), 간호학개론(제3판), 계축문화사

· 김현경(2002), 윤리적 딜레마 사례에 대한 간호사의 의사 결정 분석, 연세대학교 대학원 석사 학위 논문

· 남문희(2019), 최신 전문직과 간호윤리, 수문사

· 대한간호협회(1997), 대한간호협회 70년사

· 대한간호협회(2001), 한국간호 100년

· 대한적십자사(2011), 제43회 플로렌스 나이팅게일기장수여 리플렛, 대한적십자사

· 루이스 포이마, 제임스피처(2011), 윤리학-옳고 그름의 발견, 울력

· 류정걸(2015), 최신 건강보험관리, 백천

· 문옥륜 역(1994), 한국의료보험체계의 개혁, 고려의학

· 문옥륜(1994), 한국사회와 의료보장 정책: 과제와 전망, 명경

· 문옥륜, 장동민(1996), 의료서비스에 대한 접근의 형평성분석, 보건행정학회지 제6권 제1호

· 민경자(2008), 여군의 창설과 발전, 군사지

· 바루흐브로디(2000), 토론수업을 위한 응용윤리학, 철학과 현실사

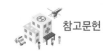
· 박미라, 제남주(2018), 생명의료윤리 교육 이수에 따른 간호대학생의 생명의료윤리 의식, 관련 지식, 인식 및 태도의 차이, 한국산학기술학회 논문지 19(11)

· 박재용(1982), 의료인력의 지역간 분포양상 측정과 결정 요인 분석

· 박정혜, 전인숙(2008), 신규간호사의 임상적응 경험에 관한 현상학적 연구, 질적연구학회 9(2)

· 박정호, 김매자, 이선옥, 간호학 개론, 서울대학교출판부(2006)

· 박해경(2005), 아리스토텔레스의 덕 윤리와 공동체주의에 대한 연구, 경남대학교 석사 학위 논문

· 병원간호사회(2018), Korea Healthcare Congress(KHC) 4차 산업혁명에서 병원간호의 미래

· 병원간호사회(2021), 사업보고서(2020)

· 병원간호사회(2024), 2023년 병원 간호 인력 배치현황 실태조사

· 보건복지부 의료자원정책과(2021), 전문간호사 분야별 교육기관현황(2020)

· 보건복지부(2021), 간호·간병 통합 서비스 운영 현황(2020년 12월 말 기준)

· 보건복지부(2021), 간호사처우개선 가이드 라인

· 보건복지부(2022), 국민보건의료실태조사

· 보건복지부(2023), 2023년 노인의료- 돌봄 통합지원 시범사업(지침) 안내

· 보건복지부(2023), OECD 보건통계(Health Statistics)

· 보건복지부, 한국보건사회연구원(2021), 보건의료인력 실태조사

· 서울대학교 간호대학(1997), 서울대학교 간호 교육 90년사

· 송현주(2009), 존 스튜어트 밀의 질적 공리주의 연구, 고려대학교 교육대학원 박사 학위 논문

· 신경미, 권정옥, 김은영(2014), 신규간호사의 현실충격과 영향요인, 간호행정학회지 20(3)

· 신동원, 황상익, 조선 말기(1876~1910) 근대보건의료체제의 형성 과정과 그 의미, 의사학(1996)

· 신미자 외(2013), 간호의 역사(개정증보판), 대한간호협회

· 신미자 외(2015), 간호역사와 철학, 현문사

· 신미자 외(2022), 간호학 개론(수정판). 수문사

· 신미자 외(2024), 간호학개론 제3판, 수문사

· 신수진, 박영우, 김미정, 김정현, 이인영(2019), 신규간호사 교육체계에 대한 실태조사: 프리셉터십 운영을 중심으로, 의학교육논단 21(2)

· 신영석 외(2021), 보건의료인력 실태조사, 보건복지부/ 한국보건사회연구원

· 아리스토텔레스(2010), 니코마코스 윤리학 최명관 역, 서울:창

· 안문기(1999), 한국 사회사업 전문직과 주요 타 전문직의 윤리강령 비교연구, 가톨릭 대학교 석

사 학위 논문

- 안성희 외(2016), 생명윤리에 기초한 간호전문직 윤리, 대한간호협회

- 엄영란, 김희숙 외(2018), 생명윤리학, 학지사메디컬

- 연구윤리 확보를 위한 지침 해설서(2015), 한국연구재단

- 연세대학교 간호대학사 편찬위원회(1996), 연세대학교 간호대학사, 연세대학교 출판부

- 염영희 외(2014), 간호학개론, 엘스비어코리아

- 염영희 외(2023), 간호관리학(개정 8판), 수문사

- 오의금(2018), 미래 지능정보사회의 간호: 교육의 변화. 한국성인간호학회 학술대회

- 옥성득(2011) 한국간호역사자료집 I, 대한간호협회

- 옥성득(2012), 초기 개신교 간호와 간호 교육의 정체성: 1903년에 설립된 보구여관 간호원양성학교와 에드먼즈를 중심으로, 한국기독교와 역사 36

- 옥성득(2012), 한국근대간호역사화보집, 대한간호협회

- 옥성득(2017), 한국간호역사자료집 II, 대한간호협회

- 용군호 외 역(1999), 일경바이오테크 편

- 유선주, 최경숙, 김현영(2013), 인력기준법 제도 개선방안 연구, 대한간호협회·한국보건산업진흥원

- 유수정(2016), 자유주의적 생명윤리에 대한 비판과 공동체주의 접근법 고찰, 이화여자대학교 대학원 박사 학위 논문

- 유호종(2014), 전문직 윤리의 규명과 교육에서 덕윤리의 역할: 의료 전문직 윤리를 중심으로, 한국의료윤리학회지 17(1)

- 윤강제 외(2014), 한국의료전달체계의 쟁점과 발전방향, 한국보건사회연구원

- 윤여준(2003), 국가보건의료체계 문제점과 개선과제; 질병관리실태를 중심으로, 국정감사 정책자료집

- 윤우용(2011), 의료시설의 법적 분류기준 비교 분석에 관한 연구, 한국의료복지시설학회지 17(2)

- 이꽃메(2000), 일제 강점기의 두 간호 단체에 관한 고찰: 조선간호부회의 간호수준 향상 노력과 조선간호부협회의 사회활동, 간호행정학회지 6(3)

- 이꽃메(2006), 한신광(韓晨光): 한국 근대의 산파이자 간호부로서의 삶, 의사학 15(1), 07-119

- 이꽃메(2013), 한국 지역사회 간호의 선구자 이금전에 관한 역사적 고찰, 지역 사회 간호 학회지, 24(1)

- 이꽃메(2017), 우리나라에서 최초로 출판된 간호학 서적 "간호교과셔" 연구. 한국간호 교육학회지, 23(4)

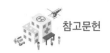

- 이꽃메, 김화중(1998), 일제 강점기 '간호부 규칙'에 관한 연구, 지역사회간호학회지 9(2)
- 이꽃메, 김화중(1999), 일제 시대 선교회의 보건 간호 사업에 대한 역사적 연구 지역사회 간호학회지 10(2)
- 이꽃메, 박정호(1999), 일제 강점기 관공립 간호 교육에 관한 역사적 연구, 간호 행정학회지, 5(2).
- 이꽃메, 황상익(1997), 우리나라 근대 병원에서의 간호: 1885-1910
- 이덕주(2017), 선교 초기 보구여관 간호 교육에 관하여, 신학과 세계(89)
- 이미애 외(2021), 간호학입문, 수문사
- 이미애 외(2023), 간호학 개론(개정 6판), 수문사
- 이방원(2011), 보구여관 간호원양성소(1903~1933)의 설립과 운영, 의사학 20(2).
- 이병숙 외(2019), 간호학개론 이해와 전망, 학지사메디컬
- 이봉숙, 한영란, 양숙자(2018), 근대 보건간호의 역사적 고찰, 농촌의학·지역보건 43(2)
- 이상미, 한성숙, 김용순, 간호 윤리와 법, 서울:한국방송통신대학교 출판부(2004), 258-259
- 이선옥, 전화연, 서은영, 최정실, 서민희(2014), 간호학개론, 정담미디어
- 이소우 외(2017), 제3판 간호이론의 이해, 수문사
- 이은주(2013), 칸트의 덕 이론에 관한 연구, 중앙대학교 대학원 박사 학위 논문
- 이종영(2009), 기업윤리-윤리경영의 이론과 실제, 삼영사
- 이태화 외(2017), 간호학입문, 대한나래출판사
- 이효빈 등(2017), 신진연구자를 위한 가이드북, 한국연구재단
- 이효빈 등(2019), 신진 연구자를 위한 연구 윤리 첫걸음, 한국연구재단 - 대학연구윤리협의회, 연구진실성의 핵심 가치는 "The National Academies Press 'Fostering Integrity in Research', 2017, 23-30
- 일경바이오테크 편(1991), 생명공학용어해설집 2000
- 일본경제신문(2000), 생명공학용어해설집
- 임석진 외(2009), 철학사전, 중원문화 https://url.kr/w1x4gd
- 장금성 외(2017), 간호윤리학과 전문직, 현문사
- 장금성 외(2021), 최신 간호학 개론, 현문사
- 장금성 외(2024), 간호윤리학과 전문직(제4판), 현문사
- 장금성 외(2024), 최신 간호학개론(제2판), 현문사
- 장대익, 이상욱, 홍성욱(2007), 과학으로 생각한다, 동아시아

- 장동익(2017), 덕윤리: 그 발전과 전망, 도서출판 씨아이알

- 적십자간호대학(2007), 적십자간호대학60년사, 서울: 범신사

- 정면숙 외(2020), 간호학 개론 제4판, 현문사

- 정면숙 외(2024), 간호학개론(제5판 증보판), 현문사

- 정민(2016), 간호관리자의 윤리적 리더십과 간호사의 윤리적 의사 결정 자신감, 한국의료윤리학회 19(1)

- 정애숙, 이구식, 신호성(2007), 보건의료체계 재원조달 유형별 건강결과 결정요인-OECD 국가를 중심으로, 보건행정학회지 17(4)

- 정영일, 강성홍(1992), 보건의료체계에 대한 소고, 한국보건교육학회지 9(2)

- 정은영(2021), 일제강점기 간호학의 보급과 간호사 양성 정책, 한국융합학회논문지 12(7)

- 정의정(2019), 신규간호사 Residency Program에 대한 고찰, 대한외과학회 춘계학술대회 2021, 41(1page)

- 정정미, 박정현, 정석희(2013), 간호사와 의사 간의 윤리적 딜레마 사례개발과 간호사의 의사 결정 양상, 간호행정학회지 19(5)

- 제7회 국가생명윤리포럼(2022), '공중보건 위기, 부족한 의료자원의 공정한 분배를 위한 과재-코로나 19 팬데믹을 겪으며 알게 된 것들', 국가생명윤리심의위원회

- 조성현, 홍경진, 이지윤(2021), 간호관리료 차등제 개정과 야간간호료 신설의 정책효과: 간호등급 변화와 간호사 처우개선비 추정, 간호행정학회지 27(3), 193-203

- 조우현, 박종연, 박춘선(2002), 우리나라 근대 병원의 등장: 19세기 말 20세기 초의 병원들, 의사학 11(1)

- 조유향 외(2014), 지역사회간호학 제7판, 현문사

- 조홍식(2019), 2019년 보건복지 정책의 전망과 과제, 보건복지 포럼, 통군 제267호

- 조희선(2012), 낙태 불허로 임신부 사망, 서울신문 기사, 2012년 11월 19일 https://www.seoul.co.kr/news/newsView.php?id=20121119014012

- 지성애, 유형숙(2001), 간호전문직 자율성의 개념분석, 한국간호과학회 31(5)

- 진교훈(1998), 생명복제에 대한 철학적 고찰, 현대와 종교, 제 21집 현대종교문화연구소

- 차남현 외(2024), 지역사회간호학 II, 현문사

- 차인희 외(2024), 지역사회간호학 I, 현문사

- 최명희, 이하나(2016), 신규간호사의 현실충격 개념분석, 한국산학기술학회 17(11)

- 최미선(2022), 간호전문직과 인격주의 생명윤리 인격주의 생명윤리, 12(2)

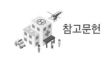

· 통계청(2023), 고령자 통계

· 하주영, 김동희, 황선경(2009), 간호사의 생명의료윤리에 대한 의식, 한국간호 교육학회지 15(2)

· 한국간호사 윤리강령(2023), 대한간호협회

· 한국생명공학연구원(2003), 한국 바이오 산업 현황과 전망

· 한국생명윤리학회(2000), 생명윤리 Vol. 1 No. 1, 18-21

· 한국연구재단(2015), 연구윤리 확보를 위한 지침 해설서

· 한국호스피스협회 출판부(2006), 호스피스와 생명윤리 한국호스피스협회지 91, 4-6

· 한문희(1997), 21세기 생명공학의 육성정책

· 한미영, 손수경(2014), 한말·일제강점기 내한 간호선교사의 사역 연구, 신앙과 학문 19(3)

· 한성숙 외(2009), 간호윤리학, 대한간호협회

· 한성숙, 박현애, 안성희, Miriam Cameron, 오효숙, 김경운(2001), 간호학생이 경험한 간호윤리 문제와 윤리적 의사 결정모형의 적용, 대한간호학회지 31(5), 846-857

· 한성숙, 안성희(1997), 간호학생이 인지한 윤리적 딜레마의 분석 및 의사 결정의 평가, 가톨릭간호 18, 43-63

· 한스라이너(1999), 철학적 윤리학, 철학과 현실사

· 한종희, 정미정(2022), 간호사의 윤리적 갈등에 대한 국내 연구 동향과 간호윤리교육 현황 분석, 한국콘텐츠학회논문지 22(9)

· 허정훈(2013), 로스의 의무론의 도덕 교육적 함의 윤리 연구, 91, 261-293

· 홍신영(1981), 한국 간호 교육의 과거와 전망, 대한간호 20(1)

· 홍은영(2013), 돌봄과 철학, 수문사

· 홍은영(2021), 돌봄과 철학, 수문사

· 황선영 외(2002), 신규 간호사의 임상 경험, 간호행정학회지 8(2)

· biozine (2000). 생명공학 벤처기업 창업 활성화 방안 연구, 생명공학 연구기획부

· Blais, K. K., Hayes, J. S. 지음. 김미영, 양복순, 전승은 역(2016), 전문직 간호 개념과 조망, 정담 미디어

· Leland G. Johnson(1995), 존슨 생물학, 생물편찬회 역

· Neol. O. Thorpe, 강영희 외 7명(1992), 세포 생물학, 아카데미 서적

참고 시이트

· 간호사신문 http://www.nursenews.co.kr

- 건강보험심사평가원 https://www.hira.or.kr
- 국가법령정보센터 https://www.law.go.kr
- 국가생명윤리정책원 http://www.nibp.kr
- 국가통계포털 kosis.kr
- 국립국어원 표준국어대사전 stdict.korean.go.kr
- 국립장기조직혈액관리원 www.konos.go.kr
- 국민건강보험 https://www.nhis.or.kr
- 국제간호협의회 https://www.icn.ch
- 국제노동기구 www.ilo.org
- 국제적십자사연맹 https://www.ifrc.org
- 국제적십자위원회 https://kr.icrc.org
- 네이버 지식백과, 뉘른베르크 강령 [The Nuremberg Code] (두산백과)
- 노인장기요양보험 https://longtermcare.or.kr
- 대한간호 http://webzine.koreanurse.or.kr
- 대한간호협회 https://www.koreanurse.or.kr
- 대한간호협회 산업간호사회 https://www.ona1987.or.kr
- 대한간호협회, 2023년, 한국간호사윤리강령 https://www.koreanurse.or.kr/about_KNA/ethics.php
- 대한적십자사 https://www.redcross.or.kr
- 두산백과 http://www.doopedia.co.kr
- 병원간호사회 https://khna.or.kr
- 보건복지부 https://www.mohw.go.kr
- 사랑의장기기증운동본부 https://www.donor.or.kr
- 세계보건기구 https://www.who.int
- 세브란스 역사관: http://www.yuhs.or.kr/history/history/jejungwon
- 옥성득 교수의 한국 기독교 역사: https://koreanchristianity.tistory.com
- 원더풀마인드 https://wonderfulmind.co.kr/strategies-boost-critical-thinking/
- 위키백과사전 : https://ko.wikipedia.org/wiki/ %ED%97%AC%EC%8B%B1%ED%82%A4_%EC%84%A0%EC%96%B8

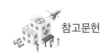
· 의학신문(2023.05.19) http://www.bosa.co.kr

· 저출산고령사회 위원회 https://www.betterfuture.go.kr

· 중부일보 - 경기·인천의 든든한 친구(https://www.joongboo.com)

· 중앙응급의료센터 https://www. e-gen .or.kr

· 한국간호 교육평가원 http://kabone.or.kr

· 한국장기조직기증원 https://www.koda1458.kr

· 한국간호과학회 https://www.kan.or.kr

· 한국민족문화대백과 사전 http://encykorea.aks.ac.kr

· 한국보건의료인국가시험원 www.kuksiwon.or.kr

· 환경부, 한국환경산업기술원(2016), 올바른 환경 R&D 연구문화 조성을 위한 연구부정행위 사례집 http://kor.theasian.asia/

· ICN(2021), The ICN Code of Ethics for Nurses https://www.icn.ch/node/1401

해외 자료

· American Nurses Association.(2015). Code of ethics for nurses with interpretive statements. Silver Spring, MD: American Nurses Association.

· Appelbaum PS, Gutheil TG: Confidentiality and privilege. In Cilincal handbook of psychiatry the law, ed4, Ravenwoods, IL, 2007, Wolter Kluwer Health, Lippincott Williams & Winkins, 2-30

· Bandman, E. L., Bandman B.(1995). Nursing Ethics through the Life Span. Norwalk, Connecticut : Appleton & Lange.

· Benner, P. (1984). From novice to expert: Excellence and power in clinical nursing practice. Menlo Park Calif.: Addison-Wesley Nursing

· Black, B. P. (2017). Professional nursing: Concepts & challenges. St. Louis, Missouri: Elsevier

· Cameron M. E.(1996). Virtue Ethics for Nurses and Health Care. Journal of Nursing Law. 3(4), 27-39

· Cameron M. E.(2000). Value, Be, Do : Guidelines for resolving ethical conflict. Journal of Nursing Law. 6(4), 15-24

· Carr Saunders, M. A., Wilson, A. P. (1944). Professions, Encyclopedia of the Social Sciences. 22

· Cohen, H. A. (1981). The Nurse's Quest for Professional Identity. Menlo Park CA: Addison-Wesley

· Flexner, A. (1915). Is Social Work a Profession? School Soc 1(26).

· Gadow, S.(1980). Existential Advocacy: Philosophical Foundations of Nursing. ed by Spiker SF, Gadow S. Nursing Images and Ideals: Opening Dialogue with Humanities. New York: Springer.

· Good, W. J. (1960). Encroachment, Charlatanism, and the Emerging Profession: Psychology, Sociology and Medicine Sociological Review. 25(6). (안문기, 1999 재인용)

· Han, S.A.(2013), An bioethics reflection on the clinical nurses' service education. Journal of Personalism Bioethics, 3(2).

· Henderson, V.(1966). The Nature of Nursing, N.Y.: Macmillan Co.

· Hunt, S. D. & Vitell, S.(1993). "A General theory of Marketing Ethics," Journal of Macro-marketing, 6, 5-16

· International Council of Nurses.(2012). The ICN code of ethics for nurses. Geneva: International Council of Nurses.

· John Travis(1972). Illness-Wellness Continuum.

· Kelly, L. (1981). Dimensions of Professional Nursing. ed 4. Macmillan.

· King I. M.(1996). The Theory of Goal Attainment in Research and Practice. Nursing Science Quarterly. 9(2).

· Kleczkowski, B. M., Roemer, M.L., Werff, A.V.(1984). National health systems and their reorientation towards health for all. World health Organization Geneva: WHO, public health paper.

· Kramer, M. (1974). Reality Shock: Why Nurses Leave Nursing. St. Louis MO: C.V. Mosby

· Larson (1984). Nurse Power for the 1980s. Stone, Set al.(ed), Management for Nurses. Mosby Co.

· Leininger, M.(1978). Transcultural nursing: Concepts, theoies, and practices. Norwalk, Connecticut: Appleton & Lange.

· Loewy, E. H.(1996). Textbook of Healthcare Ethics. New York and London : Plenum Press.

· Macintyre, A.(2007). After virture, 3th ed, Paris: Notre Dame.

· Maslow, A. H.(1943). A Theory of Human Motivation. Psychological Review. 50(4).

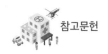
· Miracle, Vickie A. (2009). "National Nurses Week and the Nightingale Pledge". 《Dimensions of Critical Care Nursing》 28 (3): 145-146. doi:10.1097/DCC.0b013e31819aef4e. PMID 19387283.

· Morse, J. M.(1990). Concept of caring and caring as a concept?. 13(1).

· Newhouse, R. P., Hoffman, J. J., Suflita, J., Hairston, D. P. (2007). Evaluating an Innovative Program to Improve New Nurse Graduate Socialization into the Acute Healthcare Setting. Nursing Administration Quarterly. 31(1)

· Nightingale, F.(1859). Notes on Nursing and Notes on Hospital. The classics of Medicine Library., Special Edition.

· Orem, D. E.(1979). Concept Formalization in Nursing: Process and product(2nd ed.), Boston: Little, Brown Co.

· Orem, D. E.(2001). Nursing Concepts of Practice(6th ed.). Mosby.

· Orlando, I. J.(1972). The Discipline and Teaching of Nursing Process. Norwalk, Connecticut: Appleton & Lange.

· Parse, R. R.(1992). Human becoming: Parse's Theory of nursing. Nursing Science Quarterly. 5(1).

· Pavalko, R. M. (1971). Sociology of Occupations and Professions. F. E. Peacock Publishers, Inc.

· Pender, N. J.(1982). Health Promotion in nursing Practice. Norwalk: Appleton-Century-Crofts.

· Peplau. H. E.(1952). Interpersonal Relations in Nursing. N. Y: Putnams'Sons.

· Perrin, K. O., McGhee, J.(2008). Quick look nursing: Ethics and conflict, Jones & Bartlett Learning

· Pisano, Gray P.(1991), The Governance of Innovation: Vertical Integration and Collaborative Arrangements in the Biotechnology Industry, Research Policy 20(3) 2337-249

· Rogers, M. E.(1970). An Introduction to the Theoretical Basis of Nursing. Philadelphia, Davis Co.

· Roy, C.(1976). Introduction to Nursing: An Adaptation Model, Englewood Clifs: Prentice Hall.

· Singer, P.(1993). Practical Ethics, 2nd edition(p.10), Cambridge University Press.

· Smith, J. P.(1991). "Everyday Ethics for Nurses, Midwives and Health Visitors: The Launch of the Royal College of Nursing Ethics Forum. Journal of Advanced Nursing. 16(10)

· Watson, J.(1988). Nursing: Human Science and Human Care, National League for Nursing

· Wilensky, H. (1964). The Professionalization of Everyone?. The American journal of sociology. 70(2). 137-158

· Zucker, Lynne G. & Darby, Michael R.(1997), Present at the biotechnological revolution: transformation of technological identity for a large incumbent pharmaceutical firm," Research Policy, Elsevier, 26(4-5),429-446

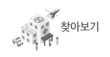

 찾아보기

ㄱ

가다머(Hans-Georg Gadamer) • 164

가언 명령 • 306

간우회 • 254

간접적 안락사(indirective euthanasia) • 357

간협신보 • 270

간호 • 37, 45

간호 과정 이론 • 50

간호 교육 제도 개선 • 258

간호 교육 제도의 변화 • 262, 268, 277

간호 교육 학제 일원화 • 278

간호 면허 제도의 법제화 • 242

간호 부서의 직제 변화 • 280

간호 수가 제도 • 274

간호 암흑기 • 201

간호 암흑기의 병원 상황 • 202

간호 암흑기의 원인 • 201

간호 윤리 • 290

간호 윤리학 • 290, 315

간호 이론 • 43

간호 인력의 해외 진출 • 268

간호 전문직 사회화 프로그램 • 85

간호 전문직의 최신 경향 • 129

간호 전문직의 특성 • 69

간호 제공자 • 25

간호 조직 행정가 • 27

간호 지도자 강습 • 257

간호 지식의 기본적인 유형 • 58

간호 철학(nursing philosophy) • 143, 153

간호·간병 통합 서비스 • 276

간호고등기술학교 • 262

간호교과서 • 237

간호교과서 목차 • 238

간호법 • 131

간호법 제정안 • 131

간호법 추진 • 282

간호법 추진 경과 • 283

간호부 규칙 • 242

간호부 규칙 개정 • 243

간호사 간의 윤리 • 402

간호사 근무 환경 및 처우 개선 • 280

간호사 레지던스 프로그램 • 86

간호사 사직 이유 • 74

간호사, 의사, 환자와의 관계 • 291

간호사업국 • 255, 265

간호사업자문위원회 설립 • 256

간호사와 관련 직원 • 401

간호사와 의사 • 400

간호사의 정의 • 18

간호사의 항일 구국 운동 • 255

간호사-환자 관계의 단계 • 47

간호술 교육 • 87

간호에 관한 일들(notes on nursing) • 207

간호에 대한 소견(Notes on Nursing) • 46

간호원 • 262

간호의 기본 원리 이론 • 48

간호의 메타패러다임 • 45

간호의 목적 • 38

간호의 예술성 • 48

간호학부 학과표 • 240

간호학에서의 4가지 주요 메타패러다임 • 155

간호학의 메타패러다임 • 154

강제성의 원칙 • 121

개화기 시양인 선교 간호사들 • 232

개화기와 구한말의 간호 • 226

건강 증진 모형 • 54

건강(health) • 36, 45

건강보험 • 373

건강의 신 • 151

검정고시 제도 폐지 • 257

게릴라 전사 모델(the guerrilla fighter model) • 293

결과주의 • 302

경성 태화여자관 공공 보건소 • 251

경성연합아동건강회 • 252

경험론 • 145, 146

고대 국가의 의료 • 182

고대 그리스인의 문화와 건강관 • 186

고대 문명과 간호 • 181

고등간호학교 • 262

공리주의(utilitarianism) • 298

공리주의에서의 분배 • 374

공리주의의 장단점 • 304

공산파 제도 • 251

공여자(doner) • 370

공적 부조형 • 117

공중 보건 간호 • 251

공평의 원칙(principle of impartiality) • 100

과정 접근법 • 68

과학으로서의 간호 • 17

관립 간호 교육 • 246

광제원 • 233

광혜원 • 227

교계 병원 • 229

교육 철학(philosophy of education) • 143

교육을 위한 간호 이론 • 58

교육자로서의 역할 • 28

구드리치(Annie W. Goodrich) • 217

구빈법(poor law) • 208

국가 보건 서비스형 • 118

국군 간호 장교단 • 259

국내 안락사에 대한 법과 제도 • 359

국민건강보험 제도의 발전 과정 • 118

국민건강보험(2000~현재) • 120

국민건강보험법 • 120

국제 간호사 윤리 강령 • 343

국제 적십자 운동 • 99

국제 적십자 운동의 기본 원칙 • 100

국제간호협의회(International Council of Nurses, ICN) • 16, 91, 253

국제부상자구호위원회 • 99

국제적십자사연맹(IFRC) • 103

국제적십자위원회(ICRC) • 101

군 간호 • 30

권력 접근법 • 68

귀납법(歸納法, inductive method) • 141, 142

귀부인(roman matron) • 178

규칙 공리주의(rule utilitarianism) • 299

그레터(Gretter) • 218

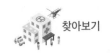
근거 기반 실무(Evidence Based Practice, EBP) • 131

근대 간호 • 239

근우회 • 254

기독교와 간호 • 187

기사단과 간호 • 195

길드와 간호 • 197

길리건(Carol Gilligan) • 295

길리건의 도덕 발달 단계 • 297

김마르다 • 236

나이팅게일 간호 학교 • 206

나이팅게일 간호 학교의 이념 • 44

나이팅게일 선서(florence nightingale pledge) • 347

나이팅게일 선서문 • 348

나이팅게일의 간호 이념 • 207

내의녀 • 225

내의원 • 222

너팅(Mary Adelaide Nutting) • 217

노인 장기 요양 기관 • 24

노인 장기 요양 보험 제도 • 275

논리학(logic) • 140

뇌사 상태와 식물인간 상태의 비교 • 365

뇌사 판정 • 366

뇌사 판정을 허용하는 장기 이식에 관한 법률
안 • 366

뇌사 판정의 기준 • 366

뇌사(brain death) • 365

뇌사자 상기 이식 • 368

뉘른베르크 강령 • 390

다윈의 진화론 • 170

다이아코니아 • 190

단일의 원칙(principle of unity) • 101

대리모(surrogate mother) • 387

대인관계 간호 이론 • 47

대한 제국 시대의 근대적 병원 • 232

대한간호 발행 • 265

대한간호학회 45

대한간호협회(Korean Nursing Association, KNA) • 16,
259, 263, 281

대한의원 • 233, 234, 240

대한적십자사 규칙 • 234

대한적십자사의 간호 교육 • 247

대한적십자회 • 247

덕 윤리(virtue ethics) • 294

데닛(Daniel Dennett) • 171

도미니크 수도회 • 198

도킨스(Dawkins) • 170

도태적 안락사(selective euthanasia) • 358

독립의 원칙(principle of independence) • 100

돌봄(care) • 154

돌봄의 과학 이론 • 53

동대문 부인 병원 • 252

딕스(Dorothea Lynde Dix) • 218

레이닝거(Madeleine Leininger) • 53

로 대 웨이드 사건 • 354

로마의 귀부인 간호 사업가들 • 188

로스(William David Ross) • 307

로열 간호 대학(Royal college of nursing) • 209

로이(Callista Roy) • 52, 343

로저스(Martha E. Rogers) • 34, 50

롭(Isabel Hampton Robb) • 216

르네상스 • 200

ㅁ

마르셀라(St. Marcella) • 189

마호니(Mary Eliza Mahoney) • 217

말기 환자 • 354

말기 환자와 관련된 윤리적 문제 • 355

말기 환자의 욕구 • 355

맥킨타이어(Alasdair Chalmers MacIntyre) • 294

메를로-퐁티(Merleau-Ponty) • 162

멘토링(mentoring) • 87

면허 제도의 중앙화 • 257

모자보건법 • 352

목표 달성 이론 • 52

미국 간호 교육 • 213

미국 간호 교육 기관 • 214

미국간호연맹 • 216

미국간호협회(American Nurses Association, ANA) • 16, 216

미국의 간호 • 211

미국의 간호 지도자들 • 216

미국의 초기 간호 • 212

밀(John Stuart Mill) • 298

밈 • 170

ㅂ

방문 간호 사업 • 275

배아 복제 • 382

배아 복제 연구 • 384

배아 줄기세포 연구의 윤리적 문제점 • 383

배우 줄기세포 • 382

법의 간호사 • 30

법적 죽음 • 369

베긴 운동 • 199

베너의 모델 • 84

베네딕트 수도원 • 192

베이비 도우 사례 • 301

벤담(Jeremy Bentham) • 298

벨몬트 보고서 • 393

벨몬트 보고서의 3원칙 • 394

벨뷰 간호 학교 • 213

병원 간호 • 250

병원간호사회 • 271, 278

병원에 관한 일들(notes on hospital) • 207

병원윤리위원회 • 312

보건 간호사 강습 • 256

보건 의료 서비스 • 114

보건 의료 자원 • 111

보건 의료 조직 • 112

보건 의료 체계(national health care systems) • 109, 110, 111

보건후생부 • 255

보구 여관 • 230, 231, 232, 235

보구여관의 간호 교육 • 236

보스턴 간호 학교 • 214

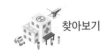
보편의 원칙(principle of universality) • 101

보험 심사 간호사 • 27

복지 국가형 • 116

볼턴 법규(Bolton act) • 215

봉사의 원칙(principle of voluntary service) • 100

브라운 보고서 • 211, 215

비트겐슈타인(Ludwig Josef Johann Wittgenstein) • 160

비판적 사고를 촉진하는 5가지 방법 • 147

사립 간호 교육 • 248

사전연명의료의향서 • 362

사체 공여자(cadaver doner) • 370

사회 개혁과 간호 • 202

사회 보장 기본법 • 121

사회적 죽음 • 369

사회주의 국가형 • 117

사회화(socialization) • 79

산업체 간호사 • 27

산파 규칙 • 242

산파과 학과표 • 241

살레르노 요양법 • 197

살레르노(salerno) 대학 • 196

상호 작용 이론(interaction theory) • 37

상호 주관성(相互主觀性, intersubjectivity) • 163

상호 협력 • 400

생명 공학 • 377

생명 공학의 문제점 • 380

생명 공학의 응용 분야 • 381

생명 공학의 필요성 • 379

생명 윤리 • 311

생명 윤리의 규칙들 • 322

생명 윤리의 기본 원칙들 • 319

생명 윤리학(bioethics) • 311

생명윤리법 • 384

생물학적 결정론 • 170

생물학적 관점과 간호학 • 171

생식 기술 • 385

생체 공여자(living doner) • 370

서서평(쉐핑) • 253

서양의 덕 윤리 • 294

선교계 간호 • 250

선교계 간호 교육 • 248

선교계 병원 • 229

선의의 간섭주의 • 320

선행의 원칙 • 320

선호 공리주의(preference utilitarianism) • 301

성 라자로 기사 간호단 • 196

성 바톨로뮤(st. Bartholomew) 병원 • 209

성 요한 기사 간호단 • 195

성 토마스 병원 • 43

성실의 규칙 • 323

성지 구호소 • 194

성체 줄기세포 • 382

세 쌍의 간호 학교 • 213

세계보건기구(World Health Organization, WHO) • 96, 109

세브란스 간호 학교 • 263

세브란스 간호부 양성소 • 239

세브란스 병원 • 239

소극적 안락사(passive euthanasia) • 357

속성 접근법 • 67

손더스(Cicely Saunders) • 363

솔페리노의 회상(un souvenir de solfeino) • 99

스크랜턴(William Benton Scranton) • 229

스튜어트(Isabel M. Stewart) • 217

시대별 간호와 의료의 발달 과정 • 179

시드니 선언 • 365

시뮬레이션 교육 • 87

시민 불복종 모델(the civil disobedience model) • 293

시험관 아기 • 385

신교 여집사 간호단 • 203

신의의 규칙 • 322

실무를 위한 간호 이론 • 59

실존 철학 • 168

실존 철학과 간호 • 169

실존적 옹호자(existential advocate) • 293

실증주의(positivism) • 159

실천적 예술(practical art) • 316

심리 철학(philosophy of mind) • 143

십자군 운동 • 195

아리스토텔레스(Aristoteles) • 289

아비세나(Avicenna) • 194

아스클레피오스 • 151

악행 금지의 원칙 • 320

안락사 • 356

안락사에 대한 국가별 인식 • 358

알렌(Horace Newton Allen) • 227

압델라 • 45

앙리 뒤낭(Henri Dunant) • 99

야스퍼스(Karl Jaspers) • 169

언더우드(Horace Grant Underwood) 선교사 • 229

에버스 파피루스(Ebers papyrus) • 183

에스더 쉴즈 간호원장 • 239

에스클레피우스 신전 병원 • 186

에포케(epoche) • 162

엘러스(Annie J. Ellers) • 228

여집사 제도 • 188

역량 강화 교육 • 87

연구 윤리(research ethics) • 388

연구를 위한 간호 이론 • 59

연구자로서의 역할 • 28

연명 치료 중단 • 399

연세대학교 의과 대학 간호학과 • 263

연역법(演繹法, deductive method) • 141, 142

영국의 간호 • 208

예술로서의 간호 • 17

오렘(Dorothea E. Orem) • 34, 51

올란도(Ida Jean Orlando) • 50

옹호자 • 316, 400

왈드(Lillian D. Wald) • 44, 217

왓슨(Jean Watson) • 53

왓슨의 10가지 돌봄 요소 • 54

우리나라 보건 의료 체계 • 118

윤리적 갈등 • 403

윤리적 딜레마 • 293

윤리적 사고 4단계 • 324

윤리적 의사 결정 • 323

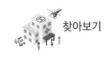

윤리적 의사 결정 모형 • 325

윤리학(ethics) • 289, 140

이 철학(philosophy of medicine) • 143

의녀 • 223

의녀 교육 • 224

의녀의 업무 • 225

의료 기관 • 21

의료 보장 형태에 따른 분류 • 117

의료 보험 통합기(1995~1999년) • 120

의료 보험형 • 117

의료 자원 분배 문제 • 373

의료 자원 분배의 현실 • 376

의료 자원의 거시적 분배 • 376

의료 자원의 미시적 분배 • 375

의료 전달 체계의 적용 원칙 • 124

의료법 개정 • 261, 266, 273

의료보험법 • 118, 124

의무론 • 305

의학의 경전(The canon of medicine) • 194

의학적 죽음 • 369

이그레이스 • 236

이금전 • 253

이모진 킹(Imogene King) • 52

이슬람 문명과 간호 • 194

이중 효과의 원칙 • 320

이타주의 • 73

이화여자대학교 의과 대학 간호학과 • 263

인간 고유성 이론 • 50

인간 되어감 이론 • 54

인간 복제 • 399

인간(person, 대상자) • 33, 45

인간의 기본 욕구 단계(Maslow, 1968) • 33

인공 임신 중절(artificial termination of pregnancy) • 351

인도의 원칙(principle of humanity) • 100

인식론(epistemology) • 140

일본식 간호 • 250

일본적십자사 조선 본부 • 247

일제 강점기의 간호 • 241

임상 간호사(clinical nurse) • 25

임상간호연구 • 279

임의적 안락사(nonvoluntary euthanasia) • 356

임호텝(Imhotep) • 183

입문 교육 • 87

자가 간호 결핍 모델의 3가지 기전 • 51

자가 간호 결핍 이론 • 51

자비적 안락사(beneficent euthanasia) • 357

자선 간호단 • 202

자유 시장형 • 116

자유주의에서의 분배 • 375

자율성 • 72, 319

자율성 존중의 원칙 • 319

자의적 안락사(voluntary euthanasia) • 303, 356

자혜 병원 • 246

잔여 배아 폐기 • 386

장기 기증 • 371

장기 이식 • 370

장기 이식 절차 • 371

장원 제도와 간호 • 192

재사회화 과정 • 83

저개발 국가형 • 116

적극적 안락사(active euthanasia) • 357

적신월사 • 104

적십자 병원 • 234

적응 이론 • 52

전 국민 의료 보장기(1988~1995년) • 119

전문 간호사 제도 • 274

전문 간호사(Advanced Practice Nurse, APN) • 26

전문직 사회화 • 79

전문직 사회화 모델 • 80

전문직 윤리 강령 • 329

전문직 지위 모델(the professional standing model) • 293

전의감 • 222

전후 복구기의 간호 • 260

정서 지원 프로그램 • 87

정언 명령 • 306

정언 명령의 절차 • 306

정의의 원칙 • 321

정직의 규칙 • 322

제1의 간호 혁명 • 209

제2의 간호 혁명 • 210

제노도키아 • 190

제도 도입기(1963~1975년) • 118

제도 발전기(1976~1987년) • 119

제삼자 지불 방식의 원칙 • 122

제생의원 • 227

제임스(William James) • 166

제중원 • 227

제중원의 간호 • 229

조건부적 의무론 • 307

조산부 양성소 • 249

조선 간호부 규칙 • 245

조선 산파 규칙 • 245

조선 시대의 간호 • 221

조선 의료령 • 245

조선 총독부 의원 • 246

조선간호부회 • 252, 259

존엄사 • 399

존엄적 안락사(euthanasia with dignity) • 358

존재론(ontology) • 140

종교 개혁 • 200

줄기세포 • 382

중립의 원칙(principle of neutrality) • 100

중세 전기의 병원 • 193

중세 전후의 간호 • 191

중세 후기의 간호 • 194

중환자실 대상 윤리적 딜레마 사례 • 326

지방의 보건 행정 • 256

지역 보건 의료 기관 • 22

지역 사회 • 23

직업(occupation) • 65

직업적 존중 • 402

직업-전문직의 연속성 모형 • 66

질병-안녕 연속성(illness-wellness continuum) 모델 • 36

차등 가산율 적용의 원칙 • 123

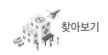

창업가로서의 역할 • 29

철학 방법의 과정 • 141

철학의 분과 • 140

철학적 탐구 • 139

체내 인공 수정 • 385

초기 기독교 시대의 간호 • 187

초기 기독교 의료 기관 • 190

치유의 신 • 151

ㅋ

카메론(Cameron) • 325

카이세르스베르트(Kiserswerth) • 203

칸트(Comte) • 159, 306

코네티컷 간호 학교 • 214

코헨의 모델 • 80

콜버그(Lawrence Kohlberg) • 295

콜버그의 도덕 발달 단계 • 296

콜버그의 도덕 발달 이론 • 295

콩트(Comte) • 159

퀸란 사례 • 301

크래머의 모델 • 81

크리미아 전쟁 시 간호 활동 • 205

클레츠코브스키(kleczkowski) • 110

ㅌ

타의적 안락사(involuntary euthanasia) • 357

탁발승단과 간호 • 198

태화여자관(현 태화기독교사회복지관) • 252

튜튼 기사 간호단 • 196

트레비스(Travis) • 36

ㅍ

파비올라(Fabilo) • 189

파스(Rosemarie Rizzo Parse) • 54

파올라(Paula) • 189

페플라우(Hildegard E. Peplau) • 34, 44, 47

펜더(Nola J. Pender) • 54

펜더의 건강 증진 모형 • 56

펜위크(Bedford Fenwick) 여사 • 209

평등주의에서의 분배 • 375

푀베(Phoebe) • 188

프란체스코 수도회 • 198

프래그머티즘(pragmatism) • 166

프래그머티즘과 간호학 • 167

프리셉터(preseptor) 프로그램 • 85

플로렌스 나이팅게일(Florence Nightingale) • 33, 43, 46, 204

ㅎ

하워드(Meta Howard) • 229

한국 간호사 윤리 강령 • 329

한국 간호사 윤리 선언 • 333

한국 간호사 윤리 지침 • 333, 334

한국간호과학회 • 279, 282

한국간호교육평가원 • 277

한신광 • 252, 254

합리론 • 145, 146

해석학 • 164

해석학과 간호 • 165

행위 공리주의(act utilitarianism) • 299

행위별 수가제 • 123

행위와 관련된 인지와 감정 · 55

행정가로서의 역할 · 27

헨더슨(Virginia Henderson) · 33, 45, 48

헨더슨의 14가지 기본 간호 행위 · 49

헬싱키 선언 · 392

현대 간호 강습 · 257

현물 급여의 원칙 · 123

현상학(phenomenology) · 161

현상학과 간호 · 163

현실 충격 단계 · 82

현실 충격(reality shock) · 81

형무소 개선 운동 · 203

혜민서 · 222

호스피스(hospice) · 363

호스피스의 기본 개념 · 363

호텔듀(hotel dieu) · 193

환경 이론 · 46

환경(environment) · 34, 45

활인서 · 222

횡문화적 돌봄 이론 · 53

후설(Hussell) · 161, 162

흑사병과 간호 · 199

히게이아 · 151

히포크라테스(B.C. 460~B.C. 370) · 187

기타

OECD 가입국의 임상 간호 인력 수 · 75

Vavle(가치), Be(모습), do(행동) 윤리적 의사 결정
모형 · 325

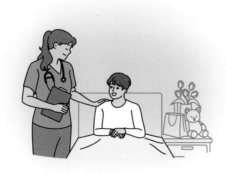

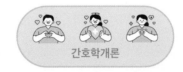

간호학개론

간 호 학 개 론

초판 1쇄 인쇄   2025년 1월 15일
초판 1쇄 발행   2025년 1월 20일

저 자   김성진·고가연·박경임·강소희·이정란·강민아
          김성의·김숙희·김중경·서은주·이미순·이소영
          이영신·이은원·이현순·황혜정
펴낸이   임 순 재
펴낸곳   (주)한올출판사
등 록   제11-403호
주 소   서울시 마포구 모래내로 83(성산동 한올빌딩 3층)
전 화   (02) 376-4298(대표)
팩 스   (02) 302-8073
홈페이지   www.hanol.co.kr
e-메일   hanol@hanol.co.kr
ISBN   979-11-6647-512-2

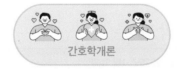

간호학개론

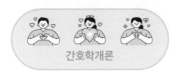

간호학개론

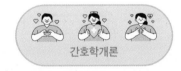

간호학개론